LINCHUANG CHANGJIAN
WEICHANG JIBING ZHENLIAO

临床常见
胃肠疾病诊疗

主 编 韩宏光 王士平 孔 刚

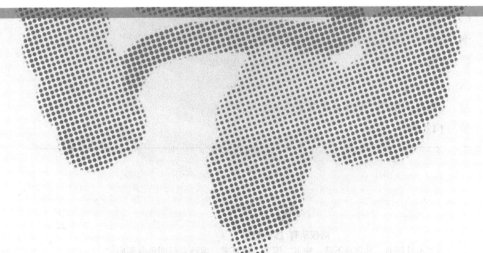

科学技术文献出版社
SCIENTIFIC AND TECHNICAL DOCUMENTATION PRESS
·北 京·

图书在版编目（CIP）数据

临床常见胃肠疾病诊疗 / 韩宏光等主编. — 北京 :科学技术文献出版社, 2018.5
ISBN 978-7-5189-4464-4

Ⅰ. ①临… Ⅱ. ①韩… Ⅲ. ①胃肠病—诊疗 Ⅳ. ①R573

中国版本图书馆CIP数据核字(2018)第103337号

临床常见胃肠疾病诊疗

策划编辑：曹沧晔　　　责任编辑：曹沧晔　　　责任校对：赵 瑗　　　责任出版：张志平

出 版 者	科学技术文献出版社
地 址	北京市复兴路15号　邮编 100038
编 务 部	(010) 58882938，58882087（传真）
发 行 部	(010) 58882868，58882874（传真）
邮 购 部	(010) 58882873
官方网址	www.stdp.com.cn
发 行 者	科学技术文献出版社发行　全国各地新华书店经销
印 刷 者	济南大地图文快印有限公司
版 次	2018年5月第1版　2018年5月第1次印刷
开 本	880×1230　1/16
字 数	402千
印 张	13
书 号	ISBN 978-7-5189-4464-4
定 价	148.00元

前 言

胃肠外科包括胃、十二指肠、空肠、回肠、大肠以及肛门。在这一消化管道中所发生的疾病是最常见的，又是最复杂的。近年来，随着基础研究、现代影像医学技术、内镜技术和靶向药物的不断进步和广泛应用，使胃肠外科进入了一个崭新的阶段。临床医师必须不断学习新理论，掌握新技术，才能更好地为患者服务，本书正是在这样的背景下编写的。

本书首先介绍胃肠外科相关基础知识；然后用较大的篇幅详细介绍胃肠外科疾病，涉及胃炎、胃溃疡、胃肿瘤、十二指肠疾病、小肠、大肠疾病、阑尾炎及阑尾炎手术等。论述详尽，内容新颖，科学性与实用性强，可供各基层医院的住院医生、主治医生及医学院校本科生、研究生参考使用。

本书参编人员较多，编写风格不尽一致，再加上当今医学发展迅速，书中难免会有不足之处，诚恳希望广大读者不吝指正。

编 者
2018 年 5 月

目　录

第一章

概述

随着形态学及解剖学研究技术的发展，同时伴随消化道相关专业和外科技术的进步，使得人们对胃肠道的代谢和营养以及解剖结构、生理功能等诸多方面有了新的认识，Schneeman 等对肠道功能的深入研究和生理功能的重新认识，认为胃肠道充当机体和外界环境连接的媒介，胃、十二指肠、空肠、回肠、结肠、直肠是消化、吸收食物营养的主要器官，并且胆汁、胰液也可分泌进入胃肠道。有学者发现胃肠道不仅具有消化吸收功能，还具有重要的屏障功能，包括机械屏障、生物屏障、免疫屏障、化学屏障，胃肠道对胃肠道围术期的处理有着积极的临床意义。

第一节　胃肠道的组织发生

一、胃肠道的形成

胃肠道的组织发生主要由卵黄囊顶部内胚层衍生而来。人胚胎 3 周末时卷曲形成圆筒状，卵黄囊顶部内胚层形成原肠上皮。原肠又分为头侧的前肠和尾侧的后肠，分别借前肠门和后肠门与中肠连接，后来中肠与卵黄囊连接部逐渐变成卵黄管而封合。原肠各段在胚胎发育过程中逐渐衍生成为以下几种消化道的器官。

1. 前肠　①部分口咽底部，包括舌；②咽部；③咽囊的各种衍化物和甲状腺；④食管；⑤胃和部分十二指肠（十二指肠乳头以上）；⑥肝和肝外胆道系统；⑦胰腺；⑧呼吸系统。

2. 中肠　①部分十二指肠（乳头以下）；②空肠和回肠；③盲肠和阑尾；④升结肠；⑤横结肠右侧 2/3。

3. 后肠　①横结肠左侧 1/3；②降结肠；③乙状结肠；④直肠和肛管上段；⑤膀胱和尿道。原肠内胚层仅形成消化管道的黏膜上皮和相关腺体，而管壁肌肉和结缔组织来源于原肠周围的中胚层。

二、胃肠道的发育

胚胎 4~5 周时前肠出现梭形膨大，形成左右略扁的胃原基，靠近原始膈（位于颈部）。7 周胚龄时由于食管延长胃向下移动。由于胃的各部分生长速度比胃小弯胃原基背侧生长较快，外凸形成胃大弯。背侧头端生长更快，膨大形成胃底、腹侧生长较慢内凹形成胃小弯。连接膈与胃小弯的腹侧系膜生长较慢，而连接胃体于胃大弯的背侧系膜生长较快。另外，肝生长迅速，导致胃在下降过程中以顺时针方向旋转 90°，使胃大弯转至左侧，胃小弯转至右侧。此时，由于胃贲门部活动较大，被肝牵向左侧，而幽门部与十二指肠相连部系膜较短，故胃幽门部较为固定。因此形成胃由左上向右下的走行。直至胚胎 3 个月，胃转位过程结束，形成永久位置和形状。胚胎发育至 6 周，胃上皮由单层柱状细胞形成复层柱状细胞。8 周时形成浅凹陷，复层柱状细胞再次变成柱状细胞。胚胎 9 周胃小凹形成，于 13 周形成胃腺原基。15 周出现主细胞、壁细胞和 APUD 细胞，贲门腺和幽门腺。胚胎 3 个月时胃壁各层基本形成。直至婴儿出生，胃腺长度占胃黏膜 1/2 厚度。

肠道的发生在胚胎发育到 4 周时，卵黄囊变窄、中肠形成管状，借系膜悬于背侧体壁。胚胎 5 周时，肠管和系膜迅速生长，呈 U 形肠襻，襻顶与卵黄管相连，并借此分为头尾两支。胚胎 6 周时，卵黄管逐渐退化消失，同时尾支形成囊状膨大的盲肠成为大小肠的分界标志。肠襻头支发育成为十二指肠远端、空肠和近端回肠。尾支发育成远端回肠、盲肠、阑尾、升结肠、横结肠右侧2/3。

1. 十二指肠的发育　胆总管开口以上由前肠发育而来，以下由中肠发育而来。十二指肠生长较快，形成 C 形突向腹侧。此后随着胃旋转并固定于右侧腹后壁。

2. 空、回肠的发育　U 形肠襻头支形成空肠和大部分回肠，尾支形成盲肠以上的部分形成远端回肠。

3. 盲肠和阑尾的发育　胚胎 6 周时，盲肠突近端迅速膨大形成圆锥状的盲肠。远端狭窄部分形成阑尾，位于盲肠末端。出生后由于盲肠外侧比内侧壁发育较快，使阑尾附于内侧盲肠壁。

4. 升结肠的发育　由肠襻尾支近盲肠突的部分形成。

5. 横结肠的发育　由肠襻尾支远端部分形成右侧 2/3 横结肠。胚胎在 6 周时，U 形肠襻生长迅速导致腹腔容积不够，突出于脐带内的胚外体腔，并以肠系膜上动脉为轴逆时针旋转 90°，头支转向右侧，尾支转向左侧，同时头支生长迅速形成肠曲。胚胎 10 周时，腹腔扩大，肠襻退回腹腔，并继续逆时针旋转 180°。由于肠襻经肠系膜上动脉后方先行退回。故十二指肠位于肠系膜上动脉后方；尾支随后退回，所以横结肠位于肠系膜上动脉前方。盲肠位于腹腔右上近肝右叶。胚胎发育至 11～12 周时中肠旋转完成后，盲肠、阑尾向下降至右髂窝，升结肠系膜与腹腔后壁形成腹膜后器官。

6. 降结肠、乙状结肠、直肠及肛管的发育　胚胎发育 6 周后，后肠逐渐增粗形成横结肠左侧 1/3、降结肠、乙状结肠、直肠和肛管上段。发育至 7 周，尿直肠隔形成，泄殖腔分为背侧较为狭窄的原始直肠和腹侧较宽的尿生殖窦。原始直肠最终形成直肠和肛管上段 2/3 段。肛管下 1/3 段是由外胚层向内凹陷形成的原始肛管衍变而来。发育至 10 周，降结肠位于腹腔中部。由于 U 形肠襻的退回将其推挤至左侧，肠系膜与腹膜融合，并固定于腹膜后壁，形成腹膜后器官。

肠腔在 5～6 周时较为狭窄，内壁被覆内胚层来源的复层柱状上皮细胞。8 周时，上皮迅速增生，肠腔更为狭小。8～12 周，上皮间出现狭小间隙并逐步合并形成肠腔。发育 6 周左右，肠上皮出现未分化的复层上皮。9～11 周时，从十二指肠至结肠先后出现绒毛。小肠在 6 个月时柱状上皮才分化成为吸收上皮。17～20 周时，出现集合淋巴小结。28 周时肠道内出现分泌细胞。结肠绒毛出现退化，直至出生时消失。肠腺于 10～11 周出现，分别开始在十二指肠、空肠、回肠。12 周时出现杯状细胞、内分泌细胞核未分化细胞。

6～9 周时内层环形肌出现，7～12 周外层出现纵行肌。11 周时可以看到肠蠕动。黏膜肌层于 12 周出现。12 周时肠壁各层结构基本形成。

（韩宏光）

第二节　胃的生理功能

胃是消化系统中最膨大的部分，位于食管与小肠之间，在上腹部，自左上方向右方下行，位于左侧季肋区，腹上区，占据了膈下和腹前壁形成的间隙，两侧由上腹部器官包裹。平均容积由出生时的 30mL 增加到成人可达 1 500mL。胃的腹膜面在大网膜和小网膜附着处被分开，因此，胃大弯和胃小弯被称为胃的上下缘而将胃的表面分成前后两个面。由于胃的特殊的解剖位置为其在手术期和围术期的处理提供了特别的方式。

胃的基本功能是准备消化和吸收食物，并将其输送到小肠。消化的早期就是将膳食中的坚硬部分储存数小时，同时将食物分解成细小的基本代谢成分。由于胃具有扩张功能，在容易受扩张情况下胃首先是一个储存食物的器官。胃的扩张是基于胃的放松以便食物的摄取。在松弛状态下，液体食物可以沿着胃小弯轻易地通过胃进入小肠，此外，固体食物可以存储在大弯侧甚至在胃底。和液体食物不同，固体食物可以通过胃窦推动，胃窦将食物成分经过幽门输送到十二指肠。胃窦和幽门的作用一致，可以将食物输送到十二指肠，也可以将幽门的反流食物回到近端胃直至选择合适的时机排入十二指肠。

一、胃壁结构

除了储存食物，胃还参与食物的消化。淀粉经过唾液淀粉酶的降解，尽管在胃内的中心部分 pH 是远远超过 5.0。胃的消化运动将食物经过胃壁时分解成脂肪、蛋白质和糖类。尽管十二指肠和空肠负责消化食物，胃的作用在于可以使食物更易于消化。见图 1-1 所示。

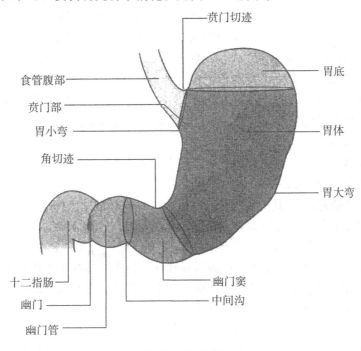

图 1-1 胃的平面图

二、胃的血管

（一）动脉

胃的动脉供应极为丰富，血流量在消化道中高居首位，占心输出量的 2% 左右，基础血流量每分钟约 25mL。对胃进行降温可以达到全身降温的作用。供应胃的动脉为数较多（Michels 提出 12 种动脉），其多数属于腹腔动脉的 3、4 级分支，于贲门和幽门进入胃，在胃韧带的两层腹膜间隙走行，沿胃大弯、胃小弯分支分布于胃壁，并且吻合成小弯动脉弓和大弯动脉弓。胃几乎是由腹腔动脉供血的，见图 1-2。

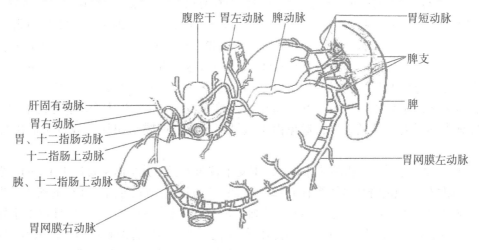

图 1-2 胃的动脉血供应

供养胃的动脉血大部分由腹腔动脉经胃背侧系膜运送，当脾在背侧系膜内发出分支后，其中多数转为供脾血供，仅有少量胃短动脉仍供应胃，其也成为脾动脉的分支。这是胃的血管和脾血管有密切的联系甚至和脾内血管有密切联系的原因所在。供应胃的其他动脉，或者移行向食管（腹膜外部分）的动脉到达胃，或者走向十二指肠腹膜后部的动脉到达胃，就是胃左或胃右动脉。各胃动脉分布于胃壁的分支，尤其是胃左动脉及胃网膜左动脉的胃支，在胃手术中十分重要，行胃部分切除术时，胃的切除量即主要根据胃支的分出部位进行估算。

1. 胃左动脉　绝大多数（95.71%）起始于腹腔动脉干，一般是其第一分支，投射角成人为$50° \sim 70°$；其他起始动脉包括腹主动脉（2.86%）和肝左动脉（1.43%）。胃左动脉的直径平均3.6（$2 \sim 5$）mm，是腹腔动脉的最小分支，但对于供应胃的动脉而言，它却是最大的动脉。

胃左动脉有升段、襻段（弓形段）及降段三段。在胃的手术中，胃左动脉的升段，对胃的上移起着很大的作用，若是需要将胃牵入胸腔，就必须切断胃左动脉。胃左动脉襻段临近左膈下动脉并且居左肾上腺的内侧或前方。胃左动脉降段邻近胃小弯，后者是胃溃疡病的好发部位之一，故胃小弯的溃疡会损害胃左动脉，导致大量出血。

胃左动脉和胃右动脉结合形成胃小弯动脉弓，约占总数的78.18%，结合部位多在胃角切迹附近，可以使单支或者双支结合，另外21.82%未形成动脉弓。

2. 胃右动脉（幽门动脉）　其发起变异较大，多出于肝固有动脉占35%左右或者肝总动脉（25%），也可自肝左动脉、胃十二指肠动脉、肝右动脉、十二指肠后动脉、胰上后动脉及起自肠系膜上动脉的肝固有动脉，直径平均2mm，长度有$2.4 \sim 7.2$cm。除同胃左动脉结合外，胃右动脉常有分支与十二指肠后动脉的降支结合，后者是十二指肠后动脉到达胰头以前在十二指肠上方的分支，再加上十二指肠上动脉的分支，在幽门和十二指肠之间形成了一个血管弓。胃右动脉供应幽门及胃体右侧和小弯侧。胃右动脉下行过程中，常在胃十二指肠动脉或肝总动脉的前方通过。胃右动脉的供应范围较胃左动脉小，其胃支的数目及管径较胃左动脉少而小。

3. 胃短动脉（胃底动脉）　有$2 \sim 5$支，多至8支，一般较细，直径平均1.4mm，长度在$2 \sim 7$cm。胃短动脉可以自许多动脉发出。通常，胃短动脉起自脾动脉的第一级分支，也可由脾动脉干或胃网膜左动脉发出，有时甚至起自脾内的动脉，无伴行静脉。其他起始动脉包括腹腔动脉、左膈下动脉。胃短动脉对胃有支持作用，切断后将出现胃下垂。

4. 胃后动脉　以往并未注意，自从1978年Suzuki重新报道后才引起注意。现在认为，胃后动脉在胃、脾、胰腺和网膜囊后壁手术中都有重要意义，它是胃大部切除术后、高位胃切除术合并脾切除术后残胃的主要供应血管；在全胃切除、全胰切除术或胰尾切除术中，均应注意结扎，否则导致腹膜后血肿。胃后动脉的出现在国内报道66.7%～82.3%，胃后动脉的直径约有1.53mm，起自脾动脉稍长3.99cm，有脾上极动脉起始的稍短。胃后动脉还可能供应食管腹段后壁、贲门区后壁或者胃底后壁。

5. 胃网膜左动脉　是脾动脉系的最主要的分支，自近脾门处分出72%的胃网膜左动脉起自脾动脉干，直径约2.2mm，起点距离脾门平均为2.35cm。胃网膜左动脉发起后在胃底后方经膈胰脾韧带和为脾韧带达胃大弯，进入胃结肠韧带的两层腹膜之间。走行或接近胃大弯至胃大弯左半侧的下端，最后多数同胃网膜右动脉吻合形成胃大弯动脉弓（也称胃下动脉弓）；沿途分出胃支、网膜支、胰尾动脉和脾下极动脉。行胃大部切除术时，应根据大网膜的血管分布形式，决定在胃大弯动脉弓的上方或下方分离大网膜，以保证大网膜有充分的血供，避免由于血供不足导致网膜组织坏死或者术后出现不必要的粘连。

6. 胃网膜右动脉　是胃十二指肠动脉两个终末支中较粗大者，其平面主要位于$T_{12} \sim L_1$之间的椎间盘平面，至L_3椎体处。距离脊柱右侧缘有$1 \sim 2$cm。偶尔胃网膜右动脉可出现并行的两支。胃网膜右动脉比胃网膜左动脉粗约0.5mm，达到2.7mm，供血区域仅次于胃左动脉，其重要性仅次于胃左动脉的供胃血管。胃幽门部大弯侧完全在胃网膜右动脉的供应范围内。所以胃网膜右动脉是识别胃窦部的血管标志。胃网膜右动脉有幽门下支、胃支、网膜支和胰腺支。胃网膜右动脉的网膜支向下进入大网膜。较长的分支下行至大网膜下缘时反行向上，移行在大网膜后两层腹膜之间，称为网膜后动脉（posterior

epiploci arteries），一部分和胃大弯动脉弓吻合。其中最长的分支临近大网膜的右侧下缘，称为大网膜右动脉（right epiploic artery）。同胃网膜左动脉的大网膜左后动脉连接，形成 Barkow 动脉弓（图1-3）。

供应幽门部的其他动脉包括：①胃十二指肠动脉细小幽门支；②十二指肠上动脉的幽门支。

（二）胃的静脉

胃黏膜的毛细血管，经过逐渐汇合，形成较大的毛细血管后小静脉。毛细血管后小静脉在临近胃黏膜表面集合许多细支，以致形成星状，故称为星状静脉。星状静脉分布于胃黏膜上皮的外层，当黏膜损伤时可以产生大量的出血。胃的静脉管通过腺体之间，到达固有膜和黏膜下层，可以形成静脉丛，最后伴动脉传出胃壁，汇合成多支胃静脉，分别移行至脾静脉、肠系膜上静脉或直接汇合至门静脉。胃静脉的内壁虽然有瓣膜，但是不具备能起作用的瓣膜，各胃静脉之间相互交通充分，血液能够很容易地从一支胃静脉转流入另一支胃静脉，这种特性在门脉高压症大出血中起到重要作用。

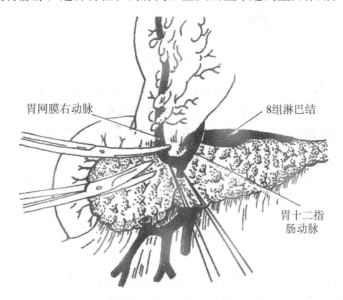

图1-3　胃网膜右动脉切断

胃静脉多数和胃的同名动脉伴行，名称也保持一致。

1. 胃左静脉（胃冠状静脉）　起始于胃角切迹，由一前一后两支胃支汇合形成，此两胃支同胃右静脉属支向连接。胃左静脉与胃左动脉伴行特别在升段，一般在贲门口下方2~3cm处回合1~3支食管支，其后转至左胃胰之间的腹膜后间隙，而后随肝总动脉右行，至十二指肠上缘进入门静脉。然后汇入脾静脉。胃左静脉汇入门静脉的比率是43%~53%，西方人的比率为56%~83%，汇入门静脉的胃左静脉开口于门静脉的前内侧壁，距门静脉起始处平均2cm，与门静脉的长轴呈60°~90°角。而汇入脾静脉者，开口于脾静脉的后上壁，距离门静脉的起始处2cm，与脾静脉长轴呈70°~90°角，约半数在末端回合1~2支来自胰腺的静脉（图1-4）。

胃左静脉是门静脉系的主要属支，在门脉高压症时，其可以转流门静脉血流而增粗，并导致食管静脉曲张，若发生破裂，会造成上消化道大量出血。所以，阻断包括胃左静脉在内的胃静脉对门静脉血转流，是防止和治疗食管胃底静脉曲张破裂出血的方法之一。

2. 胃右静脉（幽门静脉）　甚细，与胃右动脉伴行，自左向右沿幽门部胃小弯行于小网膜两层腹膜之间，约在十二指肠上部上缘汇入门静脉。胃右静脉在门静脉的汇入点，距离脾静脉和肠系膜上静脉的汇合处1.0~4.5cm，与门静脉形呈60°~90°角，多汇入门静脉的前壁或者右侧壁。胃右静脉汇合经幽门口处胃前上壁移行的幽门前静脉，又称为 Mayo 幽门静脉。此静脉是胃大弯、胃小弯之间的汇合静脉，手术中是分辨胃和十二指肠的重要标志。

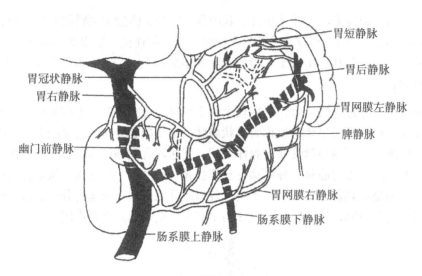

图1-4 胃的静脉回流

3. 胃短静脉 有4～5支，引流胃底和胃体上部血流，一般汇入脾静脉的属支，也可直接穿入脾的上部。在门－奇静脉断流术中，胃短静脉是属于应该阻断的静脉。

4. 胃后静脉 过去极少报道，近年来才受到重视。目前认为，胃后静脉在门静脉高压症中可以引起食管腹腔段和胃底部静脉曲张，是造成上消化道大出血的主要血管之一，断流术中应对其加以控制。胃后静脉引流贲门区、胃底部和为体上部小弯侧的后下壁血流，由胃壁传出的部位，绝大多数距离贲门不足5cm。

5. 胃网膜左静脉 引流靠近胃大弯的胃前壁上部、后部下壁和大网膜，与胃网膜左动脉同行，先后经胃结肠韧带两层腹膜之间，以及胃脾韧带两层腹膜之间，汇入脾静脉的起始段入其下壁。

6. 胃网膜右静脉 主要汇聚幽门部和胃体下部大弯侧前部上壁、后下壁，以及大网膜。起始段伴同名动脉沿胃大弯自左向右行于胃结肠韧带内，至胰腺颈部下方汇入肠系膜上静脉的末段。胃网膜右静脉常接受来自横结肠的右上结肠静脉（右结肠静脉），成为胃结肠干。又叫Henle干，止于肠系膜上静脉的右侧壁。

总而言之，胃黏膜下层是各个经过胃壁动脉主支所到达的关键层次，该层不仅有动脉网、静脉丛，其中还有广泛的动静脉结合网，因此胃黏膜下层以拥有最丰富的血管网络为其特征。正因如此，外科手术中需切开胃的浆膜层和肌层，待结扎处理了黏膜下层内的血管后，再将胃离断。而且，需要注意因胃的血管网络结合丰富，再者胃的血供来源较多，故胃出血时在胃的周围结扎一支或者几支供应胃的动脉的方法，不易起到止血的效果。

三、胃的神经

支配胃的神经有自主神经和传入神经。自主神经由内脏传出神经纤维构成，取道交感神经分支和副交感神经分支到达胃。支配胃的交感神经来自腹腔神经节，随腹腔丛的次级神经丛包绕腹腔动脉的分支，伴随相应动脉延伸至胃的不同部位。支配胃的副交感神经，是包含在左、右迷走神经内的内脏运动神经纤维的一部分。胃由交感和副交感神经纤维支配。交感神经主要来自$T_{5～12}$段，通过内脏大、小神经和腹腔丛分布于胃。沿动脉周围，自腹腔干分布于胃。部分交感神经纤维来自肝丛，它们通过小网膜上缘到达胃体上部和胃底。有些神经还由内脏大神经直接分支来提供。

副交感神经系统来自迷走神经。通常在胃－食管连接处的前、后部各有12条分支。前方神经大多由左迷走神经的纤维组成，前、后神经均由食管丛发出。

前神经发出分支到达贲门口，单只型者占68%～89%，其余依次为双支型、三支型、四支型。前神经在胃小弯的食管端附近分出胃支、幽门支和肝支。胃支（4～10条）放射至胃体和底的前面，胃前大神经是最主要的胃支，位于胃小弯附近的小网膜内。幽门支（通常为2条）在贲门口下方发出，较小的那条神经在小网膜的两层腹膜间几乎呈水平走行至其边缘，并在肝动脉的左侧转向下方，最后到达幽门；较大的神经在胃的前表面从胃前大神经发出，向下内侧到达幽门窦。肝支（1或2条）来自幽门支，向上移行加入肝丛。

后神经发出两组主要分支有胃支和腹腔支。胃支在贲门口和胃体上部的后方发出，分布于胃体和胃体的后面并延伸到窦部，在胃角切迹附近延伸为后"鸦爪"形分支，至幽门部后壁，但并不到达幽门括约肌。其中胃支最大的称为胃后大神经，它沿着胃小弯向后行，发出分支到达腹腔丛。腹腔支比胃支较粗，在腹膜下、网膜囊后壁的底部、小网膜的上界到达腹腔丛。肝支（1~2条）常较小，来自腹腔支。胃的前后表面都没有真正的神经丛存在，但在黏膜下层和肌层的各层间存在神经丛。

胃的交感神经可以收缩胃血管并抑制胃肌肉组织。支配幽门的交感神经为运动神经，引起幽门收缩。交感神经还可接受间接感觉的传导，包括痛觉的传导。胃副交感神经可以促进胃黏膜的分泌，还可引起胃肌肉组织的运动。它还在胃排空过程中对幽门括约肌的协调松弛起作用。

腹腔丛是最大、最主要的内脏神经丛，位于 T_{12} 和 L_1 水平，是一个连接两个大腹腔神经节的致密神经网，并围绕腹腔动脉和肠系膜上动脉根部。此丛在胃和网膜囊的后方，膈肌角的前方，腹主动脉起始部和两侧肾上腺之间。两侧的内脏大、小神经以及迷走神经和膈神经的分支连接腹腔丛和腹腔神经节。该丛形成许多次级神经丛沿邻近的动脉延伸。

腹腔神经节呈不规则的团块状，位于每侧肾上腺毗邻的腹腔干上，膈肌角的前方。右侧神经节在下腔静脉的后方，左侧神经节位于脾动脉起始部的后方。每个腹腔神经节的上部都与一个内脏大神经相连，下部有独立的分支。其接受内脏小神经并形成大部分肾丛，通常位于肾动脉起始处的前方。发自腹腔丛或与腹腔丛相连的刺激神经丛有：膈丛、脾丛、肝丛、肠系膜上丛、肾丛和性腺丛。

膈丛位于膈肌角的膈动脉周围，于腹腔神经节的上端处发出，常接受1~2条来自膈神经的感觉支。左侧膈丛常较右侧粗大，向左发出分支到达左肾上腺和胃贲门口；右侧膈丛加入膈神经，形成一个小的膈神经节，发出分支到下腔静脉、肾上腺丛和肝丛。

概而言之，支配胃的自主神经，主要沿胃小弯到达胃，交感神经纤维和副交感神经纤维都是如此，但不排除少数神经纤维取道胃小弯以外的途径到达胃部。目前统一的观点认为，交感神经纤维是沿所有供应胃的动脉到达胃，副交感神经的路径仍有待明确。有关左、右迷走神经在胃的分布情况，目前尚未明确，因为左、右交感神经在食管丛中已经交通，而迷走神经分支与交感神经分支之间的交通，情况更为复杂。

胃的传入神经以往的资料介绍不多。近年来，由于术后胃瘫的研究，人们对胃的传入神经才逐渐加以重视。起始于胃的内脏传入纤维，因其传递不同的感觉冲动而路径有别。与饥饿、饱胀、牵拉等感觉冲动传递有关的内脏传入纤维，与副交感神经纤维同行，成为迷走神经的一部分。传入神经元的胞体在结状神经节内，其中枢分支进入脑干，在孤束核换元，并同延髓网状结构内的呕吐中枢有联系，因而牵动胃能够引起恶心、呕吐反射。传递痛觉冲动和膨胀觉冲动的内脏传入纤维伴交感神经纤维走行，经内脏大神经、胸交感神经节、胸神经后根等进入脊髓胸段第7~9皮肤节段中线区，故出现心前区的牵涉痛。起始于胃的痛觉冲动，是按胃解剖位置的左右侧，而不是按其发育早期的左右面，分别传向左、右侧交感神经的。对于已经发育完成的近乎横位的胃，贲门端是随左侧交感神经传递，而幽门端是随右侧交感神经传递。其原因可能是交感神经的发育是在胃完成转位后才分布到胃的。

四、胃的淋巴管分布

胃黏膜层毛细血管网的附近，有丰富的淋巴毛细管网，它们与固有膜深层的淋巴毛细管相连。淋巴毛细管汇入黏膜下层，连接黏膜下层的淋巴管网。自黏膜下层淋巴网起始的淋巴管内存在瓣膜结构，这些淋巴管穿肌层向外，同时接受来自肌层的小淋巴管，再通过浆膜下和浆膜层穿出胃部，随动脉汇入胃周围的局部淋巴网络。

黏膜下层内的淋巴管结合较为广泛，形成丰富密集的丛状结构。胃恶性肿瘤易在胃壁内扩展至胃的各个部分和食管，就是与胃的淋巴引流通道丰富有关。

　　胃幽门部淋巴管与十二指肠淋巴管是否相通的问题，一直存在争议。以往的研究认为，两个器官的浆膜下淋巴管互不相通，而黏膜下淋巴管彼此交通。而临床发现，幽门区胃癌常常侵及十二指肠，故提示胃和十二指肠之间淋巴流通中存在密切的联系。有研究发现，87%的解剖标本中胃黏膜下的淋巴管网越过幽门，同十二指肠的黏膜下淋巴管网连接，两个淋巴管系中并不存在明显的界限。相当一部分病例中，胃的输出淋巴管同十二指肠的输出淋巴管，在幽门下淋巴结、幽门上淋巴结、肝门部淋巴结、胰十二指肠后淋巴结或腹腔淋巴结相交通。应考虑到存在肉眼无法辨认的淋巴侵犯这一事实，所以胃幽门癌行部分胃切除术时，至少应将2cm十二指肠起始段，必须同时加以切除（图1-5）。

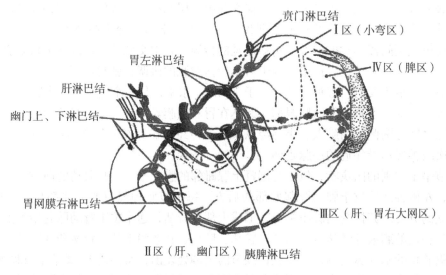

图1-5　胃的淋巴引流

　　1. 胃左淋巴结（胃上淋巴结）　胃左淋巴结引流范围最广，包括食管腹腔段、胃贲门部、胃底右侧和胃底的小弯侧，直至幽门部。这些区域的淋巴汇合至胃左动脉到胃小弯周围的小弯淋巴结，以及贲门周围的贲门旁淋巴结汇聚，然后移行到胃胰附近淋巴结转入腹腔淋巴结。故呈现胃左淋巴结组、胃小弯淋巴结组和幽门旁淋巴结组。胃底部整个前上壁和一部分后下壁的淋巴结集合，可引流向胃左动脉淋巴结区域。胃窦部分淋巴可回流到胃左动脉周围的淋巴结。贲门的淋巴输出，可取道小网膜，甚至可以到达肝圆韧带。此路径与胃部肿瘤向肝浸润，并且向脐部转移。胃左动脉淋巴结的输出经常伴随静脉而不是动脉移行，淋巴管可以到达门静脉的左侧缘。贲门后淋巴结的输出管道可以向后方绕过贲门、食管腹腔段，跨越迷走神经后干左侧缘，直接汇入腹腔淋巴。贲门癌预后较差的原因在于其早期便有腹腔淋巴结的侵润转移，特别是左侧肾蒂的胰后淋巴结，容易出现早期的肿瘤转移。贲门癌经过淋巴途径转移者，首先进入到肝胃韧带、胃膈韧带、胃脾韧带和胃结肠韧带内的淋巴结。可以侵犯膈以及纵隔淋巴结。肿瘤若侵犯胃的静脉，则经门脉系统转移至肝。贲门部的淋巴引流主要伴随动脉如：胃左动脉食管支、脾动脉、胃网膜左动脉移行。

　　2. 胃网膜右淋巴结（胃下淋巴结）　沿胃网膜右血管分布，有4~7个不等，引流胃体下部和幽门部大弯侧，输出部分汇向幽门淋巴结。胃网膜右淋巴结在临床治疗中较为重要，多因胃幽门部肿瘤发病率较高，而胃网膜右淋巴结优势可距离胃大弯较远，可以达3~4cm。因此，如不摘除完全，往往会有残余转移的淋巴存在。

　　3. 幽门淋巴结　引流胃幽门部、十二指肠第一部分（上部）和胃网膜右淋巴结，其淋巴结位于胰头前、胃十二指肠分叉处附近，十二指肠第一部与第二部的夹角中，其中位于左侧的称为幽门下淋巴结。胃网膜右淋巴结和幽门淋巴结的引流范围仅次于胃左淋巴结。

　　胃左淋巴结、胃网膜右淋巴结、幽门淋巴结在胃癌手术中无论是否扪及，几乎都有转移的可能。故有人认为在胃癌根治术中应当清扫这三组淋巴结。

　　4. 胰脾部淋巴结　分布于胰腺的后方和上缘，分别位于脾动脉的后方和脾静脉的下方及前侧。脾淋巴结若发现有肿瘤转移，应同时切除脾。

5. 胃网膜左淋巴结　沿胃网膜左动脉分布，位于胃结肠韧带内，接受大弯侧胃左侧的淋巴回流，输出管连接至胃网膜右淋巴结。

6. 胃右淋巴结沿胃右动脉分布，引流幽门管和幽门附近胃壁，输出管到达肝淋巴结。这些淋巴结的输出管也向腹腔淋巴结汇聚。

关于胃的淋巴引流与胃的动脉分布相一致。胃的淋巴引流一般分 4 个区域。

（1）胃左动脉供应区域（Ⅰ区胃小弯区）淋巴结：贲门左、右淋巴结及胃小弯淋巴结，流向胃左动脉干淋巴结，直至胃左动脉根部淋巴结。

（2）胃右动脉供应区域（Ⅱ区幽门区）淋巴结：由胃幽门上淋巴结，流经肝总动脉干淋巴结，直至肝总动脉根部淋巴结。

（3）胃网膜右动脉供应区域淋巴结（Ⅲ区肝、胃网膜右动脉区）：包括胃大弯淋巴结，幽门下淋巴结流经肝总动脉干淋巴结，直至肝动脉根部淋巴结，一部分幽门下淋巴结汇入肠系膜根部淋巴结。

（4）胃短动脉和胃网膜左动脉供应区域淋巴结（Ⅳ区胃短动脉及脾区）：包括胃大弯左上部淋巴结及脾门淋巴结，流经脾动脉干淋巴结，直至脾动脉根部淋巴结。

胃的淋巴管引流过程中，浆膜下的输出管可以由胃大小弯相互交通，只有接近边缘的淋巴管有瓣膜，中间的淋巴管没有瓣膜，其淋巴液可以向任意方向流动。胃癌淋巴转移可移向胸导管，造成左侧颈深部淋巴结肿大，出现 Virchow 征。

五、胃及其周围组织的连接

胃是腹膜内位器官，腹膜脏层的前上壁和后下壁，分别沿胃小弯和胃大弯移行为腹膜韧带，延续至周围器官，因而胃的位置移动很大。这些腹膜韧带，都是腹侧系膜和胃背侧系膜的延续部分。

1. 胃膈韧带和膈食管韧带　是胃背侧系膜脾上部的延续部分，连接胃贲门部与膈，在胃底附着处为胃底部大弯的近侧部分和食管-胃连接处。胃膈韧带向右侧移行为膈食管韧带（phreico-oesophageal ligament），后者由食管腹段后面折向膈，并同右侧的肝胃韧带移行。胃膈韧带上部分透明，无血管，下部分连接胃脾韧带，其内包含有胃短动脉、静脉及淋巴结。

2. 肝胃韧带　是小网膜的较大左侧部，上方至肝门和静脉韧带裂反折至肝，下方沿胃小弯成为胃前上壁和后下壁的浆膜层，此韧带在幽门和肝门横沟之间的部分，有名肝幽门韧带（hepatopyloric ligament）。

一般来讲，肝胃韧带延伸至食管胃连接区。其两层腹膜包裹食管腹腔段，前层至胃食管腹腔段左侧延行为膈食管韧带及胃膈韧带，后层向膈返折，后下壁有一片无腹膜覆盖的"裸区"。裸区居膈角左前方，易于分离，左肾上腺和胃左动脉、静脉都邻近此裸区。肝胃韧带向右侧连接肝十二指肠韧带，后者是小网膜的较小右侧部，伸展于肝门横沟和十二指肠第一部之间。

肝胃韧带包含胃左动、静脉，左迷走神经干肝支和淋巴结，有时，可见到左、右迷走神经干，胃右动、静脉的分支，以及起自胃左动脉的迷走肝左动脉（约有23%），肝胃韧带内有足够的脂肪时，能够在 CT 扫描上看到肝胃韧带的部分结构，除了一部分脂肪区外，上界是食管—胃连接部，下界为胰腺体部，前方是肝左外侧叶为界，后方是膈角，向右到达肝尾状叶，向左抵达胃小弯，整个肝胃韧带呈现三角形或者弦月形。CT 扫描中如果见到有大于 8mm 的圆形结构，排除解剖变异，提示胃左淋巴结有肿瘤浸润，或者冠状静脉扩张。

3. 胃脾韧带　是胃背侧系膜脾部分的延伸，自胃大弯上部连接至脾门，上接胃膈韧带，向下延续大网膜或其胃结肠韧带，此韧带参与小网膜囊，是小网膜囊左侧壁的一部分。胃脾韧带包含胃短动脉、静脉及胰脾淋巴结，下部有胃网膜左动脉、静脉，淋巴结核脾动脉的终末支。

4. 胃结肠韧带　大网膜的一部分，由胃大弯连至横结肠前面，分界于左肝下间隙和网膜囊，是网膜囊前壁的组成部分之一。胃结肠韧带由两层腹膜构成，内含胃网膜左动脉、静脉，胃网膜右动脉、静脉及淋巴结。

5. 胃胰韧带（gastropancreatic ligament）　为自胰腺上缘向胃体、贲门及胃后方的腹膜皱襞，韧带的右侧缘是左侧胃胰连接的结缔组织，其后方有胃左动脉穿行。

6. 幽门胰韧带（pyloropancreatic ligament）　位于幽门口部和胰体起始部之间，也由腹膜构成，它同胃胰韧带构成胃胰孔。

（韩宏光）

第三节　空肠和回肠的生理基础

十二指肠、空肠和回肠统称为小肠。小肠是脂肪、蛋白质、糖和矿物质等营养物质消化、吸收的器官。除维生素 B_{12} 和胆盐外，其余物质均可被空、回肠吸收。目前认为切除 85% 以上的小肠，残留短于 100cm 小肠时，可发生吸收及代谢紊乱。所以手术时应尽量保留最长的小肠襻以适应生理需要。

空肠和回肠属于结肠下区脏器。空肠和回肠的区分：①通常认为空肠起始于十二指肠空肠曲，经回肠延伸至回盲部交界处。而空肠、回肠之间无明显分界，一般认为小肠近端 2/5 空肠，远端 3/5 为回肠。②空肠较粗，色泽较红，管壁较厚，而回肠较细，色泽较白，管壁较薄。③也可以将第7支小肠动脉作为分界，其上段为胃空肠，其下段为回肠。

空、回肠盘曲于横结肠下方，前面由大网膜所覆盖，右、左两侧分别被升结肠、降结肠所包围，后方与腹后壁及腹后壁脏器相邻。空、回肠的位置和排列，对于腹部外科的治疗有非常重要的意义。盆腔内的肠襻最容易因为阑尾、卵巢、子宫或者输卵管炎症而粘连甚至发生嵌顿。

腹部外科中，空肠的起始部分涉及胃远端切除术后，采用空肠近端对胃大弯或者胃小弯的吻合。十二指肠空肠曲上缘于横结肠系膜根部间有一斜行腹膜皱襞，即十二指肠空肠曲韧带，此韧带长 5～30mm，上段距离中线约 17mm，下段距离中线平均 12mm，其上部斜向左侧，十二指肠空肠韧带的下端与空肠连接处，即空肠起始部；距离中线 6～34mm。所以，胃远端切除术后采用空肠近端对胃大弯进行吻合是合适的，但对胃小弯吻合，近端空肠及其系膜发生解剖位置紊乱可以导致近端空肠受压梗阻。

十二指肠悬韧带（Treizt 韧带）起自肠系膜上动脉根部两侧和腹腔动脉根左侧，结缔组织占 95%，右上方斜向左下方，止于十二指肠第三段、四段和十二指肠空肠曲的右后部者占 65%。由于十二指肠悬韧带与十二指肠空肠曲的韧带的方向不同，且位于腹膜后位，下端附着部位变异较大，手术时不能作为空肠起始部的标志。见图 1-6 所示。

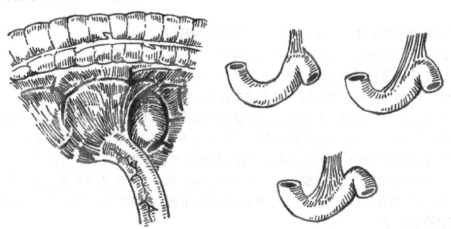

图 1-6　十二指肠悬韧带

一、小肠系膜

小肠系膜一般是指空回肠系膜，是将空、回肠固定于腹后壁的双层腹膜，其中除包含供应空、回肠的血管和神经外，还有淋巴管及局部淋巴结。小肠系膜附着于腹后壁，其上端起于 L_1 或 L_2 左侧，直线斜向右下，依次跨过十二指肠水平部、腹主动脉、下腔静脉、右侧输尿管及右侧腰大肌的前方而至右侧骶髂关节的上端。小肠系膜根平均13.9cm，其体表投影在左腋窝顶与腹股沟韧带中点的连线上。小肠系膜将横结肠及其系膜以下及升、降结肠的间隙分为左、右系膜窦。由于小肠系膜根部的长度有限，而其游离缘却与空、回肠等长，因此它必须尽量折叠以供应全部空、回肠附着，出现类似于折扇的轮廓。

小肠系膜根部至系膜游离缘的宽度因部位而有所不同。在空肠首段，离十二指肠空肠曲15cm处，小肠系膜宽12~15cm，系膜中部最宽处可达25cm，至回肠末端小肠系膜的宽度仅有2.5~5cm。小肠系膜宽度随年龄而增大。而由于宽度有限，因此一般不可能由成年人扩张的股管或腹股沟管中拉出一段小肠肠襻，但在股疝或腹股沟疝中，小肠肠襻之所以能突出至腹腔外，多由于系膜已经增宽和延长所致。小肠系膜根与腹后壁的附着，偶尔可以出现缺陷而导致腹膜内疝。

小肠系膜除血管、淋巴管和神经外，还含有一定量的脂肪。小肠系膜根部的脂肪较多，而接近边缘的脂肪较少。小肠系膜腹膜几乎包裹空、回肠的肠管，作为肠壁的浆膜，仅在肠襻的系膜缘是裸区，无腹膜覆盖，此处称为系膜三角，允许血管和神经出入。作为小肠切除吻合术，需要缝合系膜三角以免发生小肠内疝或肠瘘。

二、空、回肠的血液供应

空、回肠由肠系膜上动脉供应。肠系膜上动脉在L_1的中部平面起自腹主动脉的前壁。肠系膜上动脉起始部外径平均6.5mm，主干长约43.7mm，自胰腺颈部于十二指肠水平部之间穿出后，经后者的前方进入小肠系膜根部（图1-7）。

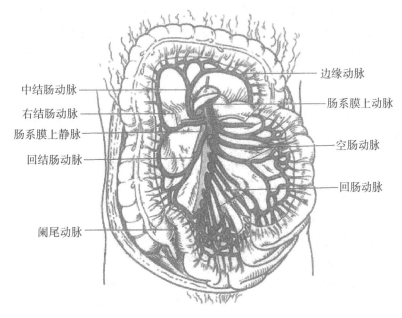

图1-7 肠系膜动脉

肠系膜上动脉起始端的下缘与腹主动脉的夹角约有76°，如因肠系膜上动脉起始于腹主动脉的位置过低或者动脉本身发生病变（如内膜炎或者血栓形成使动脉变粗），或者肠系膜过长使内脏下垂，脊柱腰部过度前凸，十二指肠悬韧带较短而紧，抑或患者卧床过久、消瘦，使肠系膜上动脉失去周围脂肪保护，均可以使肠系膜上动脉与腹主动脉之间夹角变小，故动脉或其分支，结肠中动脉可以压迫十二指肠水平段或者升段，引起慢性梗阻，称为肠系膜上动脉压迫综合征。

肠系膜上动脉发出的空肠动脉和回肠动脉供应小肠，数目不等。小肠动脉有12~17支，多数由肠系膜上动脉的左壁发出，但第1~2小肠动脉起自后壁或者右侧壁。胰十二指肠下动脉可与第1小肠动脉汇合。各小肠动脉互相合成一级动脉弓；第一空肠动脉常与胰十二指肠下动脉吻合，或发出该动脉；最末一支回肠动脉与回结肠动脉的回肠支吻合。一级动脉弓分支分出二级动脉弓直至三级动脉弓，最多至五级动脉弓。虽然小肠动脉弓可以相互沟通以建立侧支循环，防止正常肠蠕动时部分肠壁受压而缺血，但有一部分小肠直接供应的动脉在进入肠壁后才进行吻合。在小肠使用显影剂研究中，结扎小肠直接滋养血管后，通过肠壁内的侧支供应仍然可以保证15cm的肠段血液供应。

空、回肠的静脉较动脉少，回流入肠系膜上静脉。肠系膜上静脉起自右髂窝内，由回肠末段、盲肠和阑尾的静脉汇合而成，在肠系膜根部一般沿肠系膜上动脉的右侧上升，依次经过右输尿管、下腔静脉、十二指肠水平部和胰腺的钩突的前方，最终于胰颈的后方与脾静脉回合形成门静脉。除肠系膜上动脉供应区外，它还收集为胃和十二指肠的静脉。肠系膜上静脉的长度（从脾静脉汇合处直至回肠静脉汇入点）平均有7.13～7.31mm，外径平均为8.9mm。肠系膜上静脉可以分为胰颈后端和胰下段，胰下段平均5.2cm。

肠系膜上静脉是门静脉的最大属支，在门脉高压症导致上消化道出血时，可以实施肠系膜上静脉 – 下腔静脉"H"血管移植分流术。胃网膜右静脉常与结肠右静脉汇合成"Henle干"，注入点至回结肠静脉汇入处的一段肠系膜上静脉称为"外科干"。外科干的外科标志为：在肠系膜上动脉的右侧，回结肠动脉的上方。于肠系膜上动脉搏动处的右侧切开小肠系膜根便可显露外科干。外科干大都位于小肠系膜根部，远端一部分位于系膜内；由于体位变化，小肠系膜有一定摆动，因此吻合口应尽量选在外科干的中上部，以免影响吻合口的通畅。

三、空、回肠的淋巴回流

空、回肠的淋巴管起自小肠绒毛内的中央乳糜管，与黏膜淋巴丛汇合并连接黏膜下丛。在小肠固有膜内有淋巴小结，数量和大小不定，较大的可达黏膜下层。空肠内的淋巴结分散存在，回肠内的则聚集为集合淋巴小结，分布于对系膜缘的固有膜内。黏膜下丛淋巴管又与浆膜下丛合成集合淋巴管。小肠的淋巴引流经三组淋巴结：最外围的淋巴结靠近小肠壁，淋巴管输出至肠系膜动脉弓附近的肠系膜淋巴结，引流至腹主动脉浅淋巴结中的肠系膜上淋巴结群。肠系膜上淋巴结输出至腹腔淋巴结，或与腹腔淋巴结的输出管合成肠干。肠系膜上淋巴结接纳回结肠淋巴结的输出管，因而也引流回肠末段、盲肠、阑尾和升结肠的淋巴回流。回肠末段的淋巴管注入回结肠淋巴结。肿大的肠系膜淋巴结多见于肠结核和肿瘤等病变，也可在腹壁外扪及。

四、空、回肠的神经支配

空、回肠的神经来自腹腔丛，腹腔丛沿肠系膜上动脉分支组成肠系膜上神经丛。其包含来自腹腔丛的交感节后纤维，途经腹腔丛而终止于肠壁内的迷走神经节前纤维，以及来自内脏神经的感觉纤维。

交感神经减缓或抑制小肠的蠕动和其他消化活动，并使消化道的血管收缩，将血液调配至身体其他部分。迷走神经则促使肠蠕动和消化液的分泌，而并不支配消化道的血管。但迷走神经切除术对小肠的张力并无影响，而广泛的交感神经切除对小肠的消化活动和蠕动无明显作用。

在小肠系膜内有三种神经末梢：环层小体、有髓纤维的游离神经末梢和无髓纤维的游离神经末梢；实验证实小肠系膜内的环层小体均经内脏神经传入，而有髓神经游离末梢为数不多，而且是躯体传入性的，与切割或拉扯腹膜时产生的明显痛觉有关。小肠感觉是双侧传导的，因为单侧胸腰部交感神经切除术或交感干神经节切除术均不能缓解疼痛。空、回肠的阶段性神经支配可能集中于最末梢的四个胸交感神经节。

（韩宏光）

第四节　结、直肠解剖

大肠自回盲瓣延续于回肠，末端终止于肛门，全长约有1.7m，可以分为盲肠、结肠和直肠。结肠占据大肠的绝大部分．具有一定的形态特征和临床意义。

一、结肠的解剖

（一）结肠壁的结构特征

结肠壁由黏膜、黏膜下层、肌层和外膜构成。结肠的黏膜不形成皱襞，并且没有绒毛结构，因而表面光滑。黏膜为单层柱状上皮，柱状细胞间夹有大量杯状细胞。较厚的固有层内有肠腺，多而长达0.5mm，贯穿黏膜层而深入黏膜下层，且含大量杯状细胞。杯状细胞可以分泌黏液用来保护肠壁，有利于粪便的传输。结肠腔内有较广泛的黏膜面，具有半渗透性。此特点可以用以进行结肠透析，治疗尿毒症。结肠黏膜下层的淋巴结组织成片状分布。肌层中的内环肌较厚，外纵肌为不连续的肌层，而集中为三条较粗的纵行条带——结肠带。结肠带以等距离排列于结肠壁上，其间的纵行肌较为薄弱。结肠带一端止于阑尾根部，另一端经乙状结肠直达直肠壁，由于结肠带较短且延展性差，使肠管容易形成结肠袋。结肠充盈钡餐或气体时具有特征性的X影像：结肠的阴影成边缘整齐的串珠状，等纵行肌收缩时较为典型。这种串珠状阴影以升结肠最为明显，降结肠次之，乙状结肠不明显。大肠混合运动在结肠袋中进行，主要是环肌不规则收缩的结果，使结肠内容物在结肠腔内来回移动，充分混合，以便更好地与黏膜接触，便于水分的吸收，使内容物由液态变为半固态。结肠的外膜大部分为浆膜，浆膜层沿结肠袋两侧形成许多含脂肪的小颗粒状突起的肠脂垂。其在肠管吻合中有重要的保护作用。

（二）结肠各部的位置和形态

结肠在右髂窝内接盲肠，终于 S_3 椎体水平和直肠，呈现"M"状，并将十二指肠、空肠和回肠包裹在内。自盲肠依次可以分为升结肠、横结肠、降结肠和乙状结肠，而大部分固定于腹腔后壁。结肠的外形特殊而与其壁的结构有关。结肠的直径自盲肠端的6cm逐渐递减为乙状结肠末端的2.5cm，这是结肠的最狭窄的区域；乙状结肠狭窄的内腔和较为干燥的肠内容物，可以使其相对较小的病灶呈现较为明显的梗阻症状（图1-8）。

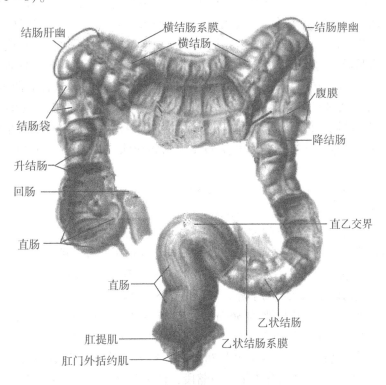

图 1-8 结、直肠各部解剖

升结肠位于盲肠与结肠右曲之间，其长度因盲肠的位置高低而异，通常为12~20cm；其下端平髂嵴，上端至右第10肋与腋中线交界处平面。升结肠的后壁与腹后壁连接，自下而上毗邻髂筋膜、腰方肌筋膜和右肾下缘，与右肾借腹膜外脂肪和肾筋膜前层相隔。当升结肠发生过程中的后壁浆膜覆盖于右肾表面，构成 Toldt 筋膜。这种包裹使升结肠成为腹膜外间位器官。如有外伤造成升结肠破裂，可以引起严重的腹膜后感染。升结肠遗留系膜时，可以与结肠右曲和盲肠一起移动。移动的升结肠本身可以无症状，但可以是后者将十二指肠水平部压迫与脊柱腰部的前方而产生肠系膜上动脉压迫综合征。处理游离的升结肠时，可将其缝合固定于腹后壁腹膜。

升结肠的外侧为结肠旁沟，由外侧腹膜反折形成。向下经右侧髂窝通入盆腔，向上通肝周围间隙，成为阑尾脓肿扩散至该间隙的通路。升结肠内侧邻接右腰大肌和十二指肠降部，并与肠系膜根围成右肠系膜窦。内侧缘的前部有时与大网膜右缘及部分小肠襻相邻。

有时有一结缔组织带或膜状结构横过升结肠的前面，附于升结肠的一小部分或者其全长。如附着于升结肠的全长，但不包括盲肠时，称之为 Jackson 膜。此膜状结构富含血管，这些小血管来自第 2 腰动脉或肾动脉。膜状结构的来源不明，但可以压迫甚至阻塞升结肠；压缩处可以作为固定点，使其他活动的肠段发生扭转。通常有典型的 Jackson 膜时，盲肠较为膨大，容易被压受损。

1. 结肠肝曲　位于肝右叶的下方和右肾下端的前方，位于第 9 肋和第 10 肋软骨后方。其内侧面可以连接胆囊底和较深的十二指肠降部。有时有一部分腹膜称为肝结肠韧带从肝十二指肠韧带延伸至结肠右曲；有时胆囊结肠之间也借胆囊结肠韧带相连，此韧带一般不明显或者缺如，因此结肠旁沟可以与肝周间隙联通。

2. 横结肠　自结肠右曲向左至结肠脾曲，横贯腹腔，一般为腹膜完全包裹并借横结肠系膜悬于腹后壁，因此是结肠较为活动的部分。成年横结肠的游离缘平均长度 368mm，结肠肝曲成角 27°~125°，脾曲成角 37°~130°；横结肠系膜宽度在右锁骨中线上平均为 47mm，在前正中线上平均为 57mm。横结肠的中部下垂可至或稍低于脐水平；横结肠系膜过长或高位盲肠时，其中部可以降至盆腔。直立位时横结肠中部可以长达耻骨联合后方，使结肠肝曲成锐角。

横结肠上部与肝、胆囊、胃大弯和脾相邻；胆囊与横结肠右端紧贴，甚至有时胆结石可以通过胆囊结肠瘘进入横结肠。横结肠下面与空肠、回肠相邻。前面与大网膜后层相连，有时可以此鉴别横结肠。后面与十二指肠降部、胰头，空回肠襻和十二指肠空肠曲相连。横结肠系膜向后依附于胰头、颈、体的前面，向右横贯十二指肠降部的前面。胰腺手术中可以切开此系膜的无血管区，探查胰腺。

3. 结肠脾曲　位于脾的下方。由于肝的左叶小于右叶，结肠的脾曲位置较肝曲稍高，且形成锐角，相当于第 10、11 肋水平。脾曲的外侧面借膈结肠韧带连于膈下方，此韧带托起脾的下极，后面借横结肠系膜的左端连于胰尾。结肠脾曲段部分被前方的胃大弯所掩盖，故常常会被漏检早期的脾曲肿瘤。由于脾曲位置较高且较深，接近脾和胰尾，因此实施左半结肠切除或脾切除术时，应防止避免损伤周围器官。

4. 降结肠　自结肠脾曲开始往下至左髂嵴处均构成降结肠，全长为 25~30cm。降结肠后面缺乏腹膜而借肾筋膜和腹内筋膜与左肾下极和左腰方肌相隔；前面和两侧被覆腹膜。其外侧为左结肠旁沟，此沟向上直至膈结肠韧带，因而不与膈下间隙相通，向下可沿乙状结肠外侧直至盆腔。降结肠的内侧与小肠肠襻毗邻，并与小肠系膜围成左肠系膜窦，此窦向下与盆腔相通，可以积存腹腔渗液。

5. 乙状结肠　起自左髂嵴水平，其系膜出现在髂嵴上下 0.5cm 范围内，其下界系膜位于 S_1 与 S_2 之间，也可以以直乙结肠交角确定乙状结肠下界，可以低达 S_3 上缘。

乙状结肠的内径约为 2.5cm，长度平均 36cm。乙状结肠自起始至小骨盆入口附近形成第一弯曲，转而向上形成第二个弯曲，又向下和直肠相连。第一弯曲的位置比较固定，而弯曲变异较大。根据第二弯曲的位置，乙状结肠第二弯曲位于中线左侧占 76.5%（A 型）；位于中线者约占 7.8%（B 型）；位于中线右侧占 15.7%（C 型）。乙状结肠分为第一段髂段，位于髂窝内，一般无系膜。此段稍高于腹股沟韧带但与之平行。第二段与第三段合称盆腔段，以系膜固定于盆腔后壁。系膜根起自左腰大肌内侧缘，指向内上方然后向下止于乙状结肠下端。

盆结肠系膜根的顶点接近左侧髂总动脉分叉处，左输尿管跨越分叉处的前方。盆腔结肠系膜内含乙状结肠动脉和直肠上动脉。系膜的宽度（由系膜根到乙状结肠缘的最大直径）为 10~100mm。此宽度不但与乙状结肠曲的活动度有关，也决定结肠造口术的进行。过短的系膜和过短的肠曲，不宜做永久性结肠造口。过宽的系膜，可以使乙状结肠第二弯曲位置过高或者过右，即盆腔结肠可以越过中线至右侧，造成乙状结肠扭转，合并肠坏死及穿孔。在两部分系膜之间，常出现一直向上方的漏斗状隐窝。隐窝后方为跨越左髂总动脉分叉处前方的左输尿管。小肠襻可以进入较深的隐窝而形成嵌顿性内疝。

（三）结肠的动脉及其变异

升结肠、结肠肝曲和横结肠的血液供应来自肠系膜上动脉的右结肠动脉和结肠中动脉。来自肠系膜下动脉的左结肠动脉和乙状结肠动脉供应降结肠和乙状结肠。其中肠系膜上动脉的结肠支以中、右、回结肠动脉为多见。回结肠动脉分布至回盲部、右结肠动脉分布至升结肠中部，中结肠动脉分布至横结肠右侧和横结肠中部。

结肠中动脉90%来源于肠系膜上动脉，也可起自腹腔动脉、肠系膜下动脉或腹主动脉。结肠中动脉距离胰膜下缘1.3cm起于肠系膜上动脉右壁，发出十二指肠水平部前方越过，向右上方进入横结肠系膜。结肠中动脉有时经胰腺进入横结肠系膜，因此在胰腺手术时应避免损伤。

结肠中动脉分布到横结肠的范围取决于以下几个因素：首先，取决于结肠中动脉分叉的高低。分叉点越高（距离起始点2~4cm），分布越广。其次，结肠中动脉的数目愈多，分布范围愈广。其中结肠中动脉的左支供应横结肠半部2/3、中部的1/3、左半部分的2/3，分布的范围比右支大，又与胃、胰和胃网膜右动脉相邻。因此，横结肠附近进行手术（如胃大部切除术、胰头癌手术等）左支受损的可能性较大，后果需要重视。

结肠中动脉与其他结肠动脉的连接：①右支和右结肠动脉升支与结肠肝曲处吻合；②右支与回结肠动脉的结肠支吻合；③右支无明显吻合者，仅有2%；④左支与结肠中动脉的副支吻合。故绝大部分的结肠中动脉有良好的侧支循环，手术中如损伤结肠中动脉，并非一定要切除受损血管供应的横结肠部分。

若有两支以上的结肠中动脉时，其中一支在起源和行程上与单支中动脉的主干相似，可以称为结肠中动脉，而另外较粗的动脉可以称为结肠中动脉副支。当对出现结肠中动脉副支的患者进行手术时，结肠中动脉左支受损，横结肠左部的血供不会受到很大的影响。但结肠中动脉的副支出现会使横结肠系膜左部的无血管区变小，做结肠后胃空肠吻合术切开横结肠系膜时，应注意防止术后结肠中动脉的副支对输出肠襻的压迫，引起梗阻。

结肠右动脉的起源变异较大，单纯只有一支占82.7%，其中起自肠系膜上动脉占20%~44.8%，与结肠中动脉共用一个主干占15.5%~31.5%，与回结肠动脉同一主干占11.8%。

1. 肠系膜下动脉　分叉成左结肠动脉、乙状结肠动脉和直肠上动脉，供应降结肠、乙状结肠和直肠上段。其起自腹主动脉前壁，平L_3及椎间盘高度占89.6%。肠系膜下动脉的长度平均为34.7mm。

肠系膜下动脉的第一分支左结肠动脉，长约8.1cm，由肠系膜下动脉发出越过结肠脾曲分布至横结肠的左半部。乙状结肠动脉有1~3支，来源于肠系膜下动脉或左结肠动脉。另有直肠乙状结肠动脉，多位于骶岬平面以下发自直肠上动脉，分布至乙状结肠下端和直肠上段。

2. 结肠边缘动脉　是由回结肠动脉起始，沿着升结肠、横结肠和乙状结肠的内侧缘至直肠上端的各结肠动脉之间相互吻合而成的大动脉环。结肠边缘动脉可以被认为肠管旁动脉大动脉弓的一部分；肠管旁弓起源于胰头周围的胰十二指肠动脉弓，经胃大、小弯动脉弓和结肠边缘动脉，至结直肠周围的动脉吻合。除了供应结肠外，结肠边缘动脉可以作为肠系膜上、下动脉的侧支，其距离结肠系膜缘1cm以内占到90%。结肠壁的血液主要靠结肠的边缘动脉供应，其主要分支经肠脂垂深面，故在结肠手术中，不宜过度牵拉脂垂，以免损伤浆膜下的结肠边缘动脉的长支部分，致直肠壁坏死。损失一支长支，可以使肠壁缺血的长度达到2.5cm。在结肠手术中，为保留足够的血液供应，应在离肠管断端约1cm处结扎动脉。见图1-9所示。

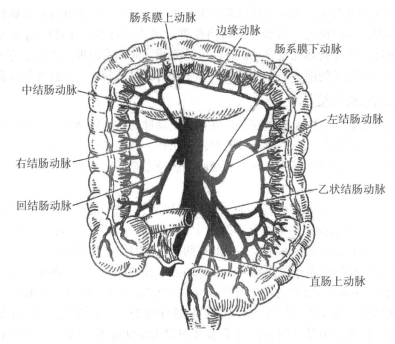

图1-9　结肠的动脉供应

（四）结肠的淋巴管及淋巴结

结肠的淋巴结可以分成四组：①结肠上淋巴结，位于结肠壁上的肠脂垂内；②结肠旁淋巴结，位于结肠系膜缘处，随结肠边缘动脉分布；③沿结肠右、中、左血管周围淋巴结；④肠系膜上及肠系膜下血管周围淋巴结。

结肠的淋巴引流主要沿血管的走行，从肠壁依次经淋巴结而至结肠淋巴干。回肠末端、阑尾、盲肠和升结肠的淋巴沿回结肠动脉或右结肠动脉和中结肠动脉右支周围的淋巴管回流。回盲部的淋巴管还可以经胰腺前面至幽门下淋巴结，又可与右侧结肠的淋巴管相连。结肠肝曲的淋巴沿结肠中动脉右支周围淋巴管回流；横结肠淋巴沿结肠中动脉周围淋巴管回流，与邻近淋巴结联系紧密。横结肠的恶性肿瘤可以侵犯胃网膜淋巴结，结肠肝曲及降结肠淋巴主要沿结肠中动脉和左结肠周围淋巴管回流。乙状结肠的淋巴主要沿乙状结肠及左结肠动脉周围的淋巴管回流。

（五）结肠的神经

结肠的运动神经支配来自交感和副交感神经系统。支配盲肠、升结肠和横结肠的交感节前纤维来自第6～10胸神经侧角，经内脏大神经至腹腔神经节和肠系膜上神经节，由此节后纤维分布至肠壁平滑肌和腺体。支配降结肠和乙状结肠的交感节前纤维起自第1～2腰神经侧角，加入肠系膜下神经节，节后纤维经肠系膜下丛和腹下丛分布至肠壁平滑肌和腺体。

支配盲肠、升结肠和横结肠的副交感节前纤维来自迷走神经背核，经左、右迷走神经，有腹腔神经丛和肠系膜上神经从而分布至肠壁平滑肌和腺体。支配降结肠和乙状结肠的副交感节前纤维起自第2～3骶神经侧角，由盆内脏神经分布至肠壁平滑肌和腺体。

至于迷走神经分布的肠段尚不明确，认为其分布至结肠脾曲，横结肠上端和升结肠上部。

盆内神经对结肠的平滑肌及其腺体是具有兴奋性的，但交感神经和迷走神经的作用不甚明确，因为切除这两种神经对结肠的运动功能影响不大。

结肠的感觉神经支配，切除右侧交感神经后，刺激盲肠、升结肠，甚至横结肠的中部的系膜和邻近的腹膜，均不引起痛觉。反之，切除左侧交感神经后，刺激盆腔入口以上的左半结肠不引起痛觉，但刺激右半结肠的系膜引起痛觉。所以，结肠虽属中线器官，但在感觉传入上有左右分界的现象。双侧交感神经切除术导致痛觉消失至直肠与乙状结肠交界处。说明直肠痛觉与结肠不同，并非通过交感神经传入，而属于盆腔副交感神经分布范畴。

（六）结肠切除术的有关解剖问题

结肠中，以右半结肠吸收大量水分、少量营养物质和电解质，但此种吸收只是从回肠的残余物之中获得，其量甚微，营养意义不大，且结肠全切除后，此功能也可以由回肠替代，故结肠切除术后对消化生理影响不大。

升结肠和降结肠的系膜紧贴腹膜壁层，相对的浆膜面合成筋膜。此筋膜于左、右结肠旁沟处为无血管区，沿此无血管区可以进行钝性剥离以游离升结肠或降结肠及其原系膜内的血管，避免损伤此筋膜深部的输尿管、肾血管、精索内血管、十二指肠或下腔静脉等结构。

右半结肠切除术中升结肠连同其血管和淋巴结都居于腹膜后方，其切除吻合难度较大，故需要切除病灶时，常要同时一并切除回肠末段、盲肠和结肠肝曲以便将回肠与横结肠吻合。在预定切除时，分别结扎横结肠及回肠末段，包括边缘动脉弓在内。向左右分离大网膜以显示胰腺钩突及胰腺下缘。在钩突内侧切开小肠系膜，分离出肠系膜上血管、结肠右静脉、结肠中血管和回肠血管。自上而下，由内往外分离肠管。切断横结肠右侧 1/3 系膜和大网膜及回肠末段。切除升结肠后的愈合筋膜，避免损伤腹膜深面的十二指肠水平部、右精索内血管、右侧输尿管及右肾血管。由于回肠末段的血供破坏，需要切除回肠末段 10 ~ 20cm，再行回肠和结肠吻合术。在结肠右曲与胆囊之间，存在胆囊结肠韧带，需避免撕拉损伤胆囊。

横结肠切除术在横结肠系膜中分离出结肠中血管主干予以结扎。分离胃结肠韧带左侧的无血管区，游离出结肠肝曲和脾曲。横结肠的肿瘤也可以侵犯胃网膜淋巴结，且结肠中动脉的淋巴结被阻塞时，淋巴可以逆流至盲肠周围淋巴结。

降结肠切除术要求切除横结肠左侧 1/3 和全部降结肠。如是恶性病变，则一并切除乙状结肠。可先分离左结肠旁沟腹膜，切断膈结肠韧带和横结肠系膜左半部分。注意切勿损伤左肾、左输尿管或左精索血管。与腹膜后，切断左结肠血管升支及结肠中血管分支。再行横结肠残端与乙状结肠吻合或直肠上段吻合。

乙状结肠切除术需要先分离降结肠旁沟腹膜并向下方延伸。游离乙状结肠髂段后，结扎并切断乙状结肠血管，将乙状结肠连同系膜一并切除。分离乙状结肠过程中，勿损伤直肠上血管、左精索血管和左输精管，以及通过结肠系膜根部顶点的左输尿管。

二、直肠的形态及生理

（一）直肠的结构特征

直肠为消化管的末段，位于盆腔内，在 S_3 处连接乙状结肠，穿过盆腔底部膈膜至肛门三角，以肛门开口于体外，全长 12 ~ 15cm（图 1 - 10）。

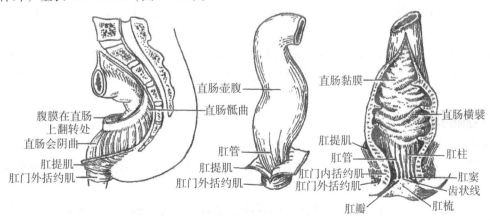

图 1 - 10　直肠截面

直肠与乙状结肠以上结肠有明显区别。没有结肠带、肠脂垂和结肠袋。直肠功能主要是分泌黏液，便于粪便的排泄。肛管的功能是控制和排泄粪便。直肠形态并不笔直，在矢状面和冠状面都存在不同程度的弯曲，在矢状面上直肠有两个弯曲：由于直肠沿骶尾骨的盆面下将形成长弓向后方的弯曲，称为直肠骶曲。下曲是直肠绕过尾骨尖，形成弓向前方的弯曲，称为直肠会阴曲。耻骨直肠肌从耻骨起始向后包绕直肠后壁，是形成和保持直肠会阴曲的主要结构。由于直肠前后面的两片纵行肌束长度，比直肠黏膜和环形肌层的长度略短，导致直肠在冠状面上偏离中线，形成三个侧曲：上方侧曲偏右，中间侧曲偏左，下面侧曲偏右。但直肠的始末段均在中线上。

直肠上段管径与乙状结肠相同，约为4cm。向下肠腔显著扩张，至直肠下部，膨大成为直肠的壶腹部，女性较男性更为显著，壶腹部的下端至耻骨直肠肌上方处，管径明显缩窄至齿状线。

构成结肠带的纵行肌束，从乙状结肠末端开始形成扇状，构成直肠壁，前后各有一片比较宽的纵行肌束，两片肌束直到直肠下段成为均匀分布于肠管表面纵行肌肉层。

直肠的上1/3段属于腹膜间位器官；中段1/3，仅仅前面被腹膜覆盖，为腹膜外位器官；直肠下1/3段全部位于腹膜之外，没有浆膜层。对于男性，直肠膀胱陷凹内，有回肠襻和乙状结肠将直肠与膀胱分开。对于女性，直肠子宫陷凹内除了回肠襻和乙状结肠外，还有卵巢和输卵管，将直肠与子宫隔开。对于男性，直肠膀胱陷凹底部距离肛门7.5~8.5cm，女性仅仅5.5~7cm。因此，直肠膀胱陷凹或直肠子宫陷凹底部的平面，都是肛门指诊所及的高度。有时乙状结肠肿瘤或输卵管肿瘤，可以经肛门指诊触及。腹水及炎性渗液、脓液或血液，均可以聚集在这两个陷凹内。女性可以通过阴道后穹窿或直肠前壁穿刺抽取积液。胃肠道的癌肿透过浆膜脱落的癌细胞或者癌组织碎片，也可以坠入盆腔，种植在直肠膀胱陷凹或直肠子宫陷凹的底部腹膜上。当肛门指诊触及散在的大小程度不同的硬结，或触摸到许多结节融合成一块时，称为布鲁默棚架征（sign of blumer shelf）。结肠壁上浆膜与肌层连接较为紧密，而在直肠、浆膜与肌层之间存在着一些疏松结缔组织，使直肠能够适应正常的生理活动需要，有较大的伸缩性。手术时也容易将腹膜分离。

（二）直肠的组织结构

直肠的组织结构大致与结肠相似，但黏膜较肥厚，肠腺长约0.7cm，几乎全是杯状细胞。固有膜内有很多淋巴小结，常常进入黏膜下层，在黏膜上形成许多孤立的淋巴结下凹，如针头大小，明显可见。黏膜肌层由2~3层平滑肌组成，直至直肠瓣附近。黏膜下层内有丰富的弹力纤维网，在直肠柱的下端容易形成静脉曲张，形成痔。直肠下段黏膜仅疏松依附在肌层上，在黏膜下是一层疏松的结缔组织，直肠黏膜可以脱出肛门之外，形成不全性脱肛或黏膜性脱肛。

直肠窦被覆单层或复层高柱状上皮，直肠柱的表面被覆以复层扁平上皮。直肠窦和直肠瓣的上皮向黏膜下层凹陷，形成小管。这些小管化脓感染可以形成肛瘘。

直肠的肌层分为内环、外纵两层。纵行肌由乙状结肠三条结肠带移行至直肠分散而成。内侧环形肌在肛管处增厚，形成肛门内括约肌。当其收缩时可以压迫肛管，帮助排便，同时也有助于直肠下静脉的回流。

直肠肌层外包有外膜。直肠上1/3段的前面和两侧面的外膜为浆膜，中段仅在前、下部有部分浆膜，其他处均为纤维膜。盆膈的下方，直肠内括约肌的外下方有肛门外括约肌，属于横纹肌，能紧缩肛门，控制排便。

（三）直肠的动脉

直肠的血供呈多源性，尤其是在直肠中、下段受髂内动脉二级分支或三级分支供血。这些分支的来源、分支数和各支的粗细程度，个体间存在差别。直肠动脉有肠系膜下动脉、髂内动脉的各级动脉分支和骶中动脉分出（图1-11）。

1. 直肠上动脉　是肠系膜下动脉主干向下的延续，是直肠动脉中最大、最为重要的一支，其供应范围主要在直肠上段。该动脉走行位置恒定，极少变异。在直肠的后方，髂总血管的前方盆筋膜下走行。直肠上动脉下降至S_1水平，分为左右两支紧贴肠管两侧向下行分布至直肠壶腹。

2. 直肠下动脉　也称为痔中动脉。该动脉是髂内动脉的二级分支。直肠下动脉多数从阴部内动脉的前干、膀胱下动脉、膀胱上动脉、闭孔动脉、骶外侧动脉、子宫动脉、阴道动脉发出。由于该动脉多数比较细小，在穿肠壁前已经分支，手术中切断直肠侧韧带一般不会引起严重出血。但约有10%的直肠下动脉变异较粗大，位于较深的盆底部，周围存在疏松的结缔组织，切断后不易止血。此类患者的直肠上动脉往往较细。故术中发现直肠上动脉较细时，处理直肠下动脉则要谨慎。

3. 肛管动脉　左右各2~3条，是阴部内动脉分支。阴部内动脉髂内动脉发出后，沿梨状肌和骶神经丛的前方下行，经尾骨肌与梨状肌之间出骨盆至臀部，再经坐骨小孔至会阴部，转向前方，主干在坐骨直肠窝外侧壁向下、向前、向内走行，在此处与同名静脉和阴部神经的分支伴行，阴茎背神经居其上方，会阴部神经位于血管的下方，穿过尿生殖膈下筋膜分支分布到会阴各部器官。阴部内动脉在坐骨直肠窝内自上而下相继发出上、中、下三支肛管动脉，供应肛管、肛提肌与肛门周围皮肤。

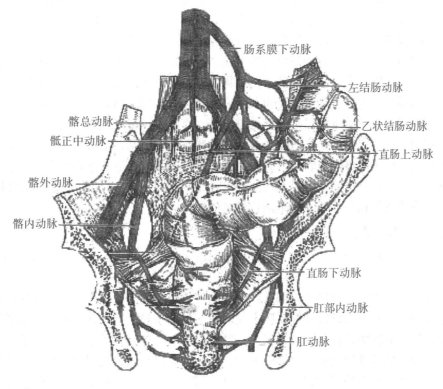

图1-11　直肠、肛管动脉

4. 骶正中动脉　分为单只动脉，发自腹主动脉末端、分叉处或稍上方的后壁。在$L_{4~5}$、骶椎和尾骨的前面下降，最后低至尾骨尖，动脉干多偏向左侧下降，大部分被腹膜覆盖。骶中动脉的壁支向前下方至直肠下1/3段后部，其分支与直肠上动脉、两侧的直肠下动脉和肛管动脉相吻合。骶骨前出血是直肠切除术最严重的并发症，也是患者致死的主要原因。这可能是在骶骨前游离直肠时损伤骶中动脉的直肠支。

（四）直肠和肛管的静脉

直肠静脉的名称、走行及分布，均与同名的动脉基本上是一致的。其特点是在直肠肛管内唯有较粗大的静脉支相互吻合，形成直肠壁内静脉丛和直肠壁外静脉丛，丛又借交通支互相联络，血流缓慢，局部静脉内高压，使静脉丛血管呈囊状扩张形成痔，直肠肛管的静脉又称为痔静脉。

直肠内静脉丛位于直肠黏膜下层和肛管的皮下部分。以齿状线为界分成上下两部。齿状线以上痔内静脉丛位于直肠黏膜下层中，该丛是直肠静脉丛中最丰富的，特别是在直肠柱黏膜下层有一系列囊状膨大，各膨大之间以横支相连。直肠上静脉源于直肠内静脉丛的上部，其细小属支于直肠中部斜行穿出直肠壁肌层，在直肠上段的后侧汇集成直肠上静脉，与直肠上动脉伴行，汇入肠系膜下静脉，再回入门静脉，直肠癌血性转移到肝，即为此路径。

直肠外静脉丛位于直肠肌膜表面，与直肠内静脉丛有广泛交通。直肠外静脉丛以肛提肌为界分上、下两部分。上部静脉丛接受直肠下段、中段黏膜下丛和肠壁静脉血。一部分汇成直肠下静脉，注入髂内静脉。另一部分汇入直肠上静脉，再回流入门静脉。在进行腹会阴联合手术切除直肠和肛管时，分离下段直肠后壁时，必须小心，避免在壁层盆筋膜的后面分离，而误伤与骶静脉相通的静脉丛，引起致命性的出血。

（五）直肠、肛管的淋巴引流及其意义

直肠和肛管的淋巴系统比较复杂。因其与周围相邻的脏器，如前列腺、精囊腺、膀胱、阴道、子宫、子宫韧带等，以及与盆底肌肉相连。各器官的淋巴之间有丰富的交通支。肛管与直肠周围淋巴结的位置和数量、个体间存在着一定的差别。

直肠周围的淋巴结的淋巴流向分成主要四个途径，经淋巴引流至腹主动脉周围的淋巴结或髂内淋巴结：①直肠壶腹部的集合淋巴管汇入直肠旁淋巴结，其输出途径沿直肠上动脉上行。汇入直肠上淋巴结，该淋巴结也同时接受直肠上段淋巴集合管，其输出途径随着肠系膜下血管，到达肠系膜根部附近，汇入肠系膜根部淋巴结。该途径是直肠最重要的淋巴回流通路，同时是直肠癌沿淋巴系统转移的主要途径。②直肠下段的一些淋巴管沿着直肠下动脉经肛提肌，注入臀下淋巴结，其输出淋巴管汇入髂内动脉旁淋巴结或直接汇入髂总淋巴结。③直肠外淋巴结的一部分淋巴集合管汇入骶外侧和骶中动脉旁淋巴结，其输出途径可以通过主动脉下淋巴结及髂总淋巴结，直肠癌可以经此途径转移至骶淋巴结，故直肠癌根治术有必要清扫此组淋巴结。④齿状线上方直肠黏膜部的淋巴结，沿肛管动脉经坐骨直肠窝，汇入坐骨直肠窝内淋巴结，伴随阴部内血管汇入骨盆，到臀下淋巴结。然后和髂内淋巴结汇合流入髂总淋巴结。当第一条淋巴回流途径被肿瘤浸润或堵塞、淋巴回流受阻，才有可能沿其他三条淋巴回流通路转移，往往提示直肠癌患者的预后不佳，手术治愈的可能性不大。

（六）直肠的神经支配

直肠的感觉与运动均由内脏神经支配。肠壁平滑肌的运动及腺体的分泌，是由自主神经的交感神经和副交感神经支配的。

直肠交感神经低位中枢位于脊髓腰段侧角内的中间外侧核所发出，节前神经经脊髓的前根、脊神经穿出，止于交感神经节。其节后纤维在肠系膜上动脉根部形成系膜上丛，在肠系膜下动脉根部形成肠系膜下丛——骶前神经。其次级神经丛随肠系膜下动脉、直肠上动脉至直肠上段，进入直肠的上部，组成直肠上神经丛，神经丛的纤维随动脉进入肠管壁内，在环形肌层和纵行肌层之间形成肠肌丛，在黏膜下形成黏膜下丛。直肠上丛与下腹下神经丛（盆丛）和直肠下丛有广泛交通纤维。交感神经兴奋时，肠壁的平滑肌舒张，引起肠运动减弱。

直肠的副交感神经经低位中枢位于第2~4骶神经节侧角内的中间外侧核，其节前纤维伴随Ⅱ、Ⅲ、Ⅳ骶神经的前根穿出骶前孔，又从骶神经根中分出，入盆腔，形成盆内脏神经，盆内脏神经穿过盆内筋膜壁层，进入直肠两侧结缔组织与上腹下丛的交感神经纤维相互交织形成下腹下神经丛。简称盆丛。盆丛的副交感节前纤维随直肠上动脉和直肠下动脉穿入直肠壁，在肠壁内形成黏膜下丛，在肌层间形成肠肌丛，自壁内与肠壁内神经节换元后，在腺体和黏膜下肌层。其肠肌丛不仅分布到直肠肌，而且向下形成联合纵肌神经丛，分布到肛门内括约肌。有的副交感神经纤维随肛管动脉分布到肛门周围的腺体。副交感神经兴奋时，引起直肠运动增强，促进腺体分泌。肛门括约肌松弛，盆丛的副交感神经支配范围广泛，有盆丛发出的直肠丛、膀胱丛、子宫丛、阴道丛等，支配直肠、膀胱、子宫及阴道的平滑肌运动。在直肠手术中，切除直肠侧韧带时，如剥离过广，损伤盆丛，则导致术后一系列严重的并发症，如尿潴留、生育障碍等。所以在做直肠切除时，不可过大范围剥离直肠侧韧带，在直肠侧壁外1~2cm处理直肠侧韧带较为安全。

（韩宏光）

第五节 胃肠道疾病的早期诊断及进展

一、不明原因消化道出血的诊断进展

（一）概述

临床上有10%～20%的患者表现为胃肠道出血，应用常规消化内镜（包括检查食管至十二指肠降段的上消化道内镜与肛门直肠至回盲瓣的结肠镜）和X线片小肠钡剂检查（口服钡剂或钡剂灌肠造影）或小肠CT不能明确病因的持续性或反复发作的出血而称为不明原因消化道出血（obscure gastrointestinal bleeding，OGIB）。其中有5%的患者表现为复发性或持续性出血并且诊断与处理困难。可分为不明原因的隐性出血和显性出血，前者表现为反复发作的缺铁性贫血（iron deficient anemia，IDA）和粪隐血试验阳性，后者表现为黑便、血便或呕血等肉眼可见的出血。OGIB占消化道出血的3%～5%。

近10年来新的诊断技术特别是专门为消化道设计的仪器、设备如胶囊内镜（capsule endoscopy，CE）、CT小肠造影（computed tomographic - enterography，CTE）、磁共振小肠造影（magnetic resonance - enteroscopy，MRE）和器械辅助式小肠镜（device assisted enterography，DAE）在临床的应用，小肠已不再是消化内镜的检查盲区，能准确地检查全小肠并能诊断小肠的损害和进行治疗而避免外科手术干预。"中消化道出血"即病灶位于十二指肠乳头至回盲瓣的肠段部位的消化道出血，这一概念逐步取代了"不明原因消化道出血"，并被人们接受。

最常见的小肠出血原因是血管病变，其他引起出血的小肠病变包括肿瘤和炎症性肠病［尤其是克罗恩病crohn's（disease）］等（表1-1）。

表1-1　不明原因消化道出血的病因

部位	病因
上消化道	Cameron糜烂、血管扩张性病变、静脉曲张、Dieulafoy病变、胃窦血管扩张症、门静脉高压性胃病
中消化道	
年龄≤40岁	肿瘤、梅克尔（Meekel）憩室、Dieulafoy病变、克罗恩病、乳糜泻
年龄>40岁	血管扩张症、非甾体类抗炎药（NSAID）性肠病、乳糜泻
下消化道	血管扩张性病变，新生物
少见病因	胆道出血、胰性出血、主动脉肠瘘

（二）OGIB的诊断方法与评价

1. 病史和体格检查　对OGIB患者首先应仔细询问病史（包括目前症状、既往史、用药史、家族史等）。如果患者有消瘦或梗阻症状，提示小肠疾病的可能性大；而老年患者如有肾病或结缔组织病等，则血管病变的风险较高。详细可靠的病史和体格检查有助于减少漏诊率。

2. 内镜检查

（1）常规内镜：常规内镜包括上消化道内镜和结肠镜检查，为OGIB的初步检查。初次检查时可能因病灶微小、位置隐蔽或检查者经验不足等造成漏诊，易漏诊的病变有血管扩张、息肉、Cameron糜烂和位于视野盲区的病变等。初次检查阴性的患者必要时可重复内镜检查，有助于提高诊断率及降低漏诊率。

（2）胶囊内镜：CE是一种无创检查工具，其全小肠检查完成率达79%～90%，目前CE检查已成为小肠疾病的一线检查技术和OGIB诊断的主要方法。CE对OGIB的诊断率约为62%，重复检查能提高诊断率，对于持续性出血和显性出血OGIB患者的诊断率高于间歇性隐性出血者。因CE诊断而导致内镜或外科干预治疗或改变药物治疗方案者达37%～87%，由CE诊断而直接导致干预者中50%～66%随访未见再出血并无须再输血。CE的优点为非侵入性，不足之处有以下几点。①不能进行常规内镜检查时的充气、冲洗、局部反复观察、活组织检查及治疗等操作。②肠内容物残留和动力障碍可影响其对消化道的全面观察。③在出血量较多或有血凝块时，CE 视野不清，易漏诊病灶，无法做出病因诊断，而肠道狭窄时有发生嵌顿的危险。④不能控制 CE 的移动速度，不能在局部停留。CE 与双气囊小肠镜（doubleballoon enteroscopy，DBE）比较，两者对血管性和炎症性病变的诊断一致性较高，但在息肉和肿瘤性病变的诊断中一致性不高。在 CE 发现肿瘤、息肉或仅发现消化道积血的患者中，DBE 检查往往能提供更多有用的信息。目前其他类型新型 CE 正在研发中。

（3）小肠镜：小肠镜与 CE 检查在 OGIB 诊断中有互补作用，当 CE 发现可疑病灶或 CE 检查禁忌证时可行小肠镜检查以明确诊断或进行治疗。①DBE 是继 CE 后又一诊断小肠疾病的重要检查手段。对于 OGIB 的诊断率为 43% ～75%，且对显性出血的 OGIB 诊断阳性率高于隐性出血的 OGIB；活检率达 27%，治疗成功率达 27% ～57%，并发症率约为 1%，全小肠检查为 40% ～70%。相对于 CE，DBE 的优点是可在直视下行小肠黏膜活组织检查，除诊断外还可开展如电凝、息肉摘除、气囊扩张、异物取出等治疗。不足之处在于该检查属侵入性检查，且费时费力，操作技术要求高，有一定的并发症发生率，如急性胰腺炎、肠穿孔等。2010 年美国消化内镜学会在对不明原因消化道出血诊断和处理流程中指出，CE 因其无创性和较好的诊断率可作为首选检查手段，DBE 更倾向于作为 CE 阳性患者取活检病理或内镜下干预等诊治的"二线"检查手段，且 DBE 检查时间较长，对麻醉的要求也相对较高。对 CE 完成全小肠检查但未发现异常，且无临床再出血表现者，可无须进行 DBE 复查。②单气囊小肠镜（single - balloon enteroscopy，SBE）是一项较新的小肠镜技术，没有内镜前端的气囊，安装较 DBE 方便，可实现单人操作，可较为安全有效地用于小肠疾病的评价和治疗。根据已有研究，其对 OGIB 的诊断率约为 60%，与 DBE 相似。③螺旋式小肠镜（spiral enteroscopy，SE）近来正在研发的一项新技术。小肠镜由螺旋形外套管和内镜组成，内镜可使用 DBE 或 SBE 等。但目前有关 SE 用于 OGIB 的研究资料较少。④推进式小肠镜是较传统的小肠检查技术，插入深度在幽门下端 50～150cm，但患者依从性较差，操作技术要求高，仅适用于近端小肠病灶的检查和治疗。⑤探条式小肠镜依靠肠蠕动推进内镜前行，可观察至深部小肠，但因插入时间过长及患者不适感强，目前已较少应用。

（4）CE 与 DBE 的联合应用：目前已有二项荟萃分析对 CE 和 DBE 的诊断作用进行了评价，CE 与 DBE 存在互补的作用。CE 能够准确判断 DBE 的进镜方式，对病灶的定位也有助于 DBE 检查的关注度，如预知所需寻找的病变及其大概位置，尤其是对微小血管病变可提高检出率。CE 检查在先的另一理由为 DBE 普及程度不高，能熟练掌握其操作技术的内镜医师则更少，且检查过程中人力成本较大，大多需在全身麻醉状态下完成检查，此外，DBE 全小肠检查完成率仅为 40% ～70%、并发症发生率 10 倍于诊断性大肠镜检查等因素，将 DBE 作为选择性检查项目更为明智，而 CE 的初筛可促使这一有限资源的高效利用。

CE 操作简便、无创而成为首选复查工具，如临床确认存在小肠病变，且患者符合 DBE 诊治指征，则 CE 检查也可指导小肠镜进镜方式；如 CE 检查结果阴性而临床判断为低危者则可避免进行 DBE 的重复检查。相反，如临床高度怀疑小肠病变则可先其之一进行复查。此外，DBE 还能对 CE 阳性患者进行组织学评估及内镜下干预治疗。

3. CT/MRI 小肠影像学检查　CT/MRI 小肠影像学检查作为非侵入性检查，易被患者接受。可以在相对短的时间内花费较少的费用来完成对整个小肠的评价，观察到腹部实质脏器及肠腔内外情况，并可以显示病变及毗邻血管、淋巴结之间的关系，有利于手术前的评估，适合不能耐受内镜检查、内镜不能通过的患者或作为 OGIB 筛查。MRI 检查虽无 X 射线，软组织分辨率高，但查对费时，且目前空间分辨率尚不如 CT 检查，因此目前 OGIB 的小肠影像学检查主要推荐 CT 检查。

（1）CT 小肠灌肠/CT 小肠造影（CTE）：应用对比剂通过鼻 - 空肠管灌肠法或口服法充盈小肠肠腔后行 CT 平扫及增强扫描，图像经处理后，显示小肠肠腔、肠壁、系膜、血管、后腹膜及腹腔内脏器，是一项很有前景的小肠评价方法。CTE 对 OGIB 患者，尤其是显性 OGIB 患者的诊断准确率较高。阳性结果能提示消化道出血的来源，有助于明确诊断。CTE 对于浅表溃疡、糜烂及血管病变的诊断率不高。

（2）MRI 小肠灌肠/MRI 小肠造影（MRE）：通过鼻 - 空肠管灌肠法或口服法实现肠道充盈后行

MRI 检查，其优势在于可获得多平面、多参数的图像，无辐射暴露。若应用快速序列扫描，还可获动态 MRI 影像，有助于评价肠道运动及肠道伸展性。但 MRE 有一定局限性，如费用较贵、图像质量变异大等，目前其应用于 OGIB 诊断的相关研究较少，其诊断价值尚不明确。

4. 血管造影　血管造影是一项有创性检查，适用于活动性出血（出血率≥0.5mL/min）患者，对于 OGIB 的诊断率约为 40%，但在少量活动性出血或出血停止时其诊断率却下降至 25%。除了显示活动性出血外，还能诊断非活动性出血病灶如血管畸形和小肠肿瘤等。血管造影的优点在于能直接进行血管栓塞治疗，止血率较高。缺点为其属有创性检查及存在辐射暴露，同时有肾衰竭、缺血性肠炎等并发症发生的可能。螺旋 CT 血管造影是利用螺旋 CT 对包含靶血管的受检层面进行连续不间断的薄层立体容积扫描，之后运用计算机进行图像后处理，最终立体显示靶血管，对活动性出血的敏感度较高，对 OGIB 的敏感度为 45%～47%。为避免小肠钡餐或小肠钡剂灌肠检查等在检出小肠浅表的、扁平的、黏膜下病变等方面的不足，可以推荐经过常规血管造影检查呈阴性的消化道出血患者再行 CT 下血管造影。

5. 核素扫描　核素扫描仅对活动性出血（出血速率为 0.1～0.5mL/min）有诊断价值。可采用 ^{99m}Tc 标记的红细胞或 ^{99m}Tc 标记的胶体硫进行扫描，前者更为常用。通过核素扫描可发现活动性出血，有一定的假阳性率，需鉴别血池区积血是否为原发出血灶。核素扫描的出血源定位精度低，且由于扫描延迟等问题，导致诊断准确率欠佳，定位失败比例可高达 85%，对之后的外科手术指导意义欠佳。

6. 小肠钡剂检查　小肠钡剂检查包括全小肠钡剂造影和小肠钡剂灌肠。全小肠钡剂造影对 OGIB 的诊断率不高，且假阴性率较高。小肠钡剂灌肠是经口或鼻插管至近端小肠后导入钡剂、空气、水或甲基纤维素对小肠进行摄片和透视而获取 X 线影像，所获得的图像与双重对比钡剂灌肠相当，与小肠钡餐相比明显增加了诊断的灵敏度，其对 OGIB 的诊断率为 10%～21%，优于全小肠钡剂造影；虽然中、重度克罗病和小肠大溃疡能被该方法轻易检出，但仍难对血管畸形及某些黏膜病变作出诊断。随着小肠 CT、小肠 MRI、CE 及 DBE 的发展，小肠钡剂检查在小肠疾病诊断中的地位正在逐步降低。

7. 外科手术和术中内镜检查　外科手术是 OGIB 最后的检查手段。主要用于无法成功进行 DBE 检查或大出血者。术中内镜检查对 OGIB 的诊断率为 70%～100%。研究表明，外科手术结合术中内镜检查的诊断率较单纯外科手术提高 50%～100%（表 1-2）。

表 1-2　各种不明原因消化道出血检查技术的比较

检查技术	治疗作用	优点	缺点
全小肠钡剂造影	无	非创伤性	敏感性差
小肠钡剂灌肠	无	非创伤性	诊断率低
核素扫描	无	安全，对活动性出血诊断有帮助	只能定位，假阳性率较高
血管造影	有	对活动性出血诊断治疗有帮助	不能定性，侵入性检查
CT 灌肠/小肠造影	无	能观察肠腔、肠壁及腹腔脏器	对浅表病变及血管病变不敏感
MRI 灌肠/小肠造影	无	安全	研究数据尚不明确
小肠镜	有	直视，能活组织检查及治疗	技术要求高，费时费力
胶囊内镜	无	安全	不能活组织检查及反复观察
手术及术中内镜	有	治疗效果显著	侵入性

注：CT 为计算机断层扫描；MRI 为磁共振成像。

腹腔镜检查在临床上应用日益广泛，尤其是对于儿童和老年患者更有效，腹腔镜检查对于 OGIB 既有诊断意义又有治疗的作用。可避免大范围剖腹探查，利于治疗和恢复。有文献报道，腹腔镜联合 DBE 对小肠肿瘤或血管病变等引起的 OGIB 诊治取得了良好效果，是一种新兴的治疗理念，但其临床价值尚需更多的对比研究加以验证。

（三）OGIB 诊断流程

2007 年我国消化病专家根据国情，对美国胃肠病内镜学会（American Society of Gastrointestinal Endoscopy，ASGE）提出的 OGIB 诊断和处理流程进行修改，制定了我国的 OGIB 诊断和处理推荐流程（图 1-12）。考虑近年来小肠镜检查和 CT 等影像技术的发展与成熟，建议可将小肠 CT、CE、小肠镜等共同列为小肠的主要检查技术。

对于 OGIB，CE 与 DBE 是目前诊断此类疾病的金标准，是最具有诊断价值和发展前景的病因诊断技术。这两种技术是小肠疾病定位、定性诊断的最佳方法，并且确诊率高，将逐步替代剖腹探查和术中小肠检查的常规方案。结合各类参考因素，恰当选择检查方法，提高诊断率及检查率的同时，也需要注意成本效益。目前对于该病尚无特效药物，治疗的关键在于明确病因，镜下微创治疗已成为目前的研究发展方向。

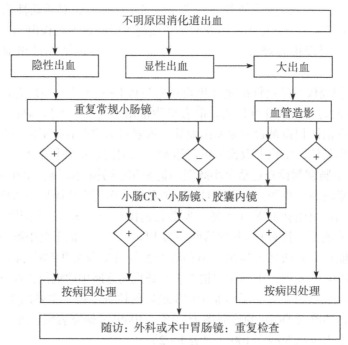

图 1-12 不明原因消化道出血的诊断处理流程

（四）OGIB 的治疗

1. **支持治疗** 对于 OGIB 患者的治疗，尤其对急性大出血患者，应先复苏再明确诊断。首先要根据患者临床状态、循环容量缺失程度、出血速度、年龄及并发症情况给予适当的补液及输血治疗，以维持生命体征并创造条件进行病因诊断。大多数慢性或间歇性出血患者都会存在不同程度的缺铁性贫血，因此必须给予补铁治疗以纠正贫血。

2. **药物治疗** 病变部位不明或病变弥漫，不适用内镜治疗、手术治疗或血管造影栓塞治疗及治疗无效者，可考虑药物治疗。①性激素，如炔雌醇和炔诺酮等，其预防消化道血管扩张出血复发的疗效仍存在争议，一方面疗效未能得到多中心安慰药对照临床研究的证实，另一方面长期激素治疗存在不良反应，尤其是心血管不良反应。②生长抑素及其类似物（如奥曲肽），对胃肠道毛细血管扩张蓝色橡皮大疱痣综合征引起的 OGIB 有一定的治疗作用，其机制可能与抑制血管生成和内脏血流有关。③沙利度胺，为谷氨酸衍生物，对血管扩张引起的 OGIB 有效，可能与其抗血管生成作用有关。沙利度胺虽然价格低廉，但存在一定的不良反应，如周围神经病变、深静脉血栓等。沙利度胺禁用于生育期女性。④促红细胞生成素，有病例报告发现其能控制消化道黏膜弥漫性出血。

3. **内镜下治疗** 对 DBE 检查发现病变者，可同时治疗小肠血管损害且维持缓解时间较长。

4. **血管造影下栓塞治疗** 主要用于 OGIB 急性大量出血。方法主要包括选择性动脉内加压素治疗、超选择性微线圈栓塞或合用明胶海绵或聚乙烯醇栓塞等。

5. **病因治疗** OGIB 的治疗主要还是病因治疗，一旦病因明确，即针对病因进行治疗。

（五）OGIB 的热点问题

1. 隐匿性 OGIB 患者在接受 CE 检查前是否需要再次内镜检查　由于胃/结肠病变漏诊率相对较高，患者需要接受 CE 检查前则无须再次行常规内镜检查。

2. 隐匿性 OGIB 患者无法行 CE 检查如何处理　当 CE 无法完成，但有阳性结果时，是否要进一步的处理（如鉴别病变的直接处理与其他可以完成小肠检查方法的评估）有赖于已经发现的 CE 结果来决定。

3. CE 检查阴性的隐匿性 OGIB 患者如何处理　对于隐匿性 OGIB 患者进行仔细的、有计划、严格的临床/实验室监测是可靠的选择，在持续性/复发性出血的情况下推荐针对小肠的进一步检查。

4. 小肠造影检查的定位是什么　CE 检查不能完成、难以确诊、阴性或有禁忌的 OGIB 患者可以考虑 CTE 或 MRE。CTE 可用于高度怀疑肿瘤性病变的检查并能分期，MRE 多用于疑诊肠道炎症性疾病特别是年轻患者。

5. CE 检查发现肿块时手术前的 DAE 是否必需　CE 能明确为肿物时 DAE 是最好的取得组织学诊断的方法，在临床实践中多数患者在 CE 和 CTE 资料结合术中组织学检查可以明确地诊断；相反计划行腹腔镜手术应考虑行 DAE。

6. 哪种深部小肠镜更具优势　近年来出现的 DBE、单球囊小肠镜 SBE 和 SE 对诊断包括 OGIB 在内的小肠疾病时的应用存在争议。与 SBE、SE 相比 DBE 可以提供更高的全小肠检查，这种优势并不意味着治疗病变例数的增加和最终效果的修订。

7. 显性 OGIB 时 CT 血管造影起什么作用　在大量出血时血管造影具有较高的准确诊断率，考虑其局限性多在 CT 造影表现为阳性时使用（可以明确出血的病因与部位）。

8. 显性出血时急诊小肠镜是否有价值　显性出血患者尽早行 DAE 有较高的出血部位的发现率。

ASGE 的临床操作指南对大多数 OGIB 的处理具有很好的指导作用，但也存在一些问题；以上 8 个问题是指南所谓的"灰色地带"，需要更多的临床资料与研究去试图针对这些问题给出肯定答案。

二、早期胃癌的内镜诊断技术临床应用进展

（一）概述

胃癌是常见的消化道肿瘤之一，严重影响人们的生命和生活质量。进展期胃癌预后不佳，而早期胃癌（early gastric cancer，EGC）的 5 年生存率高达 80% ~90%。许多文献显示，约半数 EGC 患者无任何症状，因此胃癌的早期诊断显得尤为重要。EGC 首先由日本学者提出并得到公认，指癌肿侵入黏膜层及黏膜下层而不论其有无淋巴结转移及远处器官的转移，即 EGC = 黏膜癌（mucosa cancer，MC）+ 黏膜下癌（submucosal cancer，SMC）。内镜下 EGC 可分为（肉眼分类）Ⅰ 型（隆起型）、Ⅱ 型（平坦型）、Ⅲ 型（凹陷型），其中 Ⅱ 型又可分为 Ⅱa（浅表隆起型）、Ⅱb（浅表平坦型）及 Ⅱc（浅表凹陷型）。有几种特殊类型的 EGC 如微小胃癌、小胃癌及一点癌、浅表广泛型 EGC、多原发 EGC、胃炎样胃癌和灶状进展期 EGC 在临床上也应引起重视，避免漏诊。EGC 占同期胃癌的比例据各国报道有所不同，美国为 3% ~6%，中国为 7.5%，欧洲为 8.8%，而日本高达 30% ~50%。因此提高胃癌的早期发现率，对于提高胃癌的治疗效果有着十分重要的意义。

（二）普通内镜

用普通内镜可直接观察胃内形态变化，并能采取病变组织进行活检，内镜多块活检可以提高诊断阳性率。我国普通胃镜下 EGC 的检出率只有 15% ~20%。提高 EGC 检出率的关键在于提高临床检查技能及医患双方对胃癌的警觉性。对 40 岁以上出现不明原因上腹部症状者，可常规行内镜检查，对慢性胃病患者应定期复查胃镜。胃镜下活检病理报告为中度不典型增生的患者，应重复多次胃镜及活检，以避免延误诊断。

（三）超声内镜

超声内镜（endoscopic ultrasound，EUS）是一种融内镜和超声为一体的新型内镜，将微型超声安置

在内镜的顶端，当内镜插入消化道后既可通过内镜直接观察黏膜表面的病变形态，又可进行超声扫描。EUS 检查能显示消化道壁的层次结构及邻近脏器和组织，不但能够鉴别壁内病变和壁外压迫，还能明确黏膜下肿瘤的起源及性质，有助于判断 EGC 有无黏膜下浸润，有助于区分黏膜层和平滑肌层，获得消化管壁各层的组织学特征以及周围邻近重要脏器的超声影像，具有内镜和超声的双重功能，大大提高了内镜的诊断范围，同时由于其是通过消化管腔进行超声扫描，从而使超声探头与靶器官间的距离减小，超声分辨率提高，有助于胃癌诊断和肿瘤分期。正常胃黏膜显示五层回声，分别是：高回声—低回声—高回声低回声—高回声清晰结构，分别对应组织学界面层为黏膜层—黏膜下层—固有肌层—浆膜层。胃癌声像表现在低回声病变取代几层或全层结构，形成缺损、不规则、中断等现象，病变局限在第3层高回声内为 EGC。EGC 在 EUS 的典型表现是低回声的不规则病灶，黏膜层及黏膜下层结构紊乱、破坏或增厚，第2层低回声区或第3层高回声区不规则狭窄、隆起、回声不均匀等表现。国内外报道均认为，EUS 易于鉴别早期胃癌和进展期胃癌，对隆起型和平坦型胃癌的浸润深度的判断准确率明显高于凹陷型。EUS 鉴别黏膜内癌和黏膜下癌的准确率相对较低；EUS 估计 EGC 的肿瘤侵犯深度受到肿瘤组织分化程度和大小的影响，对于低分化或范围大于3cm 的肿瘤侵犯程度判断不够准确；EUS 对于判断溃疡型黏膜下浸润的 EGC 其判断准确率低于隆起型或分化型 EGC，同时肿瘤的位置不同亦影响 EUS 的观察，如胃底、体部的 EUS 观察较胃窦部更容易。EUS 鉴别 EGC 和进展期胃癌的准确率可达70% ~ 80%，EUS 安全性较大，患者耐受性较好，在消化系统疾病诊断、定位中较其他各项传统检测手段具有明显的优势，目前将镜下活检两种独立的方法结合起来，已成为目前 EUS 技术发展中最令人感兴趣的热点之一；还可用来指导黏膜下 EGC 的切除术。新近推出的电子超声内镜，可将胃黏膜分至7层至9层，提高了 EGC 诊断的敏感性。

（四）色素内镜

1. 色素内镜的特点　通过向胃黏膜喷洒色素增加病变与正常组织的对比度，增强黏膜表面细小的凹凸改变的立体感，使病灶的形态和范围更清晰，从而提高肉眼识别能力。色素内镜有助于诊断 EGC，特别是小胃癌和微小胃癌，可提高早期胃癌诊断的准确性，并与萎缩性胃炎、肠化生以及良性溃疡鉴别。借助高清晰度的放大内镜，以及使用亚甲蓝或青靛紫等色素，可勾勒出病灶清晰的边缘，观察到常规胃镜不能发现的细颗粒、小结节、小糜烂及轻度不平等，并能在局部胃蠕动波中了解到黏膜柔软性、变形性，从而较全面及正确地估测 EGC 的直径和范围。

2. 色素内镜诊断 EGC 的方法　根据色素涂布机制分为对比法、染色法、反应法、联合染色法等。对比法主要应用0.1% ~1.0%青靛紫溶液等不被吸收也不和黏膜结合的色素，在普通电子内镜下显示为蓝青色和粉红色黏膜对比强烈，能滞留在黏膜和病灶的凹陷处。青靛紫染色后 EGC 内镜下表现为胃小区凹凸低平或消失或扁平隆起，黏膜皱襞肥大或融合，局部黏膜僵硬或变形，在以上部位活检易发现 EGC，尤其在诊断表浅型胃炎样 EGC（Ⅱb 型）颇有成效。染色法主要运用0.5% ~1.0%亚甲蓝溶液等一些可吸收染色剂，喷洒后正常胃黏膜不吸收或少吸收，而肠化生或异型增生及癌变黏膜多吸收色素而染色阳性。反应法是通过一些色素可与黏膜面的酸或碱起化学反应而变色。如刚果红遇酸呈蓝黑色，可诊断萎缩性胃炎、酚红遇碱呈红色，可检测出幽门螺杆菌（helicobacter pylori，Hp）感染等。联合染色法是通过几种色素联合应用达到检出病灶的目的。如刚果红与亚甲蓝联合应用，EGC 往往表现为两者均不被染色的黏膜褪色区，可全面反应黏膜颜色变化，使病灶更清晰，提高 EGC 活检阳性率。活体黏膜染色对提高胃癌的目视诊断率及准确的活检定位有一定的帮助，恶性病变的青靛紫、亚甲蓝着色率在90%以上，对 <4mm 的肉眼难以识别的 EGC 尤有辅助诊断价值，对内镜下难以识别的胃炎型胃癌意义更大。通过直接喷洒色素染色法，可区别胃小区单位，辨别癌组织浸润范围及正常组织的分界，指导黏膜组织活检部位，提高 EGC 检出率，可提高诊断符合率5% ~10%。色素内镜是一项简便、安全、非侵入性的操作，在对胃癌前病变、早期胃微小癌变的检出方面具有优势。

（五）放大内镜

1. 放大内镜的特点　是一种具有高像素和高分辨率特点的电子内镜，可使肉眼直观所见到的黏膜组织被不同程度放大，可达到与解剖显微镜相同的观察水平，有利于观察微细结构变化，发现早期癌以及对良、恶性病变的浸润深度和广度。参照 Sakaki 分型标准，胃小凹可分为五型：A 型（圆点状）、B 型（线状）、C 型（稀疏而粗大线状）、D 型（斑块状）和 E 型（绒毛状），胃黏膜异型增生主要表现为 D 型和 E 型黏膜。A 型和 B 型分别为胃体和胃窦正常小凹的表现，C、D 型是小凹在炎症、水肿病变下小凹扩大、延曲，相互连接而成。E 型在肠上皮化生的特征性改变，提示在放大胃镜检查时如发现此类胃小凹，引导活检将有助于提高胃黏膜癌前病变及胃癌的检出率。胃小凹变小、形状不规则以及黏膜正常集合静脉和真毛细血管网的消失以及直径、形状不规则的肿瘤新生血管的出现为 EGC 内镜下特征性表现。有学者对黏膜的凹陷病变进行放大研究，发现凹陷局部的黏膜为不规则突起型和微小血管多形性对诊断 EGC 有重要意义。亦有学者利用放大内镜与普通内镜对 232 例病变进行观察，发现对 EGC，普通内镜的总诊断准确率为 66.7%，而放大内镜为 91.7%，提示放大内镜对微小病变的诊断准确率优于普通内镜；并且该方法可作为判断能否行内镜下 EGC 治疗的指标之一。

2. 放大内镜结合色素染色诊断 EGC 放大内镜结合色素染色对于 EGC 的发现优于常规内镜。近年来，在放大内镜下结合药物如肾上腺素或醋酸的喷洒，使得 EGC 的检出率进一步提高。患者于放大内镜下局部喷洒 0.05mg/ml 肾上腺素，非癌组织黏膜颜色由红变白，而所有癌组织微血管颜色则被强化，其肿瘤微血管检出率为 200%，显著高于单用放大内镜。另一种方法是于病灶上局部喷洒 1.5% 醋酸，记录病变黏膜发白开始以及从白恢复到原来颜色的时间，非癌组织和良性腺瘤的黏膜发白时间为 90s，而随着恶性程度升高和浸润范围增大，其黏膜发白时间逐步缩短，黏膜下层癌或超过黏膜下层癌的黏膜发白时间仅为 2.5s，醋酸增强的放大内镜有助于胃腺癌的诊断，称为"动态的化学放大内镜"。此外，新型变焦放大内镜观察胃黏膜微血管结构有助于平坦发红性病变是炎症还是肿瘤的鉴别诊断，并可精确地界定 EGC 的范围以便于黏膜下切除。

（六）放大内镜窄带成像技术与内镜智能分光比色技术

1. 放大内镜窄带成像技术 放大内镜窄带成像技术（magnification endoscopy with narrow - band imaging，MENBI）是一种新兴的内镜技术，它利用滤光器过滤掉内镜光源所发出的红蓝绿光波中的宽带光谱，仅留下窄带光谱用于诊断消化道各种疾病。其优势在于不仅能够精确观察消化道黏膜上皮形态，如上皮凹结构，还可以观察上皮血管网的形态。能更好地区分胃肠道上皮如 Barrett 食管中的肠化生上皮、胃肠道炎症中血管形态的改变，以及胃肠道早期肿瘤腺凹不规则改变，从而提高内镜诊断的准确率。NBI 下可将胃黏膜下的血管网分为网格状、白色无结构型、旋涡状、椭圆形、不规则形和混合形 6 种类型，网格状病变多为高分化腺癌，椭圆形多为中分化腺癌，不规则形者多为未分化腺癌。研究发现，利用 NBI 结合放大内镜能增加表浅病灶检出率，ME - NBI 成像与病理检查结果具有很高的相似之处，基本上可达到"光学活检"的目的。

2. 内镜智能分光比色技术 内镜智能分光比色技术（fuji intelligent chromo en - doscopy，FICE）利用光谱分析技术原理，将普通内镜图像的单一波长经红、绿、蓝光的不同组合而产生特定的 FICE 图像。其最大优点在于可提供多达 10 种不同波长组合的图像处理模式，通过内镜操作部的特定按键快速切换，相比更换不同光源在实际应用中更为便捷。与普通色素内镜相比，无须染色便可清晰观察黏膜腺管和微血管的形态结构，有助于提高病变诊断的准确率。

（七）固有荧光技术和激光固有荧光内镜

1. 激光固有荧光内镜的特点 使用组织自身荧光或静脉荧光染色的荧光内镜技术，口服或静脉注射光敏剂后经内镜导入紫光或激光，激发组织产生自身荧光，用光纤探头采集此内源性荧光进行光谱分析，并可在出现荧光处进行活组织检查及荧光光谱分析，根据荧光光谱的特征差异作出胃良性或恶性病变的判断，其检测结果可靠并可监测病情的发展。目前理想的方法是用荧光标记胃癌的单克隆抗体与胃癌细胞特异性结合，易于在胃镜下观测。荧光内镜对 EGC 的诊断具有重要价值，但目前的荧光内镜成像系统难以鉴别 EGC 与胃腺瘤。

20 世纪 80 年代以来随着光学诊断技术、激光技术与医学分子生物学技术相结合的日臻完善，激光诱发自体荧光（laser – induced fluorescence，LIF）被逐步应用于多种肿瘤的诊断上。将此技术与内镜技术结合，可区分癌和非癌组织，准确引导活检，提高活检的正确率，被誉为继 X 线片、B 超、CT、MRI 之后的人类第五种肿瘤诊断方法。固有荧光与胃镜诊断相结合产生一种新兴的技术称为激光诱发固有荧光内镜（laser induced fluorescence endoscopy，LIFE）的诊断技术。根据诊断方式的不同，LIFE 可分为两种，即图像诊断和光谱诊断。

2. 激光固有荧光内镜有助于 EGC 的复查　在 LIFE 内镜下，正常光滑黏膜表面呈现亮绿色荧光，而不典型增生和癌变黏膜无绿色荧光而呈红色或紫色，特别是不典型增生和癌变的边缘相对于白色的背景使这一对比更明显。此外，肿瘤边缘区的表面血管由于红细胞的血红蛋白吸收光而成蓝色，这一血管的异常可作为上皮癌变的第 2 征象。其诊断 EGC 的灵敏度高达 100%，但对良性病变的诊断特异度较低，提示该方法可有助于 EGC 的复查。

（八）红外线电子内镜

传统内镜使用的可见光不能穿透组织，不能观察黏膜下的情况，而波长 620～820 红外线能够穿透腹壁和胃壁组织，并能清晰显示黏膜下血管形态。红外线内镜是一种新兴的检查方法，通过静脉注射吲哚青绿，用红外线电子内镜可以在监视器上观察到胃壁的网状血管结构，从而了解胃黏膜下的血流动力学。可评估胃癌的浸润深度，从而可为早期胃黏膜下切除提供依据；因此，红外线电子内镜对 EGC 的诊断及治疗方案的选择有一定的价值。

（九）共聚焦激光显微内镜

1. 共聚焦激光显微内镜的原理　共聚焦激光显微内镜（confocal laser endomicroscopy，CLE）是将共聚焦激光显微内镜与传统内镜结合在一起，具体方法是在内镜头端融合一个共聚焦激光探头，通过特殊的荧光剂，使用激光激发产生人体局部组织学图像的装置。CLE 可放大 1 000 倍，成像分辨率高、图像清晰，可在一定深度内由表及里地观察大体标本并即刻成像，相较于传统切片染色技术大大节约时间及人力、物力。CLE 工作时首先主机产生的激光束经聚焦后射向被观察组织，局部喷洒或静脉注射的荧光剂被激光束激发后产生的信号被探头检测到并送回主机，以每秒 0.8 幅（1 024 像素 × 1 023 像素）或每秒 1.6 幅（1 024 像素 × 1 023 像素）的速率生成图像。

2. 共聚焦显微内镜对诊断 EGC 的作用　CLE 作为第一项形态学与组织学相结合的消化疾病诊断工具，可提供消化道活体肿瘤细胞和正常黏膜细胞的高质量图像，尤其是清晰的细胞和细胞核形态，可以与传统的细胞病理学图片媲美，并能迅速作出体内组织学诊断。临床研究证明，共聚焦内镜与常规组织学检查结果相符甚高。CLE 作为一种新型内镜诊断工具，能观察病变的组织学特性，可提供非损伤性的瞬时显微图像，并可进行靶向活检，有利于 EGC 尤其是微小胃癌的检出，对于肿瘤的靶向治疗也是 CLE 将来的发展方向。

（韩宏光）

第二章

胃炎

第一节　急性胃炎

急性胃炎（acute gastritis）是由各种有害因素引起的胃黏膜的急性炎症，病因多种多样，有人将其分为急性外因性与急性内因性两类，凡致病因子经口进入胃内引起的胃炎称外因性胃炎，包括细菌性胃炎、中毒性胃炎、腐蚀性胃炎、药物性胃炎等；凡有害因子通过血循环到达胃黏膜而引起的胃炎，称内因性胃炎，包括急性传染病并发胃炎、全身性疾病（如尿毒症、肝硬化、肺心病、呼吸衰竭等）并发胃炎，化脓性胃炎、过敏性胃炎和应激性病变。近年来由于内镜的广泛应用，发现应激性病变很常见，是急性上消化道出血的常见病因之一。

一、由细菌引起的胃炎

进食污染细菌或细菌毒素的食物常于进食数小时或 24 小时内发病，常伴有发冷发热、腹痛、恶心呕吐、继而腹部绞痛，出现腹泻，一日内可达数次至十数次，严重者出现脱水、电解质紊乱、酸中毒或休克等。

实验室检查周围血白细胞增加，中性粒细胞增多。内镜检查可见黏膜充血水肿糜烂，有出血点及脓性分泌物，病原学检查是诊断本病的依据，同桌共餐者常同时发病是诊断本病的有力证据。

治疗方面，口服电解质溶液，纠正脱水，止吐，解痉止痛，不能口服者给予静脉补液。此外，应给予抗生素如氨基糖苷类药物包括庆大霉素、丁胺卡那霉素等以及喹诺酮类药物如环丙沙星、氧氟沙星等。此外，针刺足三里也可缓解症状。

二、药物性胃炎

用某些药物治疗疾病时可发生胃的刺激症状。能引起胃黏膜损伤的药物常见的有非甾体类消炎药（non‐steroid anti‐inflammator drug, NSAID）如阿司匹林、保泰松、吲哚美辛（消炎痛）、扑热息痛等及含有这类药物的各类感冒药等，激素类、乙醇、抗生素类、组胺类、咖啡因、奎宁、抗肿瘤化疗药、洋地黄、氯化钾、铁剂等。这些药物不但可以引起急性胃炎，同时也可使慢性胃炎加重。有人指出规律性应用阿司匹林者较之不用阿司匹林者胃溃疡的患病率约高三倍，阿司匹林至少通过两个主要的机制损害胃黏膜：①破坏胃黏膜屏障；②抑制前列腺素的合成，已经证明前列腺素可以保护胃黏膜免遭许多外源性因素的损害。

临床表现为用药后出现上腹痛、上腹不适，有些患者可出现黑便、呕血等上消化道出血的表现。根据不同的损害程度内镜下可表现为黏膜充血、水肿、糜烂甚至多发浅表溃疡。

对于长期服用阿司匹林等药物的患者应加用施维舒、硫糖铝等胃黏膜保护剂预防。对仅有上腹部症状而无上消化道出血的患者可用质子泵制酸剂或胃黏膜保护剂。对于有上消化道出血的患者应停药，应给予质子泵抑制剂（proton pump inhibitor, PPI）抑酸等治疗。

三、急性腐蚀性胃炎

急性腐蚀性胃炎是由于吞服强酸、强碱或其他腐蚀剂引起。盐酸、硫酸、硝酸、氢氧化钠、氢氧化钾、来苏、过氧乙酸、氯化汞、砷、磷及盘状电池等均可引起腐蚀性胃炎。常伴有食管的损伤。1989年，美国中毒救治中心协会报道的 25 026 例食入强碱患者中，9 603 例就诊，7 例死亡，1 890 例为中重度损伤。损伤的严重程度取决于所吞食的腐蚀性物质的性质和浓度，如盘状电池含有高浓度的氢氧化钠或氢氧化钾；同时，食入的量也很重要，有自杀意图的患者中严重损伤率高于意外食入者。

病理变化的轻重取决于腐蚀剂的性质、浓度、剂量、空腹与否、有无呕吐及是否得到及时抢救等因素。一般来讲，碱对食管的危害性大于胃，而强酸对胃的损伤大于食管，食入碱性物质引起食管损伤者中，20%的患者伴有胃损伤，而且胃穿孔者也并不少见。主要病理变化为黏膜充血水肿和黏液增多，严重者可发生糜烂、溃疡、坏死，甚至穿孔。

临床表现最早出现的症状为口腔、咽喉、胸骨后及中上腹剧烈疼痛，常伴有吞咽疼痛、咽下困难、频繁的恶心呕吐。严重者可发生呕血、休克，甚至发生食管或胃穿孔。黏膜与腐蚀剂接触后，可产生颜色不同的灼痂。如：与硫酸接触后呈黑色痂，盐酸结灰棕色痂，硝酸结深黄色痂，醋酸或草酸结白色痂，强碱使黏膜透明水肿。腐蚀剂吸收后可引起全身中毒症状，如甲酚皂液吸收后可引起肾小管损害，导致肾衰竭；酸类吸收后可致酸中毒引起呼吸困难。在急性后期可逐渐形成食管、贲门或幽门瘢痕性狭窄，并形成萎缩性胃炎。

诊断该病需要详细询问病史，观察唇与口腔黏膜痂的色泽，检测呕吐物的色味及酸碱反应，重要的是收集剩下的腐蚀剂作化学分析，对于鉴定其性质最为可靠。在急性期内禁止做 X 线钡餐检查，以避免食管、胃穿孔。一个月后可进行 X 线钡餐检查，了解食管和胃损伤的程度。胃镜检查是一个有争议的问题，主要是上消化道管壁的穿孔，国外有学者认为可在吞服腐蚀剂 12～24 小时进行，5 天后不应再行胃镜检查，因为此时食管壁最薄，有增加穿孔的危险。大多数报道指出，穿孔与使用硬式胃镜有关，胃镜检查的禁忌证是休克、严重的咽喉部水肿和坏死、会厌坏死、严重的呼吸困难、腹膜炎、膈下游离气体和纵隔炎。胃镜检查的优点是为临床治疗和预后估计提供重要的依据，内镜下表现为：黏膜水肿、充血、变色、渗出、糜烂和溃疡。

腐蚀性胃炎是一种严重的急性中毒，必须积极抢救。吞服强酸、强碱者可服牛奶、蛋清或植物油，以期保护黏膜，但强碱或强酸对黏膜的破坏作用常常发生在瞬间；对中和剂的作用尚有疑问，如不能用碳酸氢钠中和强酸，以免产生二氧化碳导致腹胀，甚至胃穿孔，同时，中和作用可释放热量，在化学烧伤的基础上增加热烧伤；中和剂还可引起呕吐，进一步损伤食管和气道。洗胃是有争议的方法，如诱发恶心和呕吐，以及导致食管、胃的穿孔。休克时应首先抢救休克，剧痛时可用吗啡、哌替啶镇痛。吞服强酸强碱者严禁洗胃。若有继发感染，应选用抗生素。在病情好转后可施行食管探条或气囊扩张术，以预防食管狭窄。食管严重狭窄而不能进食者，可放置支架或行胃造瘘术。

四、化脓性胃炎

化脓性胃炎是由化脓菌引起的胃壁黏膜下层的蜂窝织炎，故又称急性蜂窝组织胃炎（acute phlegmonous gastritis），其病情危重，属于临床少见病。男性多见，发病年龄多在 30～60 岁。约70%的致病菌是溶血性链球菌，其次为金黄色葡萄球菌、肺炎球菌、大肠杆菌及产气荚膜杆菌等。大量饮酒、营养不良、年老体弱、低胃酸或无胃酸，常为此病的诱因。

临床表现通常为急性上腹部疼痛、高热、寒战、恶心，呕吐物常有胆汁，也可吐出脓血样物，虽不多见，但具有诊断价值。患者腹痛较重，多不放射，坐位或前倾体位时疼痛减轻或缓解（Deininger征），为本病的特异症状，与胃穿孔有鉴别意义。查体多有上腹部压痛和肌紧张。可并发胃穿孔、腹膜炎、血栓性门静脉炎及肝脓肿。周围血白细胞增多，以中性粒细胞为主，粪潜血试验可为阳性。典型的腹部 X 线平片检查可见呈斑点状阴影的胃壁内有不规则分布的气泡串。CT 扫描可见有胃壁增厚或胃壁内液体集聚，也可在门静脉内见到气体。内镜检查可见胃黏膜充血或成紫色，由于黏膜下肿块而致胃腔狭窄或呈卵石样。还可见因凝固性坏死而产生的白色渗出液。常规活检组织革兰染色和细菌培养可阳性。

急性化脓性胃炎诊断困难，治疗成功的关键在于早期诊断。应及早给予大剂量抗生素控制感染，纠正休克、水与电解质紊乱等。如病变局限而形成脓肿者，药物治疗无效，当患者全身情况允许时，可行胃部分切除术。

五、中毒性胃炎

能引起胃炎的化学毒物有几十种，常遇到的是 DDV、DDT、砷、汞等，多为误服或自杀。根据毒物的性质与摄入量，可有不同的临床症状，如上腹痛、恶心、呕吐、腹泻、流涎、出汗或头晕，甚至有失水、谵妄、肌肉痉挛及昏迷。根据病史进行诊断，检查患者用过的物品，必要时进行毒物鉴定。

治疗原则：立即清除胃内毒物，充分洗胃；给予解毒剂；辅助治疗为补液、吸氧、给予兴奋剂或镇静剂等。

六、应激性糜烂和溃疡

本病的临床表现为起病较急，多在原发病的病程初期或急性期时，突发上消化道出血，表现为呕血或胃管内引流出鲜血，有黑便。出血常为间歇性，大量出血可引起晕厥或休克，伴贫血。有中上腹隐痛不适或有触痛。发病 24~48 小时检查内镜可发现胃黏膜糜烂、出血或多发的浅表溃疡，尤以胃体上部多见，亦可在食管、十二指肠见到，结肠出血极为罕见。

七、酒精性胃炎

饮酒过量可以引起胃黏膜充血水肿糜烂出血，患者表现为上腹痛、上腹不适、胃灼热、反酸、恶心、呕吐、黑便，症状轻者多在短期内恢复。可以用 H_2 受体阻滞剂或胃黏膜保护剂。伴有酒精中毒者应进行洗胃等治疗。

八、过敏性胃炎

过敏性胃炎是过敏性疾病在胃的一种表现，除胃部症状如恶心、呕吐、上腹痛、食欲缺乏甚至幽门梗阻及胃出血外，常伴有其他过敏现象，如荨麻疹、神经性水肿、头晕及发热等。Cherallier 曾用胃镜观察过一些过敏患者的胃黏膜表现，血管通透性增强，胃黏膜明显水肿，可有糜烂出血。可给予抗过敏药物及对症治疗。

九、急性幽门螺杆菌胃炎

急性幽门螺杆菌胃炎是幽门螺杆菌原发感染引起的急性胃黏膜炎症，临床症状轻微或无症状。少数患者表现急性的上腹痛、恶心、呕吐及腹胀，胃镜检查胃窦部有显著异常，很像胃癌所见改变，组织学检查见有明显的嗜中性粒细胞的浸润、水肿及充血等。患者的症状于数日或数周内消失，经有效的抗生素治疗后，随着幽门螺杆菌的清除，胃炎也得以恢复。

（韩宏光）

第二节　慢性胃炎

慢性胃炎（chronic gastritis）是指不同病因引起的胃黏膜的慢性炎症性病变，以淋巴细胞和浆细胞的浸润为主，活动期以嗜中性粒细胞浸润为主。病变分布并不均匀。慢性胃炎临床上常见，占接受胃镜检查患者的 80%~90%，随年龄的增长发病率逐渐增高。由于多数慢性胃炎患者无任何症状，因此难以获得确切的患病率。由于幽门螺杆菌（helicobacter pylori，H. pylori）现症感染者几乎均存在慢性胃炎，除幽门螺杆菌感染外，胆汁反流、药物、自身免疫性因素、自主神经功能紊乱、长期失眠等也可引起慢性胃炎。因此，估计人群中慢性胃炎的患病率高于或略高于幽门螺杆菌感染率。其患病率与性别的关系不大。

一、分类

早在 1728 年 Stahl 首先提出慢性胃炎的概念，1990 年第九届世界胃肠病学大会上 Misiewicz 等提出了新的胃炎分类法，又称悉尼胃炎分类法，1996 年悉尼系统根据多方的建议进行了一次修订。此分类法是由组织学和内镜两部分组成，组织学以病变为核心，确定三种基本诊断：①急性胃炎；②慢性胃炎；③特殊类型胃炎。而以病因学和相关因素为前缀，组织形态学描述为后缀，并对肠上皮化生、炎症的活动性、炎症、腺体萎缩及幽门螺杆菌感染分别给予程度分级（分为无、轻、中、重四级）。内镜部分以肉眼所见描述为主，如充血、水肿、黏膜易脆、渗出、扁平糜烂、隆起糜烂、皱襞萎缩或增粗、结节状、黏膜下血管显露、黏膜内出血等，分别区分病变程度，并确定 7 种内镜下的胃炎诊断，包括红斑渗出性胃炎、平坦糜烂性胃炎、隆起糜烂性胃炎、萎缩性胃炎、出血性胃炎、胃肠反流性胃炎和皱襞肥厚性胃炎。悉尼分类把病因、相关病原、组织学（包括幽门螺杆菌）及内镜均纳入诊断，使诊断更为全面完整，有利于胃炎的临床与病理研究的标准化，但还存在一些问题有待解决。

2002 年日本胃炎研究会公布了日本的慢性胃炎分类标准，包括基本分型、内镜分级及诊断标准两部分。2005 年，国际萎缩胃炎研究小组提出了如下不同于新悉尼胃炎系统的胃黏膜炎性反应和萎缩程度的分期标准，此后国际工作小组总结成为 OLGA 分级分期评估系统。该系统不同于新悉尼胃炎分类系统，而旨在将慢性胃炎的病理组织学、临床表现和癌变危险联系起来分析。但其是否适合于目前我国的临床工作，尚待研究。

1982 年我国慢性胃炎学术会将慢性胃炎分为浅表性胃炎与萎缩性胃炎两种类型。

2000 年中华医学会消化病学分会在江西井冈山举行慢性胃炎研讨会，提出了慢性胃炎分类的共识意见如下：内镜下慢性胃炎分为浅表性胃炎，又称非萎缩性胃炎和萎缩性胃炎两种类型，如同时存在平坦糜烂、隆起糜烂或胆汁反流，则诊断为浅表性或萎缩性胃炎伴糜烂或伴胆汁反流。病变的分布及范围包括胃窦、胃体及全胃。同时提出了病理组织学诊断标准。中华医学会消化内镜学分会 2003 年 9 月于大连召开了全国慢性胃炎专题讨论会，公布了慢性胃炎的内镜分型分级标准试行意见。根据内镜下表现将慢性胃炎分为浅表性胃炎、糜烂性胃炎、出血性胃炎和萎缩性胃炎四种类型，又根据病变的数量、程度或范围分别分为 Ⅰ、Ⅱ、Ⅲ 级。该试行意见对取材部位、病理诊断标准、活动性判断、幽门螺杆菌诊断要求仍延续 2000 年消化病学会井冈山分级标准实行。上述分类标准在使用过程中也出现了很多争论，尤其是慢性病变内镜特征的特异性不强，在使用过程中容易出现与急性病变以及血管性病变相混淆。

2006 年中华医学会消化病学分会在上海召开了全国慢性胃炎研讨会，通过了《中国慢性胃炎共识意见》，对慢性胃炎的临床诊断、病理诊断、防治、随访等问题均进行了详尽的阐述。根据该共识，慢性胃炎分为非萎缩性胃炎和萎缩性胃炎两类，按照病变的部位分为胃窦胃炎、胃体胃炎和全胃炎。有少部分是特殊类型胃炎，如化学性胃炎、淋巴细胞性胃炎、肉芽肿性胃炎、嗜酸细胞性胃炎、胶原性胃炎、放射性胃炎、感染性（细菌、病毒、霉菌和寄生虫）胃炎和 Ménétrier 病。近年来，国际上有关慢性胃炎的诊疗出现了某些新进展，慢性胃炎的分级分期评估系统（operative link for gastritis assessment, OLGA）、欧洲《胃癌癌前状态处理共识意见》、Maastricht Ⅳ 共识提出幽门螺杆菌（H. pylori）与慢性胃炎和胃癌的关系及根除幽门螺杆菌的作用、慢性胃炎内镜和病理诊断手段的进步等，中华医学会消化病学分会于 2012 年在上海再次召开全国慢性胃炎诊治共识会议，通过了最新版的《中国慢性胃炎共识意见》，较 2006 年的共识意见有较多的概念更新，更有利于临床普及应用。

二、病因和发病机制

慢性胃炎的病因未完全阐明，现已明确幽门螺杆菌感染为慢性胃炎的最主要的病因，有人将其称为幽门螺杆菌相关性胃炎，而其他物理性、化学性及生物性有害因素长期反复作用于易感人体也可引起本病。

（一）幽门螺杆菌感染

螺杆菌属细菌目前已有近40种，新的细菌还在不断发现中。除幽门螺杆菌外，现已发现海尔曼螺杆菌（Helicobacter heilmannii）感染也会引起慢性胃炎。在慢性胃炎患者中，海尔曼螺杆菌的感染率为0.15%～0.20%。与幽门螺杆菌感染相比，海尔曼螺杆菌感染者胃黏膜炎性反应程度较轻，根除海尔曼螺杆菌也可使胃黏膜炎性反应消退。海尔曼螺杆菌感染也可引起胃黏膜相关淋巴样组织（mucosa associated lymphoid tissue，MALT）淋巴瘤。

（二）免疫因素

慢性萎缩性胃炎患者的血清中能检出壁细胞抗体（PCA），伴有恶性贫血者还能检出内因子抗体（IFA）。壁细胞抗原和PCA形成的免疫复合物在补体参与下，破坏壁细胞。IFA与内因子结合后阻滞维生素 B_{12} 与内因子结合，导致恶性贫血。

（三）胆汁反流

胆汁反流也是慢性胃炎的病因之一。幽门括约肌功能不全导致胆汁反流入胃，后者削弱或破坏胃黏膜屏障功能，使胃黏膜遭到消化液作用，产生炎性反应、糜烂、出血和上皮化生等病变。这种慢性胃炎又称为胆汁反流性胃炎，好发生于胃窦部。

（四）药物

非甾体类消炎药（NSAIDs）如阿司匹林和保泰松可引起胃黏膜糜烂，糜烂愈合后可遗留有慢性胃炎。

（五）物理因素

长期饮浓茶、烈酒、咖啡、过热、过冷、过于粗糙的食物，均可导致胃黏膜的损害。

（六）遗传因素

Varis 和 Siurala 发现恶性贫血的一级亲属 A 型胃炎的发病率明显高于一般人群，严重萎缩性胃炎发生的危险性是随机人群的 20 倍，他们认为其中起作用的是一常染色体显形遗传基因。对 B 型胃炎的研究发现也有家庭聚集现象。说明人体的遗传易感性在慢性胃炎的发病中起着一定的作用。

三、病理

慢性胃炎的病理变化主要局限于黏膜层，有一系列基本病变。根据病变程度的不同可分为非萎缩性胃炎和萎缩性胃炎。

（一）萎缩的定义

胃黏膜萎缩是指胃固有腺体减少，组织学上有两种类型：①化生性萎缩：胃黏膜固有层部分或全部由肠上皮腺体组成；②非化生性萎缩：胃黏膜层固有腺体数目减少，被纤维组织或纤维肌性组织或炎症细胞（主要是慢性炎症细胞）取代。肠化生不是胃固有腺体，因此，尽管胃腺体数量未减少，但也属萎缩。

（二）组织学分级标准

有5种组织学变化要分级（幽门螺杆菌感染、慢性炎症反应、活动性、萎缩和肠化），分成无、轻度、中度和重度4级（0、+、++、+++）。标准如下述，建议与悉尼系统的直观模拟评分法（visual analogue scale）并用（图2-1），病理检查要报告每块活检标本的组织学变化。

1. 幽门螺杆菌感染 观察胃黏膜黏液层、表面上皮、小凹上皮和腺管上皮表面的幽门螺杆菌。无：特殊染色片上未见幽门螺杆菌；轻度：偶见或小于标本全长 1/3 有少数幽门螺杆菌；中度：幽门螺杆菌分布超过标本全长 1/3 而未达 2/3 或连续性、薄而稀疏地存在于上皮表面；重度：幽门螺杆菌成堆存在，基本分布于标本全长。肠化黏膜表面通常无幽门螺杆菌定植，宜在非肠化处寻找。对炎症明显而HE 染色切片未找见幽门螺杆菌的，要作特殊染色仔细寻找，推荐用较简便的 Giemsa 染色，也可按各病理室惯用的染色方法。

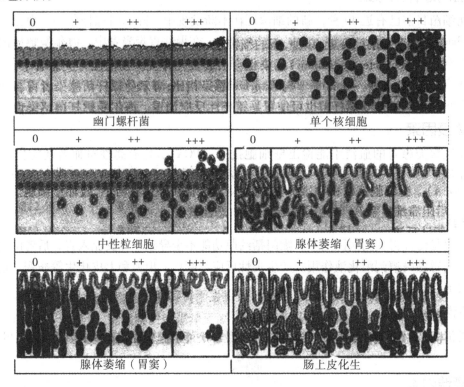

图2－1　直观模拟评分法

2. 慢性炎症反应（单个核细胞浸润）　根据黏膜层慢性炎症细胞的密集程度和浸润深度分级。无：单个核细胞（包括光学显微镜下无法区分的淋巴细胞、浆细胞等）每高倍视野中不超过5个，如数量略超过正常而内镜下无明显异常，病理可诊断为基本正常；轻度：慢性炎症细胞较少并局限于黏膜浅层，不超过黏膜层的1/3；中度：慢性炎症细胞较密集，不超过黏膜层2/3；重度：慢性炎症细胞密集，占据黏膜全层。计算密集程度时要避开淋巴滤泡及其周围的小淋巴细胞区。

3. 活动性　指慢性炎症背景上有中性粒细胞浸润。无：慢性炎性背景上有中性粒细胞浸润；轻度：黏膜固有层有少数中性粒细胞浸润；中度：中性粒细胞较多存在于黏膜层，可见于表面上皮细胞、小凹上皮细胞或腺管上皮内；重度：中性粒细胞较密集，或除中度所见外还可见小凹脓肿。

4. 萎缩　萎缩程度以胃固有腺减少各1/3来计算。无：固有腺体数无减少；轻度：固有腺体数减少不超过原有腺体的1/3；中度：固有腺体数减少介于原有腺体1/3～2/3；重度：固有腺体数减少超过2/3，仅残留少数腺体，甚至完全消失。局限于胃小凹区域的肠化不能算萎缩。黏膜层如出现淋巴滤泡不算萎缩，要观察其周围区域的腺体情况来决定。一切原因引起黏膜损伤的病理过程都可造成腺体数量减少，如溃疡边缘取的活检，不一定就是萎缩性胃炎。切片中未见到黏膜肌层者，失去了判断有无萎缩的依据，不能"推测"诊断。

5. 肠化　无：无肠化；轻度：肠化区占腺体和表面上皮总面积1/3以下；中度：占1/3～2/3；重度：占2/3以上。用组织化学和酶学方法可将肠化分为四型，Ⅰ型：为小肠型完全肠化，此型占肠化的多数，由小肠杯状细胞、吸收细胞及潘氏细胞组成，与正常小肠上皮相似；Ⅱ型：为小肠型不完全肠化，由黏液柱状细胞和杯状细胞组成，无成熟的吸收细胞及潘氏细胞；Ⅲ型：为大肠型完全肠化，由大肠吸收细胞及杯状细胞构成，无潘氏细胞；Ⅳ型：为大肠型不完全肠化，主要由柱状细胞及杯状细胞组成，无成熟的吸收细胞及潘氏细胞。过去曾有学者认为，肠化生亚型中的小肠型和完全型肠化生无明显癌前病变意义，而大肠型肠化生的胃癌发生危险性显著增高，从而引起临床的重视。但近年资料显示其预测胃癌价值有限，现更强调重视肠化生范围，范围越广，其发生胃癌的危险性越高。

（三）其他组织学特征

不需要分级的组织学变化出现时需注明。分为非特异性和特异性两类，前者包括淋巴滤泡、小凹上皮增生、胰腺化生和假幽门腺化生等；后者包括肉芽肿、聚集的嗜酸性粒细胞浸润、明显上皮内淋巴细胞浸润和特异性病原体等。假幽门腺化生是泌酸腺萎缩的指标，判断时要核实取材部位。胃角部活检见到黏液分泌腺的不宜诊断为假幽门腺化生。

（四）上皮内瘤变

多年来应用"异型增生"表示胃癌的癌前病变，也称不典型增生。胃小凹处上皮常可发生增生，增生的上皮和肠化上皮可发生发育异常，表现为不典型的上皮细胞，核增大失去极性，增生的细胞拥挤而有分层现象，黏膜结构紊乱，有丝分裂象增多。近年来改为"上皮内瘤变"。异型增生分为轻度、中度和重度，上皮内瘤变分为低级别和高级别。异型增生和上皮内瘤变是同义词，后者是 WHO 国际癌症研究协会推荐使用的术语。目前国际上对此术语的应用和国内对术语的采用及译法意见并未完全统一。

四、临床表现

慢性胃炎病程迁延，大多无明显症状，而部分有消化不良的症状。可有上腹饱胀不适，以进餐后为甚，有无规律性隐痛、嗳气、反酸、烧灼感、食欲缺乏、恶心、呕吐等。与功能性消化不良患者在临床表现和精神心理状态上无显著差异。部分慢性胃炎患者可同时存在胃食管反流病和消化道动力障碍，尤其在一些老年患者，其下食管括约肌松弛和胃肠动力障碍尤为突出。少数可有上消化道出血的表现，一般为少量出血。A 型胃炎可出现明显厌食和体重减轻，可伴有贫血。慢性胃炎患者缺乏特异性体征。在有典型恶性贫血时，可出现舌炎、舌萎缩和周围神经病变如四肢感觉异常，特别是两足。不同内镜表现和病理组织学结果的患者症状无特异性，且症状的严重程度与内镜所见和病理组织学分级无明显相关性。

五、胃镜和实验室检查

（一）胃镜及活组织检查

胃镜下肉眼所见的黏膜变化与病理检查结果结合是慢性胃炎最可靠的诊断方法。萎缩性胃炎的诊断目前仍主要依靠病理检查才能确诊。活检病理的诊断价值更大。

内镜下将慢性胃炎分为慢性非萎缩性胃炎（即以往所称的浅表性胃炎）及慢性萎缩性胃炎两大基本类型，如同时存在平坦糜烂、隆起糜烂、出血、粗大黏膜皱襞或胆汁反流等征象，则可诊断为慢性非萎缩性胃炎或慢性萎缩性胃炎伴糜烂、胆汁反流等。慢性非萎缩性胃炎内镜下可见黏膜红斑（点状、片状、条状），黏膜粗糙不平，黏膜出血点/斑，黏膜水肿及充血渗出等基本表现。而其中糜烂性胃炎有 2 种类型，即平坦型和隆起型，前者表现为胃黏膜有单个或多个糜烂灶，其大小从针尖样到最大径数厘米不等；后者可见单个或多个疣状、膨大皱襞状或丘疹样隆起，最大径 5～10mm，顶端可见黏膜缺损或脐样凹陷，中央有糜烂。慢性萎缩性胃炎内镜下可见黏膜红白相间以白为主，皱襞变平甚至消失，部分黏膜血管显露；以及黏膜呈颗粒或结节状等基本表现。萎缩性胃炎内镜所见有两种类型，即单纯萎缩和萎缩伴增生。前者主要表现为黏膜红白相间以白为主、血管显露、皱襞变平甚至消失，后者主要表现为黏膜呈颗粒或小结节状。特殊类型胃炎的内镜诊断，必须结合病因和病理做出。

根据病变分布，内镜下慢性胃炎可分为胃窦炎、胃体炎、全胃炎胃窦为主或全胃炎胃体为主。目前难以根据内镜所见作慢性胃炎严重程度的分级。主要是现有内镜分类存在人为主观因素或过于烦琐等缺点。合理而实用的分级有待进一步研究。

放大胃镜结合染色，能清楚地显示胃黏膜微小结构，对胃炎的诊断和鉴别诊断及早期发现上皮内瘤变和肠化具有参考价值。目前亚甲基蓝染色结合放大内镜对肠化和上皮内瘤变仍保持了较高的准确率。苏木精、靛胭脂染色也显示了对于上皮内瘤变的诊断作用。内镜电子染色技术结合放大内镜对于慢性胃炎以及胃癌前病变具有较高的敏感度和特异度，但其具体表现特征及分型尚无完全统一的标准。共聚焦激光显微内镜等光学活组织检查技术对胃黏膜的观察可达到细胞水平，能够实时辨认胃小凹、上皮细胞、杯状细胞等细微结构变化，对慢性胃炎的诊断和组织学变化分级（慢性炎性反应、活动性、萎缩和肠化）具有一定的参考价值。同时，光学活检可选择性对可疑部位进行靶向活检，有助于提高活检取材的准确性。

活检取材方法：活检取材块数和部位由内镜医师根据需要决定，取 2 块或更多。由于慢性胃炎时炎性反应程度、腺体肠化、腺体萎缩、间质增生等病理组织学变化是不均匀分布的，因此，对于胃镜活检需要具备一定基本条件。①胃镜活检钳的直径需 >2mm（因为胃黏膜一个小区的宽度为 1.5mm，深度为 1.5mm），可采用全（或半）张开活检钳方法活检。②活检组织拉出胃镜镜筒后立刻放入固定液（10秒内为佳，以免干燥影响制片，固定液为中性缓冲 4% 甲醛溶液）。③病理科在包埋组织时需确认黏膜的表面与深面，确保切片后可以观察到黏膜全层；否则，将失去判断有无萎缩的基本条件。活检组织取出后尽快固定，包埋应注意方向性。有条件时，活检可在色素或电子染色放大内镜引导下进行。活检重点部位应位于胃窦、胃角、胃体小弯侧及可疑病灶处。不同部位的标本须分开装瓶，并向病理科提供取材部位、内镜所见和简要病史。

（二）幽门螺杆菌检测

对慢性胃炎患者作幽门螺杆菌检测是必要的。目前幽门螺杆菌检测包括侵入性和非侵入性两类。侵入性方法依赖胃镜活检，包括快速尿素酶试验（RUT）、胃黏膜直接涂片染色镜检、胃黏膜组织切片染色（如 HE、Warthin-Starr 银染、改良 Giemsa 染色、甲苯胺蓝染色、吖啶橙染色、免疫组化染色等）镜检、细菌微需氧环境下培养、基因方法检测（如 PCR、寡核苷酸探针杂交、基因芯片检测等）。非侵入性检测方法不依赖胃镜检查，包括 ^{13}C - 或 ^{14}C - 尿素呼气试验（UBT），粪便中幽门螺杆菌抗原检测（幽门螺杆菌 SA，依检测抗体分为单克隆、多克隆抗体检测）、血清幽门螺杆菌抗体测定等。符合下述 3 项之 1，可诊断为幽门螺杆菌现症感染：①胃黏膜组织 RUT、组织切片染色或培养结果 3 项中任 1 项阳性；② ^{13}C - 或 ^{14}C - UBT 阳性；③幽门螺杆菌 SA 检测（经临床验证的单克隆抗体法）阳性。血清幽门螺杆菌体检测（经临床验证、准确性高的试剂）阳性提示曾经感染，从未治疗者可视为现症感染。根除治疗后的判断应在根除治疗结束至少 4 周后进行，首选方法为 UBT。符合下述 3 项之 1，可判断为幽门螺杆菌根除：① ^{13}C - 或 ^{14}C - UBT 阴性；②幽门螺杆菌 SA 检测阴性；③基于胃窦、胃体两个部位取材的 RUT 均阴性。

（三）血清学检查

A 型胃炎时血清胃泌素水平常明显升高，在有恶性贫血时更甚。血清中可测得抗壁细胞抗体（约 90%）和抗内因子抗体（约 75%），维生素 B_{12} 水平明显低下。B 型胃炎时血清胃泌素水平的下降视 G 细胞的破坏程度而定。血清中也可有抗壁细胞抗体的存在（约 30%），但滴度低。在慢性胃炎中，胃体萎缩者血清胃泌素 G_{17} 水平显著升高，胃蛋白酶原 I 或胃蛋白酶原 I／II 比值降低；胃窦萎缩者，前者降低，后者正常；全胃萎缩者则两者均降低。血清胃泌素 G_{17} 及胃蛋白酶原 I 和 II 的检测有助于胃黏膜萎缩的有无和萎缩部位的判断。

（四）胃液分析

A 型胃炎均有胃酸缺乏，病变弥漫而严重者，用五肽胃泌素实验无胃酸分泌。B 型胃炎不影响胃酸分泌，有时反而增多，但如有大量 G 细胞丧失，则胃酸分泌降低。由于本检查操作复杂，有一定痛苦，目前已较少应用。

（五）X 线检查

由于胃镜检查的广泛应用，临床上已较少使用 X 线检查来诊断胃炎。相当一部分患者做气钡双重对比造影时并无异常改变，或在萎缩性胃炎时见有黏膜皱襞相对平坦和减少；胃窦炎症时可见局部痉挛性收缩、皱襞增粗、迂曲等。

（六）维生素 B_{12} 吸收试验

在使体内维生素 B_{12} 饱和后，给口服分别装有 ^{58}Co – 维生素 B_{12}，以及 ^{57}Co – 维生素 B_{12} 内因子复合物的胶囊，并同时开始收集 24 小时尿液，分别测定尿中 ^{58}Co 和 ^{57}Co 的排出率。正常人两者的排出率都超过 10%，若内因子缺乏，则尿中 ^{58}Co 低于 5%，而 ^{57}Co 仍正常。

六、诊断和鉴别诊断

确诊主要依靠胃镜检查和胃黏膜活检病理检查，以后者更为重要。同时还必须除外溃疡病、胃癌、慢性肝病及慢性胆囊病。应用上述各种方法检测有无幽门螺杆菌感染。如怀疑为 A 型胃炎，应检测血中抗壁细胞抗体、内因子抗体，并发恶性贫血时可发现巨幼细胞性贫血，应做血清维生素 B_{12} 测定和维生素 B_{12} 吸收试验。血清胃泌素 G_{17} 以及胃蛋白酶原 I 和 II 的检测有助于胃黏膜萎缩的有无和萎缩部位的判断。

七、治疗

目前慢性胃炎尚无特效疗法，治疗目的是缓解症状和改善胃黏膜组织学。慢性胃炎消化不良症状的处理与功能性消化不良相同。无症状、幽门螺杆菌阴性的慢性非萎缩性胃炎无须特殊治疗；但对慢性萎缩性胃炎，特别是严重的慢性萎缩性胃炎或伴有上皮内瘤变者应注意预防其恶变。

（一）一般治疗

避免引起急性胃炎的因素，如戒烟酒，避免服用对胃有刺激的食物和药物如 NSAIDs 等。

（二）饮食治疗

原则是多次少餐，软食为主，避免生冷及刺激性食物，更重要的是根据患者的饮食习惯和多年经验，总结出一套适合本人的食谱。

（三）药物治疗

1. 抗生素

（1）阿莫西林（amoxicillin，A）

1）作用机制：阿莫西林系广谱抗生素，本品杀菌机制独特，阿莫西林作用于细菌细胞壁，与合成细胞壁的转肽酶发生不可逆结合从而使细胞壁缺陷，抑制细菌胞壁的合成，使细菌迅速成为球形而破裂溶解，作用快且无细菌再繁殖的可能。本品口服后 75%～90% 自胃肠道迅速吸收，不受胃酸及食物的影响。

2）用法与剂量：成人 1.0g，2 次/d，早晚饭后 1 小时口服。儿童按 50～100mg/（kg·d）计算，早晚分服。

3）治疗方案与疗效：临床上很少单用阿莫西林治疗幽门螺杆菌感染，三联疗法分质子泵抑制剂（PPI）＋两种抗生素或铋剂＋两种抗生素。常用质子泵抑制剂＋阿莫西林＋甲硝唑或替硝唑或克拉霉素＋铋剂，7～14 天为 1 个疗程。幽门螺杆菌根除率可达 80% 以上。四联疗法组成部分为 PPI/RBC（雷尼替丁枸橼酸铋）＋阿莫西林 1.0g＋克拉霉素 0.5g，bid×7 天，或 PPI/RBC（S 标准剂量）＋甲硝唑 0.4g＋克拉霉素 0.5g，bid×7 天，或 PPI/RBC（雷尼替丁枸橼酸铋）＋阿莫西林 1.0g＋甲硝唑 0.4g＋呋喃唑酮 0.1g，bid×7 天。以上均为一线方案，根除幽门螺杆菌疗效在 85% 以上。

4）不良反应：不良反应的发生率为 5%～6%，胃肠道反应如腹泻、恶心、呕吐较常见，其次为皮疹、药物热和哮喘等占 2%；少见贫血、血小板与白细胞降低，嗜酸性粒细胞增多；血清转氨酶可轻度增高。

5）注意事项：有青霉素过敏史者禁用，有哮喘病者慎用，老年人和肾功能严重损害者应调整剂量；疗程较长者应检查肝肾功能和血常规。

（2）克拉霉素（clarithromycin，C）

1）作用机制：克拉霉素属大环内酯类抗生素，其作用机制是通过克拉霉素刺激细菌内肽链 tRNA，其在肽链延长过程中从糖体（核蛋白体）解离，从而抑制蛋白质合成而导致菌体死亡。在胃酸中稳定，活性也不受影响。

本品口服吸收比较好，对胃液的稳定性比红霉素强 100 倍。克拉霉素在红霉素 6 位上为甲氧基所取代，使其最低抑菌浓度更低，生物利用度更高，组织渗透性更强，不良反应发生率更低。

2）制剂、用法与剂量：治疗幽门螺杆菌感染一般都与铋剂、PPI 和阿莫西林联合应用。克拉霉素常用量 0.5g，2 次/d，7～14 天为 1 个疗程。近年来开发克拉霉素缓释片（诺邦），化学名 6-0-甲基红霉素，系采用高黏度亲水高分子材料吸收膨胀形成凝胶，制成缓释制剂，可延缓药物在体内的停留时间，同时控制药物的释放，使之长时间维持平稳有效的血药浓度，从而可降低药物的不良反应，提高疗效。本品特点为峰值时间延缓，生物利用度高，组织渗透性强，患者依从性好；血药浓度峰值降低，使耐受性更好。

3）疗效：三联或四联疗法幽门螺杆菌根除率在80%以上。近年有报道，克拉霉素耐药菌株的发生率有逐年增高的趋势，这将降低抗菌疗效。国外市场已发现克拉霉素原发耐药性为 3.0%～19.3%，发达国家及儿童多见；发达国家继发性耐药相当严重，达 42.9%，在根除治疗失败的患者，其他继发耐药率可超过 50%。我国的克拉霉素耐药率已达 25%，有的地区甚至更高。耐药主要与 23SrRNA 点突变有关，新近又提出与 Omp31 基因有关。幽门螺杆菌根除率 PPI 三联为 81.4%，RBC 三联为 78.5%。克拉霉素＋阿莫西林或甲硝唑比阿莫西林＋甲硝唑疗效高。

4）不良反应：一般反应少，可有胃肠道反应，如恶心、胃灼热、腹痛或腹泻；尚有头痛和皮疹，转氨酶暂时性升高；少数患者发生过敏反应，如药疹、荨麻疹及过敏症。以上不良反应停服药物后可消退。

（3）甲硝唑（metronidazole，M）：甲硝唑为硝基咪唑类药物，其在胃酸环境下维持高稳定性，对幽门螺杆菌有抗菌作用，且能在胃腔中浓集，具有较强的抗幽门螺杆菌活性；但随着本药的应用，耐药菌株呈逐渐上升趋势，甲硝唑原发耐药达 5.6%～50.5%，部分地区高达 80%～90%。替硝唑与甲硝唑有交叉耐药性。根据我国 2005 年的调查报告，甲硝唑耐药率已超过 70%。作用机制系通过抑制 DNA 螺旋酶，阻止 DNA 复制或转录，从而导致细菌死亡。

常用 0.4g，2 次/d，7～14 天为 1 个疗程，对甲硝唑有反应或耐药者可用替硝唑治疗。

（4）氟喹诺酮类：近年来提出对甲硝唑或其他抗生素有耐药突变株时应用氟喹诺酮类药物可提高幽门螺杆菌根除率。第三代氟喹诺酮类药物包括环丙沙星、依诺沙星、氟罗沙星、洛美沙星（百夜星）、诺氟沙星、氧氟沙星、培氟沙星、芦氟沙星、左氧氟沙星、莫西沙星、帕珠沙星、司氟沙星等。目前治疗幽门螺杆菌应用较多的有洛美沙星、左氧氟沙星和莫西沙星。

1）洛美沙星（百夜星）：为第三代喹诺酮类广谱抗生素，是通过抑制 DNA 的合成和复制而起到杀菌作用，对幽门螺杆菌有较高的抗菌活性。

洛美沙星口服后吸收快而完全，生物利用度为 90%～98%，单次空腹口服 0.3g，（0.55±0.58）小时后达血药峰浓度（Cmax）3.0～5.2mg/L。

口服 0.2g，2 次/d，病情较重者可增至 0.4g，2 次/d，7～14 天为 1 个疗程。一般与 PPI、铋制剂联合治疗，很少单独应用。

2）左氧氟沙星：也属第三代喹诺酮类药物，根除幽门螺杆菌时常与 PPI、铋制剂、阿莫西林或克拉霉素联合应用。口服常用剂量为 1.0g，2 次/d，7～14 天为 1 个疗程。幽门螺杆菌根除率常在 90% 以上。不良反应偶见食欲缺乏、恶心、呕吐，偶有震颤麻木感、视觉异常、耳鸣、幻觉、嗜睡或失眠、头晕、头痛；尿素氮升高；皮疹及血清转氨酶一过性升高；贫血、白细胞或血小板减少，嗜酸性粒细胞增加。研究提出，克拉霉素联合左氧氟沙星及埃索美拉唑的 7 天疗法比标准的三联疗法更有效，表明左氧氟沙可以克服克拉霉素耐药问题。

3）莫西沙星（moxifloxacin）：目前资料显示，PPI、克拉霉素、阿莫西林三联疗法根除幽门螺杆菌疗效较低。Bago 等分为 4 个组观察莫西沙星治疗幽门螺杆菌的疗效。莫西沙星疗效高于克拉霉素。238例中对克拉霉素原发性耐药菌株为 10.8%，莫西沙星为 5.9%。结果认为，莫西沙星三联治疗与标准的幽门螺杆菌治疗作比较有较高的幽门螺杆菌根除率，不良反应少，有很好的药物依从性，况且当今克拉霉素的耐药性在增加，莫西沙星三联疗法可能是一个安全和有效的选择。

（5）四环素（tetracyline）：现在临床使用的有四环素和米诺环素。因其毒性较大，且抗菌效果也不优于其他类抗生素，故不作为抗幽门螺杆菌的常规用药，一般用于对其他抗生素有耐药者，作为抗幽门螺杆菌的补救用药。常用量：四环素 0.75 ~ 1.0g，2 次/d；米诺环素 0.2g，2 次/d，早晚饭后口服，10 ~ 14 天为 1 个疗程。

（6）呋喃唑酮（furazolidone，F）：呋喃唑酮对幽门螺杆菌的抗菌作用已得到证实，多数药敏显示极敏感，极少数中度敏感，且不易产生耐药性。目前不少报告用呋喃唑酮（F）补救治疗。研究显示，雷贝拉唑、枸橼酸铋钾、呋喃唑酮和阿莫西林的四联疗法补救治疗幽门螺杆菌感染可以取得较好的疗效，14 天疗法的疗效优于 7 天，14 天为 1 个疗程者呋喃唑酮的剂量 200mg/d 即可获得较理想的根除率。本方案患者耐受性较好，不良反应轻微，可作为幽门螺杆菌根除治疗失败后的补救治疗方案。

2. 质子泵抑制剂

（1）奥美拉唑（omeprazole，Ome，洛赛克，losec）：一般采用口服，常用剂量为 20mg，2 次/d，7 ~ 14 天为 1 个疗程。为了提高幽门螺杆菌根除率，多与抗生素、铋剂联合应用，即所谓三联或四联疗法。奥美拉唑与阿莫西林、克拉霉素及铋制剂联合应用，幽门螺杆菌根除率达 90% 以上，而与第三代氟喹诺酮联合应用，可获更高的根除率。治疗前和治疗中应随时掌握有关耐药菌株的出现。

（2）兰索拉唑（lansoprazole，兰维舒，普托平，takepron，达克普隆）：兰索拉唑单独应用根除幽门螺杆菌，也常与抗生素、铋剂联合治疗，尤其与氟喹诺酮类抗生素联合应用，幽门螺杆菌根除率可达90% 以上。因此，兰索拉唑可作为抗幽门螺杆菌的一线用药。常用量为 30mg，2 次/d，早饭前和睡前半小时口服，7 ~ 14 天为 1 个疗程。普托平为口服崩解片，口内崩解无须用水，于口内 30 秒内快速崩解，本品具有独特的草莓口味，不但口味好，还可刺激唾液分泌，同时适用于老年人和儿童。

本品不适用于孕妇和哺乳期妇女，对儿童用药的安全性至今尚未确立。

（3）泮托拉唑（pantoprazole，泮立苏，泰美尼克）：治疗幽门螺杆菌一般采用口服制剂，通常与阿莫西林、克拉霉素、甲硝唑及铋制剂联合应用，幽门螺杆菌根除率在 80% 以上。泮立苏是泮托拉唑钠的肠溶制剂，确保了药物的稳定增长性，保证在吸收部位完全正确溶解、释放、吸收，使之起效更快。达峰时间为（2.22±1.3）小时，比泮托拉唑短。

泮托拉唑、泮立苏或泰美尼克常用剂量 40mg，2 次/d，7 ~ 14 天为 1 个疗程。幽门螺杆菌根除率85% 以上。

（4）雷贝拉唑（rabeprazole，波利特，瑞波特）：治疗幽门螺杆菌感染用 10mg，2 次/d，7 ~ 14 天为 1 个疗程。常与克拉霉素、阿莫西林、铋制剂应用。近年来又提出与氟喹诺酮类制剂如左氧氟沙星、洛美沙星、莫西沙星等联合应用，幽门螺杆菌的根除率可提高到 90% 以上。最近 Garza 等报告，幽门螺杆菌感染患者用雷贝拉唑（20mg/d）治疗＋克拉霉素 500mg，2 次/d 和阿莫西林 1 000mg，2 次/d，用药 7 天，结果表明菌株耐药和 CYP2C19 状态似乎不影响幽门螺杆菌的根除率。

雷贝拉唑治疗的不良反应少，有药物过敏者，尤其是肝硬化患者慎用，高龄患者、孕妇、哺乳期妇女也应慎用。

（5）埃索美拉唑（esomeprazole，耐信，nexium）：治疗幽门螺杆菌感染埃索美拉唑常与克拉霉素、阿莫西林、铋制剂联应用。剂量：克拉霉素 500mg、阿莫西林 1 000mg、铋制剂（果胶铋）200mg、埃索美拉唑 20mg，2 次/d，联合应用，7 ~ 14 天为 1 个疗程，幽门螺杆菌根除率 85% 以上。总之，在 PPI系列中抑酸作用更持久，抑酸起效快，可有效增强抗生素和直接抗幽门螺杆菌活性。

3. 铋制剂

（1）枸橼酸铋钾（bismuth potassium citrate，先瑞，丽珠得乐）

1）作用机制与药理作用：枸橼酸铋钾在体内外均有明显的杀幽门螺杆菌作用，且能阻止幽门螺杆菌在胃黏膜上皮的黏附，促进黏液的合成和分泌。铋剂不中和胃酸，也不抑制胃酸分泌，不产生耐药性，不会抑制肠道固有菌群。因此，也常与抗生素使用治疗幽门螺杆菌感染。

2）制剂、剂量与用法：先瑞和丽珠得乐均为胶囊制剂，每粒含 110mg，一般用量为 220mg，2 次/d，4～8 周为 1 个疗程，需用 2 个疗程时两个疗程之间需间隔 4 周。治疗幽门螺杆菌感染时用药 7～14 天。通常与抗生素和 PPI 联用。

（2）丽珠胃三联：本品含枸橼酸铋钾、克拉霉素和替硝唑，专供根除幽门螺杆菌使用。白色薄衣片每片含枸橼酸铋 110mg，绿色为含替硝唑 0.5g，黄色为含克拉霉素 250mg。治疗时服白色药片 2 片，2 次/d，于早餐前半小时服用；绿色药片 1 片，2 次/d，早晚饭后；黄色药片 2 片，2 次/d，早晚饭后服用，7～14 天为 1 个疗程。为了提高幽门螺杆菌的根除率，最好配合 PPI 治疗。

（3）胶体果胶铋（colloidal bismuth pectin，胃乐必）

1）药理作用：本品作用于幽门螺杆菌菌体细胞壁，导致细胞质内程度不同的空泡样变，使菌体破裂，细胞死亡。本品又为胃肠黏膜隔离剂，在胃酸环境中形成稳定凝胶体，覆盖黏膜表面，使糜烂和溃疡灶与胃酸和蛋白质酶隔离，对受损黏膜起到保护作用。果胶铋自身具有一定的抗菌活性，还可以阻止细菌对抗生素产生耐药性。

2）用法和剂量：胶体果胶铋胶囊每粒含 50mg，治疗幽门螺杆菌一般用 150mg，2 次/d，餐后 2 小时服用。胃乐铋 200mg，2 次/d，早晚饭后 2 小时服用。目前提倡三联或四联疗法，三联疗法为胃乐铋 200mg，2 次/d，阿莫西林 1 000mg，2 次/d，甲硝唑 400mg，2 次/d；四联疗法除上述三药，加 PPI。一般用药 2 周为 1 个疗程。三联疗法幽门螺杆菌的根除率为 89.7%，四联疗法的根除率为 92.5%，两组相比差异无显著性。

不良反应少，偶有轻度便秘。严重肝肾功能不全者及孕妇禁用。

（4）德诺（De-Nol）：德诺的活性成分是胶体枸橼酸铋（CBS），又称三钾二枸橼酸铋（TDB），每片含活性成分 120mg。是根除幽门螺杆菌的核心药物。

1）药理作用：体内外试验证明，CBS 有明显的杀幽门螺杆菌作用，且能阻止幽门螺杆菌在胃黏膜上皮黏附，促进黏液合成和分泌，保护胃黏膜，促进黏膜再生，常与甲硝唑、克拉霉素、阿莫西林联合应用，取得良好的根除幽门螺杆菌效果。

2）用法、用量和疗效：常用 240mg，早晚饭前半小时口服。疗程一般不超过 8 周。根除治疗幽门螺杆菌阳性的消化性溃疡或慢性胃炎，目前多采用三联或四联疗法如：①铋剂标准剂量＋阿莫西林＋甲硝唑，×2 周；②铋剂标准剂量＋四环素＋甲硝唑，×2 周；③铋剂标准剂量＋克拉霉素＋甲硝唑，×2 周；④雷尼替丁枸橼酸铋（RBC）替代 PPI 与抗生素联用。

3）不良反应：由于某种原因铋形成硫化铋，呈黑色从大便排出，属正常现象，不良反应少，可有胃肠道症状，如恶心、呕吐、便秘和腹泻，偶见轻度过敏反应。

4. 益生菌治疗

（1）益生菌来源：益生菌（probiotics）是一种含有生理性及其成分和产物的微生物制剂，一般经口服进入体内，通过改善黏膜表面的微生态或酶的平衡，刺激机体特异性或特异性免疫机制，提高机体抗病和免疫力。益生菌种类繁多，主要包括乳酸杆菌、双歧杆菌、酵母菌、屎肠球菌、保加利亚乳酸杆菌等。益生菌也存在于正常人的胃和肠道，是一类有益菌，对人的健康有益。

（2）益生菌治疗的作用机制：胃肠道黏膜功能像是排除和消灭来自外环境抗原衍生物的一个屏障，通过一些因子包括唾液、胃酸、蠕动、黏液、肠蛋白水解和上皮细胞膜与细胞间联结复合体来保证这种屏障功能。益生菌在消化道腔内有黏膜防卫作用，可限制病原菌定植，把细菌粘连到黏膜表面，阻止消化道细菌过度生长，还可产生抗菌物质。通过调节肠道微生态影响肠黏膜屏障的不同部位而提高肠道屏障功能。在病理情况下，如肠道炎性疾病、动力障碍性疾病时，益生菌与致病菌平衡失调，往往使益生菌减少，因此如能从体外补充益生菌对上述疾病则有治疗作用。

乳酸菌有免疫调节作用，抑制辅助 T 细胞 Th1 介导的免疫反应。益生菌制剂可使受损的结肠屏障功能得到恢复，还可使 IL-10 缺陷小鼠的肠上皮恢复完整性，同时还可提高 T8 细胞的抵抗力。不仅活的益生菌具有提高肠道屏障功能的作用，而且益生菌的蛋白质分泌产物也具有类似的作用。益生菌制剂还可上调MCU3 mRNA的表达，从而增加黏液层，阻止条件致病菌的种植。

肠道细菌在肠腔内形成一个多层次的生物层，构成肠黏膜的生理屏障，抵抗需氧菌的植入。包括：①直接改变肠微生物：益生菌暂时寄居在胃肠道，阻止胃肠道细菌定植。益生菌可通过分泌细菌毒素，产生短链脂肪酸，促进肠道蠕动占据致病菌黏附空间以及争夺营养等多个环节防止细菌侵入。分泌短链有机酸与肽降低肠腔pH，与杀菌活性相一致，干预病原菌粘连和攻击。②益生菌增强黏膜屏障功能：益生菌增加黏液分泌或在肠上皮占细菌受体或改变上皮的糖基化作用，益生菌可阻止病原体粘连和侵袭作用。Madsen等证明口服使用VSL #3（一种含8种益生菌的混合剂）在缺乏IL-10基因的鼠中可增加结肠上皮的完整性和减少结肠炎的发生，产生可溶性因子，增强单层上皮细胞的屏障功能，支撑上皮细胞的完整性。此外，尚有促进上皮恢复，防止上皮细胞凋亡和抗氧化作用。③调节局部和系统免疫反应：益生菌免疫影响到抗原提呈、体液和细胞介导的免疫反应，且当炎症前细胞因子（即TNF-α、IL-8）产生下调时引起肠的抗炎症细胞质因子（即IL-10、TGF-β）的产生。胃肠相关淋巴组织产生的特异性分泌型免疫球蛋白A（sIgA），可以防止细菌黏附到黏膜细胞，防止肠抗原摄取，防止内毒素或微生物与微绒毛结合，溶解细菌，阻碍细菌复制，阻碍细菌与上皮细胞受体结合，构成肠黏膜的免疫屏障。Perdigon等报道在伤寒沙门菌的刺激性下，乳酸杆菌可显著提高sIgA分泌量，其增加的量足以抵抗肠道感染。另一项试验结果也显示乳酸杆菌可依赖性提高分泌sIgA的浆细胞数量。

（3）益生菌在幽门螺杆菌感染上的应用：目前根除幽门螺杆菌的方案主要是一种质子泵抑制剂联合两种抗生素的三联疗法。尽管该疗法根除率较高，然而随着幽门螺杆菌对细菌耐药性的不断增加，使幽门螺杆菌的根除率也在逐步降低。面对这个现实，益生菌的临床应用为幽门螺杆菌提供了一个新的治疗方法，其作用特异、持久，并且无明显不良反应。

（4）常用益生菌制剂与用法：近年来培菲康与抗生素合用于根除幽门螺杆菌，常用量420mg，3次/d，温开水送服。丽珠肠乐成人1~2粒/次，早晚各1次，餐后口服。金双歧与其他抗生素和PPI联用，可提高幽门螺杆菌根除率。常用1.0g，3次/d，饭后口服。贝飞达与其他抗生素合用也可以提高幽门螺杆菌根除率。常用量每次2~4粒，3次/d，饭后半小时温开水送服。

5. 铝制剂

（1）铝碳酸镁（hydrotalcite，talci，达喜，威地美）：本品无直接杀灭幽门螺杆菌的作用，而是通过降低胃酸、降低攻击因子的作用，使之不适于幽门螺杆菌的生长，从而增强其他杀灭幽门螺杆菌药物的作用。铝碳酸镁为咀嚼片，每片500mg，通常用2片，3次/d，饭后1~2小时咀嚼后咽下，4周为1个疗程。

（2）硫糖铝（sucralfate，sucragel，舒可捷，硫糖铝混悬液）：硫糖铝也无直接杀幽门螺杆菌作用，而是通过中和胃酸，改变幽门螺杆菌生长期环境，间接起到抑制其生长的作用。

硫糖铝片1.0g，4次/d，饭前服，用4~8周。舒可捷2~5mL，3次/d，餐前1小时及睡前服，可用4~8周。

对未能检出幽门螺杆菌的慢性胃炎，应分析其病因。如因非甾体抗炎药引起，应立即停服；有烟酒嗜好者，应予戒除。

有胃黏膜糜烂和（或）以反酸、上腹痛等症状为主者，抗酸或抑酸治疗对愈合糜烂和消除上述症状有效。可根据病情或症状严重程度选用抗酸剂、H₂受体拮抗剂或PPI。某些患者选择适度抑酸治疗可能更经济且不良反应较少。以上腹饱胀、恶心或呕吐等为主要症状者可用促动力药，如莫沙必利、盐酸伊托必利和多潘立酮等，可改善上述症状，并可防止或减少胆汁反流。伴胆汁反流者则可应用促动力药和（或）有结合胆酸作用的胃黏膜保护剂，如铝碳酸镁制剂，可增强胃黏膜屏障并可结合胆酸，从而减轻或消除胆汁反流所致的胃黏膜损害。其他胃黏膜保护剂如硫糖铝、替普瑞酮、吉法酯、瑞巴派特、依卡倍特等可改善胃黏膜屏障，促进胃黏膜糜烂愈合，但对症状改善作用尚有争议。在排除了胃排空迟缓引起的饱胀、胃出口梗阻、胃黏膜屏障减弱或胃酸过多导致的胃黏膜损伤（如并发有消化性溃疡和较重糜烂者）情况下，可针对进食相关的腹胀、纳差等消化不良症状而应用消化酶制剂（如复方阿嗪米特、米曲菌胰酶、各种胰酶制剂等）缓解相应症状。有明显精神心理因素及睡眠障碍的慢性胃炎患者，如常规治疗无效和疗效差者，可用抗抑郁药或抗焦虑药。

萎缩性胃炎以对症处理为主，伴恶性贫血者可给予维生素 B_{12} 和叶酸；有肠化生者可给予中药胃复春及维生素等。

八、转归、预后、随访及预防

慢性胃炎的转归包括逆转、持续稳定和病变加重状态。多数慢性非萎缩性胃炎患者病情较稳定，特别是不伴有幽门螺杆菌持续感染者。某些患者随着年龄增加，因衰老而出现萎缩等组织病理学改变，更新的观点认为无论年龄，持续幽门螺杆菌感染可能导致慢性萎缩性胃炎。慢性萎缩性胃炎多数稳定，但中重度者不加任何干预则可能进一步发展。反复或持续幽门螺杆菌感染、不良饮食习惯等均为加重胃黏膜萎缩和肠化的潜在因素。水土中含过多硝酸盐和亚硝酸盐、微量元素比例失调、吸烟、长期饮酒，缺乏新鲜蔬菜与水果及所含的必要营养素，经常食用霉变、腌制、熏烤和油炸食品等快餐食物，过多摄入食盐，有胃癌家族史，均可增加慢性萎缩性胃炎患病风险或加重慢性萎缩性胃炎甚至增加癌变的可能。慢性萎缩性胃炎常并发肠化，少数出现上皮内瘤变，伴有上皮内瘤变者发生胃癌的危险性有不同程度的增加。经历长期的演变，少数病例可发展为胃癌。低级别上皮内瘤变大部分可逆转而较少恶变为胃癌。

部分 H. pyloni 相关性胃炎（<20%）可发生消化性溃疡：以胃窦炎性反应为主者易发生十二指肠溃疡，而多灶萎缩者易发生胃溃疡。部分慢性非萎缩性胃炎可发展为慢性萎缩性胃炎。

一般认为，中、重度慢性萎缩性胃炎有一定的癌变率。为了既减少胃癌的发生，又方便患者且符合医药经济学要求，活检有中至重度萎缩并伴有肠化的慢性萎缩性胃炎 1 年左右随访 1 次，不伴有肠化或上皮内瘤变的慢性萎缩性胃炎可酌情内镜和病理随访。伴有低级别上皮内瘤变并证明此标本并非来自于癌旁者，根据内镜和临床情况缩短至 6 个月左右随访 1 次；而高级别上皮内瘤变须立即确认，证实后采取内镜下治疗或手术治疗。

为了便于对病灶监测、随访，有条件时可考虑进行胃黏膜定标活检（mucosa target biopsy，MTB）。该技术采用胃黏膜定标活检钳和定标液对活检部位进行标记定位，同时取材活检，可对可疑病变进行准确定位和长期随访复查。糜烂性胃炎建议的定标部位为病灶处，慢性萎缩性胃炎的定标部位为胃窦小弯、胃窦大弯、胃角、胃体小弯、胃体大弯及病灶处。但需指出的是，萎缩病灶本身就呈"灶状分布"，原定标部位变化不等于未定标部位变化。不能简单拘泥于与上次活检部位的一致性而忽视了新发病灶的活检。目前认为萎缩或肠化的范围是判断严重程度的重要指标，这是定标活检所不能反映的。

较多研究发现，幽门螺杆菌感染有促进慢性萎缩性胃炎发展为胃癌的作用。根除幽门螺杆菌可以明显减缓癌前病变的进展，并有可能减少胃癌发生的危险。新近发表的一项根除幽门螺杆菌后随访14.7年的研究报告称，幽门螺杆菌根除治疗组（1 130 例）和安慰剂组（1 128 例）的胃癌发生率分别是3.0%和4.6%。根除幽门螺杆菌对于轻度慢性萎缩性胃炎将来的癌变具有较好的预防作用。根除幽门螺杆菌对于癌前病变病理组织学的好转有利。

某些具有生物活性功能的维生素，如维生素 C 以及微量元素硒可能降低胃癌发生的危险度。对于部分体内低叶酸水平者，适量补充叶酸可改善慢性萎缩性胃炎病理组织状态而减少胃癌的发生。虽然某些报道认为环氧酶（COX2）抑制剂有一定降低胃癌发生的作用，但鉴于存在诱发心血管事件发生的可能，不主张在一般人群中应用。

（韩宏光）

第三节　特殊类型慢性胃炎或胃病

一、疣状胃炎

疣状胃炎又称痘疹状胃炎，它常和消化性溃疡、浅表性或萎缩性胃炎等伴发，亦可单独发生。主要表现为胃黏膜出现弥漫性、多个疣状、膨大皱襞状或丘疹样隆起，直径 5～10mm，顶端可见黏膜缺损或脐样凹陷，中心有糜烂，隆起周围多无红晕，但常伴有大小相仿的红斑，以胃窦部多见，可分为持续型及消失型。病因尚不明确，可能与免疫因素、淋巴细胞浸润有关，制酸治疗有一定效果。

二、淋巴细胞性胃炎

淋巴细胞性胃炎也称胃假性淋巴瘤（pseudolymphoma）、反应性淋巴滤泡性胃炎、灶性淋巴组织增生。是胃黏膜局限性或弥漫性淋巴细胞明显增生的良性疾病。局限性者，胃底腺区或移行区皱襞肥厚呈脑回状、结节状，多数中心伴有溃疡，和恶性淋巴瘤相似。弥漫型者病变主要在胃窦，黏膜糜烂或浅表溃疡，类似于 Ⅱc 型早期胃癌。组织学见黏膜层和黏膜下层淋巴细胞增生，形成淋巴滤泡，可累及胃壁全层，胃固有腺体减少，表面常形成糜烂。本病诊断常在手术后作出，活检诊断应特别慎重，因为其与 MALT 淋巴瘤极易混淆，鉴别需要以免疫组化淋巴瘤基因重排检测。本病可能与免疫反应有关，一项较大样本（51 例）的多中心研究表明，H. pylori 阳性的淋巴细胞性胃炎在根除幽门螺杆菌后绝大多数（95.8%）患者的胃炎得到显著改善，而服用奥美拉唑或安慰剂的对照组仅 53.8% 得到改善，未改善者在根除幽门螺杆菌后均得到改善。提示幽门螺杆菌阳性的淋巴细胞性胃炎根除治疗对部分患者有效。如与恶性淋巴瘤难以区分时，应行手术治疗。

三、Ménétrier 病

Ménétrier 病又称巨大胃黏膜肥厚症，病因不明。常见于 50 岁以上男性。临床表现有上腹痛、体重减轻、水肿、腹泻。无特异性体征，可有上腹部压痛，水肿、贫血。粪隐血试验常阳性。内镜可见胃底胃体部黏膜皱襞巨大、曲折迂回成脑回状，有的呈结节状或融合为息肉样隆起，大弯侧较明显，皱襞嵴上可有多发性糜烂或溃疡。组织学显示胃小凹增生、延长，伴明显囊状扩张，炎症细胞浸润不明显。胃底腺主细胞和壁细胞相对减少，代之以黏液细胞化生，造成低胃酸分泌。由于血浆蛋白经增生的胃黏膜漏入胃腔，可有低蛋白血症。蛋白质丢失如持续而加重，可能需要全胃切除。近年来，已有若干幽门螺杆菌阳性 Ménétrier 病在根除幽门螺杆菌后得到缓解或痊愈的报道。目前已将检测和根除幽门螺杆菌作为 Ménétrier 病处理的策略之一。

四、自身免疫性胃炎

自身免疫性胃炎是发生在自身免疫基础上以胃体黏膜炎性反应和萎缩为病理特征的胃炎。在遗传易感个体，幽门螺杆菌感染可激活胃 $CD4^+$ Th1 淋巴细胞，后者可交叉识别蛋白和壁细胞 H^+-K^+-ATP 酶共享的表位（epitope），即通过分子模拟机制，参与胃自身免疫。幽门螺杆菌在自身免疫性胃炎的早期阶段起作用；发生萎缩前，根除幽门螺杆菌有望在一定程度上治愈自身免疫性胃炎。

五、Russell 小体胃炎

Russell 小体胃炎是一种罕见的以胃黏膜中胞质富含 Russell 小体（PAS 染色阳性）的浆细胞浸润为特征的胃炎。该型胃炎可并发胃溃疡，组织学上需与印戒细胞癌和 MALT 淋巴瘤鉴别。根除幽门螺杆菌可使多数 Russell 小体胃炎好转。

六、门脉高压性胃病

肝硬化失代偿期并发门脉高压者所引起胃黏膜的病变称为门脉高压性胃病（portal hypertensive gastropathy，PHG）。由于胃黏膜血流量减少，易受酒精、阿司匹林、胆汁等攻击因素的损害，从而导致急性胃黏膜病变，糜烂、充血和出血是 PHG 常见的临床表现。内镜下门脉高压性胃病病变的程度可分为轻、中、重三度。具体包括：轻度：胃黏膜呈现细小粉红色斑点，类似猩红热样皮疹，黏膜皱褶处呈剥脱样红色改变，并有红白相间的网状结构样分隔，即蛇皮样改变；中度：在蛇皮样改变的基础上，出现樱桃样红斑，外周附以白色或黄色网状样物质，但无出血点；重度：胃黏膜可见大片红斑区，有明显出血点，并可发展为弥漫性出血的融合病变。有效降低门脉压力是预防和治疗 PHG 的可靠方法。

七、其他

（一）残胃炎

行胃大部切除后，特别是 Billroth Ⅱ式手术者，易发生残胃和吻合口底炎症，这可能是胆汁反流、缺乏胃泌素的细胞营养作用等因素造成。内镜下多数呈充血水肿，黏膜染有胆汁或有糜烂渗出等，少数见息肉样隆起。部分患者在这基础上可并发残胃癌。治疗可给予胃动力药如西沙比利、多潘立酮等，以及硫糖铝、铝碳酸镁等。反流严重者需改作 Roux － en － Y 转流术。

（二）肉芽肿性胃炎

肉芽肿性胃炎是胃黏膜层或深层的慢性肉芽肿性疾病，可见于结核、梅毒、真菌感染、Crohn 病及结节病。病变以胃窦部多见，当胃黏膜溃疡和胃排空障碍时可出现相关症状，深部胃黏膜活检有助于诊断。

（三）嗜酸性细胞胃炎

临床少见，与过敏或免疫机制有关，病变常在胃窦部，可出现黏膜溃疡、结节和皱襞突起。肌层受侵犯时胃窦部僵硬狭窄和排空延迟，浆肌层受累可引起腹膜炎和腹腔积液。胃黏膜活检见嗜酸细胞浸润，外周血嗜酸细胞增多，本病常有局限性，肾上腺皮质激素治疗有效。

（韩宏光）

第三章

胃 溃 疡

第一节 应激性溃疡

应激性溃疡（stress ulcer，US）又称急性出血及糜烂性胃炎，近年来统称为急性胃黏膜病变（acute gastric mucosa lesion，AGML），是指在应激状态下，胃和十二指肠以及偶尔在食管下端发生的黏膜糜烂和溃疡，从而引起以上消化道出血为主要临床特征的疾病，是上消化道出血最常见的原因是之一，约占上消化道出血的20%。临床主要表现是难以控制的出血，多数人发生在发病的第 2~15 天，其预后取决于原发疾病的严重程度。SU 发病率因病因和统计方法不同，文献报道差异很大。临床研究报道，SU 发生率在重型颅脑损伤后为40%~80%，脑出血后为14%~76%，脊髓损伤后为2%~20%，尸检发现中枢神经系统疾病患者 SU 发生率为12%，是非神经系统疾病患者的 2 倍。

一、病因

1. 严重全身性感染 如见于链球菌、葡萄球菌、革兰阴性杆菌和厌氧菌等所致的败血症或脓毒血症。尤其是伴感染性休克或器官衰竭时，由于组织缺血缺氧更易发生溃疡。

2. 严重烧伤 引起的急性应激性溃疡又称 Curling 溃疡。

3. 中枢神经系统疾病 见于脑肿瘤、颅内神经外科手术、颅内出血、中枢神经系统感染及颅脑外伤等。由此引起的溃疡又称 Cushing 溃疡。

4. 药物 非甾体抗炎药、某些抗生素、乙醇、激素、组织胺、胰岛素、抗凝剂、氯化钾等。这些药物有的可刺激前列腺素，抑制黏液分泌，为本病的发病诱因。

5. 食物或饮料 如辣椒、大蒜、饮酒等。

6. 精神与心理疾病 如见于严重精神病、过度抑郁、焦虑、严重心理障碍等，通过精神和心理应激引起消化道黏膜糜烂和溃疡发生。

二、发病机制

关于 AGML 的发病机制尚不完全明了。胃黏膜防御功能削弱与胃黏膜损伤因子作用相对增强，是 SU 发病的主要机制。应激可引起各种疾病和紊乱，研究证明，应激性溃疡和抑郁之间在发病和治疗的上均有相关性。用慢性抑郁应激（chronic stress depression，CSD）、慢性心理应激溃疡（chronic psychological stress ulcer，CPSU）和浸水束缚应激模型（immersion restrainstress models）在鼠进行实验。暴露 CSD 后动物的溃疡指数比对照组显著增高，暴露 CPSU 后观察抑郁样行为，对暴露 CPSU 的鼠用盐酸氟西汀（fluoxetine hydrochloride，抗抑郁药）可显著降低溃疡指数，在 CSD 组用 ranitidine 可抑制抑郁样行为，CPSU 应激后应用米非司酮（mifepristone）结果比 CPSU 组溃疡指数有显著降低。但对 CSD 使用米非司酮与单纯对照组之间抑郁样行为无显著的不同。研究也发现，鼠暴露于 CPSU 或 CSD 慢性应激显示比对照组皮质酮的水平低。结论认为，在触发抑郁和应激溃疡性的发生中下丘脑－垂体－肾上腺轴（HPA）功能障碍可能起到关键作用。目前对 AMGL 的发病机制有以下几种认识。

（一）H⁺逆扩散

H⁺逆扩散是指H⁺在某种因素作用下，从胃腔反流至胃黏膜的一种病理现象。试验证明，胆酸和水杨酸制剂可使H⁺迅速从胃腔进入到胃黏膜内，破坏胃黏膜。积累于胃黏膜的酸性产物可以破坏毛细血管和细胞的溶酶体，导致胃黏膜充血、水肿、糜烂和出血。用电子显微镜观察发现，阿司匹林可使胃黏膜上皮细胞肿胀，细胞间的结合处裂开，胃黏膜通透性增加，胃黏膜屏障破坏，导致胃黏膜损害。

（二）胃黏膜微循环障碍

急性胃黏膜病变时常表现胃黏膜血管收缩痉挛与缺血，且溃疡好发于胃黏膜缺血区。在应激状态下，胃黏膜小动脉和毛细血管动脉收缩痉挛，导致胃黏膜缺血、缺氧，使黏膜内酸性产物增加，并损害胃黏膜。最后因酸中毒导致黏膜细胞的溶酶体酶释放，使溶酶体破裂，胃黏膜上皮细胞损伤并坏死，引起AGML。酸中毒直接使组织中的组织胺和5-羟色胺（5-HT）等血管活性物质释放，使胃黏膜内小静脉和毛细血管静脉端扩张、瘀血，加重了胃黏膜循环障碍，以致缺血加重。在应激状态下，交感神经兴奋导致黏膜血管收缩、痉挛。迷走神经兴奋时使黏膜下动、静脉短路开放，使胃黏膜下缺血进一步加剧，表现胃黏膜内毛细血管的内皮损伤，通透性增加，也可加重胃黏膜损伤。此外，组织胺的释放以刺激胃酸-胃蛋白酶分泌增加，加重胃黏膜的损伤。由于缺血、缺氧、酸中毒和微循环障碍，激活了凝血因子导致胃黏膜血管的内凝血等一系列病理变化，引起AGML的发生。

（三）胃黏膜上皮细胞的脱落、更新和能量代谢异常

当胃黏膜表面上皮细胞脱落增加和（或）更新减少，可导致胃黏膜屏障破坏。各种应激、应用激素及尿毒症时见有胃黏膜表面上皮细胞更新减少，给予酒精、阿司匹林等药物后，胃黏膜表面上皮细胞脱落增加，胃黏膜屏障功能紊乱，以致发生AGML。Menguy等发现，失血性休克鼠的急性ACML伴有组织中ATP含量显著减少。这是因为胃黏膜缺血时，由于细胞缺氧，酸性产物增加，影响了黏膜上皮细胞线粒体的功能，使ATP合成减少，氧化磷酸化速度减慢，细胞内的能量储备因而显著减少，导致胃黏膜损害发生。

（四）胆盐作用

胆盐能增加H⁺逆扩散，破坏胃黏膜屏障，并导致胃黏膜内组织胺、胃蛋白酶原和胃泌素的释放，产生自我消化，引起AMGL。

（五）神经内分泌失调

下丘脑、室旁核和边缘系统是对应激的整合中枢，促甲状腺释放激素（TRH）、5-HT、儿茶酚胺等中枢介质参与或者介导了SU的发生。

发生应激情况24~48小时后整个胃体黏膜有1~2mm直径的糜烂，显微镜下可见黏膜有局限性出血和凝固性坏死。如果患者情况好转，在3~4天后检查90%患者有开始愈合的迹象。一般10~14天完全愈合，不留瘢痕。

三、诊断

有的急性胃黏膜病变可发生在原有慢性胃炎的基础上，这些病变常是局灶性的，且各部位的严重程度不同致使病变常不相同。因此，有学者把AGML分为原有慢性胃炎和原来无慢性胃炎两大类。

（一）病史

患者有上述的如服用有关药物、严重烧伤、严重外伤、大手术、肿瘤、神经精神疾病、严重感染、休克、器官功能衰竭等病史。

（二）临床表现

如为继发性的可有原发的临床表现型和体征。其表现依原发病不同而不同。应激性溃疡如果不引起出血，可没有临床症状，或者即使有症状也容易被应激情况本身的症状所掩盖而不能得到诊断。在应激

损伤后数小时至 3 天后有 75% ~100% 可发生胃黏膜糜烂或应激性溃疡，SU 的发生大多集中在原发疾病产生的 3~5 天，少数可延至 2 周。

上消化道出血是主要的临床表现，在原发病后 2 周内发生。30% 有显性出血。出血表现为呕血或黑便，一般出血量不大，呈间歇性，可自止。5% ~20% 出血量大，不易控制，少数患者可大量出血或穿孔，2% 患者发生穿孔。也可出血与穿孔同时发生，严重者可导致死亡。疑有穿孔患者应立即做 X 线腹部平片，见有膈下游离气体则可确诊。其他的表现有反酸、恶心、上腹部隐痛等。

（三）急诊胃镜

急诊胃镜检查组应于 24~48 小时进行，是最准确的诊断手段，可明确诊断病变的性质和部位。胃镜下可见胃黏膜多发糜烂、浅表溃疡和出血等内镜下特征，好发于胃体及胃体含壁细胞的泌酸部位，胃窦部甚为少见，仅在病情发展或恶化时才偶尔累及胃窦部。病变常在 48 小时以后很快消失，不留瘢痕。若出血量大，镜下看不清楚，可以做选择性动脉造影。

（四）钡餐 X 线检查

一般不宜进行急诊钡剂上消化道 X 线检查，同时因病灶过浅，钡剂 X 线检查常阴性，没有诊断价值。

（五）腹部 B 超和（或）CT 检查

一般不用，但检查对鉴别诊断有重要价值。

四、鉴别诊断

（一）消化性溃疡

慢性消化性溃疡一般有节律性、周期性上腹痛、反酸、胃灼热史。内镜下慢性溃疡常较局限、边界清楚、底部有较厚白苔，周边黏膜皱襞向溃疡聚集，幽门、十二指肠变形等现象。

（二）Mollory – Weiss 综合征

Mollory – Weiss 综合征是由于胃内压力突然升高伴剧烈呕吐而引起食管贲门黏膜撕裂出血，常于酗酒后引起。严重上消化道出血个别的病例可发生失血性休克。急诊胃镜应在出血后 24~48 小时进行，可见胃与食管交界处黏膜撕裂，与胃、食管纵轴相平行。因撕裂黏膜迅速愈合，超过 48 小时后镜下可无黏膜撕裂发现。

（三）胃癌伴出血

胃癌早期可无症状，或有上腹部不适、进行性食欲缺乏、体重减轻和上腹部痛，用抑酸剂效果不显著。并发出血者少见。多见于中老年患者。胃镜检查可见隆起病变，表面不光滑污秽，可伴溃疡和出血，胃壁僵硬，蠕动差。

（四）食管静脉曲张破裂出血

食管静脉曲张破裂出血是肝硬化门脉高压的严重并发症，可有病毒性肝炎或饮酒史，静脉曲张破裂出血可反复发生，突然呕血或黑便，大量出血时常伴有失血性休克发生。患者常呈肝病面容，腹腔积液常见，伴有黄疸、蜘蛛痣和皮肤色素沉着。实验室检查可有肝功能异常，低蛋白血症和凝血异常。

五、治疗

应激性溃疡出血常病情凶险，必须高度警惕，及早治疗。由于患者全身情况较差，不能耐受手术，加以术后再出血发生率高，所以多先内科治疗，无效时才考虑治疗。有报道，在 ICU 病房中并发应激性溃疡出血的患者病死率高达 70% ~80%，但大多不是死于消化道出血而是原发病，未并发消化道出血的病死率仅 5% ~20%。因此，应加强对原发病的治疗。下面重点介绍并发出血的治疗。

（一）治疗原发病

祛除病因，积极治疗创伤、感染、精神心理疾病、烧伤等引起应激状态的原发病停用加重胃黏膜损伤的药物。适当应用抗生素控制感染。

（二）出血量的估计

精确了解出血量的多少有时很困难。患者或家属提供的病史对于估计失血量常不正确。脉搏和血压的变化有助于出血量的估计，但它们与血容量之间的关系不大。失血量因失血速度而异，临床症状轻重有所不同。少量出血可无症状，或有头晕乏力，明显出血常出现呕血（或）便血，大量出血可见面色苍白、四肢厥冷，甚至晕倒，这是由于血容量不足、外周灌流减少所致。握拳掌上皱纹苍白，提示血容量丢失达 50%。Tudhope 发现，收缩压低于 100mmHg 时有血容量减少，但收缩压高于 100mmHg 并不能排除大量血容量的耗空。已往健康无贫血史，血红蛋白低于 120g/L，提示约有 50% 以上的红细胞丢失，临床上有皮肤与口唇苍白、口干、出汗等表现。失血患者脉搏增加 20 次/min，血压下降 10mmHg，则说明失血量已达 1 000mL。失血量有时亦可从患者平卧、站立、倾斜试验得到估计。失血量与症状之间的关系见表 3 - 1。尿量少于 30mL/h，提示有 30% 以上的细胞外液丢失。

表 3 - 1　失血量与症状之间的关系

失血量（ml）	血压（mmHg）	脉搏（次/min）	症状
<500	正常	正常	头晕乏力
800 ~ 1 000	<100	>100	头晕、面色苍白、口渴、冷汗
>1 500	<80	>100	四肢冷厥、神志恍惚或昏迷

判定失血量最有效的方法是中心静脉压（CVP）测定。测定 CVP 有助于了解血容量和心、肺功能情况，可鉴别是由急性循环衰竭、血容量不足还是心功能不全引起的，并可指导液体补充，若 CVP 较低，可能是脱水或血容量不足，CVP 升高则可能是肾衰竭，必须限制输液。

根据临床症状，将出血分为三类：

1. 轻度（Ⅰ°）　有呕血或便血、无休克，血压、心率等稳定，可有头晕，血红蛋白无变化，出血量约为体重的 10% 以下（500mL）。

2. 中度（Ⅱ°）　血压下降，收缩压 90 ~ 100mmHg，脉压小，心率 100 ~ 120 次/min，出冷汗、皮肤苍白、尿少。血红蛋白 70 ~ 100g/L。出血量为体重的 25% ~ 35%（1 250 ~ 1 750mL）。

3. 重度（Ⅲ°）　收缩压常在 60 ~ 75mmHg，心率 >130 次/min，血红蛋白低于 70g/L。有四肢冷厥、出冷汗、尿少或无尿发生等表现或心率、血压不稳定，或暂时稳定，短期内有再出血。出血量约为全身总量的 50% 以上（>2 500mL）。

患者出血后，血红蛋白于 6 ~ 48 小时后下降，2 ~ 6 周恢复正常，血小板 1 小时内增加，网织红细胞 24 小时内增加，4 ~ 7 天达最高值。血中尿素氮上消化道出血时数小时增加 10.7 ~ 14.3mmol/L，24 ~ 48 小时达高峰，肾功能常需 3 ~ 4 天方可恢复正常。

（三）一般治疗

1. 饮食　出血患者住院后应禁食 20 ~ 48 小时，因空腹增强胃的收缩，因此长期禁食并无益处。同时插胃管行持续抽吸，待抽吸已无血，病情又稳定后可开始给予少量流质饮食，以后视病情逐渐增加，以后过渡到半流质饮食、普通饮食。

2. 卧床休息，保持镇静　发生消化道出血后，患者有精神过度紧张，或有恐慌心理，应给患者做好解释工作，一般不用镇静剂。有的患者表现烦躁不安，往往是血容量不足的表现，适当加速输血和精神上得到安慰之后往往可消除。消化道出血后由于 85% 患者于 48 小时内止血，因此卧床休息 2 ~ 3 天后如无再出血则可开始活动，以减少血栓栓塞和血管闭塞发生。目前不主张头低位，以免影响呼吸功能，宜采用平卧并将下肢抬高。

3. 吸氧　消化道大出血者多有低氧血症存在，后者又是诱发出血的因素，应及时给予吸氧。

4. 加强护理，严密观察病情　及时了解呕血及黑便量、注意精神神志变化、每小时测呼吸、脉搏、血压1次，注意肢体温度变化及记录每小时尿量等。

5. 迅速补充血容量　应迅速建立静脉通路，快速补液，输注血浆及其代用品。

（四）输血

一般少量出血不必输血，脉搏 >120 次/min，收缩压 <80mmHg，红细胞压积 35% 以下，血红蛋白 <82g/L 为输血的指征。尽量输新鲜血，少用库存血。自 20 世纪 80 年代开始用成分输血，更适应疾病的需要，消化道出血患者多输红细胞。输血量依病情而定，并发心功能不全时，原则上输血量以每日不超过 300~350mL 为宜，输血的速度应慢，以 <1.5mL/（kg·min）为宜。进行成分输血，有助于控制总输血量，尤其是老年患者应避免增加心肺和循环负担，以免加重心功能不全。

（五）止血剂的应用

1. 纠正凝血因子异常　如有凝血因子异常，可用新鲜冷冻血浆或凝血酶复合物（PPSB）。也可用冻干健康人血浆，目前临床应用的为凝血因子复合物浓缩剂（prothrombin complex concentrate，PCC）。PCC 含凝血因子Ⅱ（凝血因子）、Ⅶ、Ⅸ和Ⅹ。用于重型肝炎、肝硬化有凝血因子缺乏的患者，有良好的止血作用。

2. 孟氏溶液胃管内注入　为一种碱式硫酸铁溶液，它具有强力的收敛作用，从而能使血液凝固。经胃管注入 10% 孟氏液 10~15mL，如 1 次收敛不显著，可于 4~6 小时后重复应用。本品在出血创面上能形成一层黑色的牢固附着的收敛膜，从而达到止血目的。口服本品时对口腔黏膜刺激大，故临床上已很少应用。

3. 去甲基肾上腺素　去甲基肾上腺素用于胃内或腹腔内，经门脉系统吸收，能使门脉系统收缩，减少血流，达到减少出血或止血作用。去甲基肾上腺素还可使局部胃黏膜血流减少，胃酸分泌减少，但不影响黏液的分泌量。其作用与切除迷走神经相似。肝脏每分钟可破坏 1mL 去甲基肾上腺素，药物通过肝脏后大都遭破坏，因此，从门脉系统吸收的去甲基肾上腺素对全身血压无明显影响。其控制上消化道出血的机制是：高浓度去甲基肾上腺素可使胃肠道出血区域小动脉强烈收缩而达到止血。口服或胃管内注入或腹腔内注射可使内脏区小动脉广泛收缩，从而降低内脏区血流量 50% 左右。常用去甲基肾上腺素 4~8mg 加生理盐水 100mL 灌入胃内，根据病情 4~12 小时重复一次。或用去甲肾上腺素 2mg 加 400mL 冷开水口服，对溃疡出血有一定疗效。Leveen 等提倡用 16mg 加生理盐水 200mL 灌入胃内。腹腔内用法为去甲基肾上腺素 10mg 加生理盐水 20~40mL 注入或 8mg 注入腹腔积液中。经临床试用，腹腔内注入 8mg 去甲基肾上腺素后可引起一时性血压升高，减慢输入率后可恢复。由于使用后产生胃肠道缺血过重可能引起黏膜坏死，因此，对腹腔有粘连者、高血压、年老有动脉硬化的患者不宜应用。去甲基肾上腺素治疗只能作为不能手术或无手术指征病例的一种主要治疗措施，或作为紧急过渡性措施，把急诊手术转为择期手术。

（六）抑制胃酸分泌

1. 生长抑素　是一种内源性胃肠肽，能抑制胃酸分泌，保护胃黏膜，抑制生长激素和胃肠胰内分泌物激素的病理学性分泌过多，并有效地抑制胃蛋白质酶的释放。生长抑素能抑制胃泌素、胰高糖素、内皮素、P 物质、白三烯等激素的分泌。能抑制胃动素分泌、减少胃蠕动，使内脏血流减少。同时可促进溃疡出血处血小板的凝聚和血块收缩而止血。

2. 施他宁（stilamir）　施他宁也是一种人工合成的 14 肽，其结构和生物效应与天然的生长抑素相同。

施他宁的药理作用：①抑制由试验餐和五肽胃泌素刺激的胃酸分泌，并抑制胃泌素和胃蛋白酶释放；②减少内脏血流；③抑制胰、胆囊和小肠的分泌；④胰内的细胞保护作用。

3. 善得定（octreotide，奥曲肽，sandostatin）　是一种人工合成八肽，且有与天然生长抑素相似的作用。善得定对胰腺炎也有显著的疗效。

生长抑素和施他宁的用法为：首先静脉推注 50μg，然后 250~500μg/h 持续静脉滴注，直到出血停止后再维持 1~3 天。奥曲肽 100μg 静脉注射，然后 25~50μg/d 静脉滴注。

4. 质子抑制剂

（1）奥美拉唑（omeprazole，洛赛克，losec）：洛赛克与 $H^+ - K^+ - ATP$ 酶结合，抑制胃酸分泌；增加胃黏膜血流量，保护黏膜。首剂 80mg 静脉推注，1 次/d，连用 5 天。

（2）达克普隆（takepron 或兰索拉唑，lansoprazole）：为第二代质子泵抑制剂。30mg，1~2 次/d。

（3）潘托拉唑（pantoprazole）：40mg，2 次/d，静脉滴注或口服。

（4）雷贝拉唑（rabeprazole，波利特，瑞波特）：通常成人 10mg，2 次/d，病情较重者 20mg，2 次/d。

（5）埃索米拉唑（esomeprazole，耐信）：20mg，2 次/d，病情好转后改为 20mg，1 次/d。

（七）内镜治疗

消化道出血时内镜止血治疗可降低出血所致死亡率，明显减少再出血率、输血量、急诊手术等。

1. 局部喷射药物止血

（1）去甲基肾上腺素加冰盐水或使局部血管强烈收缩，减少血液而止血：常用去甲基肾上腺素 8mg 加入 100mL 4~6℃ 冰盐水，在胃镜直视下喷射，治疗有效率为 86.2%。

（2）孟氏液：主要成分为碱性硫酸铁 $[Fe_4 (OH)_2 (SO_4)_5]$，为具有强烈收敛作用的三价铁，通过促进血栓形成和血液凝固，平滑肌收缩、血管闭塞，并在出血创面形成一层棕黑色保护膜而起止血作用。常用 5%~10% 孟氏液 10~15mL 经胃管注入或在胃镜直视下喷洒。

（3）凝血酶：能直接作用于凝血过程的第三阶段，促使血液的纤维蛋白原迅速生成纤维蛋白凝块，堵塞出血点而达到止血目的。常用 1 000U 局部喷射。

（4）纤维蛋白酶：常用 30 000U 溶于生理盐水 30mL 中喷射，对出血量 <1 000mL 者有效率为 93.3%。

2. 经内镜局部注射止血

（1）纯酒精注射止血：无水酒精可使组织脱水固定，使血管固定收缩，血管壁变性坏死，血栓形成而止血。采用 99.5% 医用酒精结核菌素注射器和内镜专用注射针，先以无水酒精冲洗注射针，排尽注射器导管内空气，再于内镜下在出血的血管周围 1~2mm 注射 3~4 处，每处注入无水酒精 0.1~0.2mL，穿刺深度约 3mm。如果裸露血管很粗，出血量大，可于血管断端直接注射 1~2 次，每次 0.1~0.2mL。

（2）经内镜注射肾上腺素、高渗盐水混合溶液止血：肾上腺素有强力收缩血管作用，高渗盐水可使注射处组织水肿，血管壁纤维变性，血管腔内血栓形成而止血。

A 液：2.5M NaCl 20mL + 肾上腺素 1mg

B 液：蒸馏水 20mL + 肾上腺素 1mg

适用于出血性溃疡伴基底明显纤维化、瘢痕组织形成时，每处注射 1mL，共 3~4 处，总量不超过 5mL。

3. 经内镜激光止血 目前临床应用的有氢离子激光和钇铝石榴石（Na - YAG）激光两种。功率高（60~100W）、穿透力强，激光能穿透组织与动脉深达 5mm。因此止血效果好。将激光纤维放置于距病灶 1cm 处，在病灶周围每次脉冲或照射 0.5~1.0 秒，然后照射出血血管，一般止血需 6~8 次照射。

4. 经内镜电凝治疗 应用高频电的热效应使组织蛋白变性而止血。通过内镜活检孔置入电凝探头，电流通过探头产生热能，此高温足以使组织变性发白、血液凝固，主要适用于溃疡病出血。把电极尖接触出血病灶，用脚踏开关按通电凝电极，电凝数次，直至局部发白为止。

5. 经内镜微波止血 微波可使血管内皮细胞损伤，血管壁肿胀、血管腔变小、血管痉挛，形成血栓以达到止血。使用圆珠形电极输出功率 40W 时，通电时间 3~10 秒，而针形电机输出功率 40W 时，通电时间 10~15 秒。该法设备简单，操作容易，完全可靠，患者痛苦小。

6. 热电极止血 主要构造为一中空铝制圆柱体，内芯有线圈，顶端表面涂有聚四氯乙烯层。通过铝制圆柱体将热传导组织表面，起到止血和组织凝固作用，通过内镜的活检孔道将加热电极插入消化管腔，通常设定温度为 140~150℃，每次使用的能量为 3.6 千卡，持续 1 秒。

7. 经内镜钳夹止血　即通过内镜放置金属夹，对出血小动脉进行钳夹止血。

8. 冷冻止血　即迅速降温，使局部组织坏死凝固达到止血。冷却剂用液氮或液体二氧化碳。冷却剂可使探头末端温度降至 -63℃，当接触黏膜组织后，出血部位冰冻发白，几小时后局部组织坏死，1~3 天后坏死完成形成溃疡，3~4 周后溃疡愈合。

（八）手术治疗

经上述各项治疗仍持续大量出血或反复大量出血，在 6~8 小时输血 600~800mL 仍不能维持血压稳定者，并发穿孔或腹膜炎者应及时去手术室治疗。手术时根据患者情况，尽可能采用最简单/最迅速的手术方式，以挽救生命。行局部止血、迷走神经切断加胃窦切除为常用术式。此类患者多数病情危重，全身情况差，应尽可能做好术前准备，但有时情况又十分危急，因此，把握好手术时机非常重要。手术后再出血也时有发生，应提高警惕。

六、预防

目前对急性胃黏膜病变的预防学者们存在一些分歧。已往主张药物预防，并认为收到显著的预防效果。新近 Scheurlen 报道 PPI 治疗预防 AGML 得到肯定。在 ICU 患者进行 AGML 的预防作为监护的标准。有报告，直肠癌术后预防性用抗酸剂是术后患者的保护因子，可减少 AGML 的发生。韩国 Park 等在鼠的试验，用 Acer mono Max sap（AmMs）（五角枫，毛萼色木槭）观察在水浸束缚（water immersion restraint，WIRE）应激引起胃溃疡上的保护作用。结果 AmMs 通过诱导一氧化氮合成酶（NOS）/或神经原 NOS 表达，显著保护胃黏膜抵抗应激引起胃损伤。Ji 等报告鼠的试验，研究了抗抑郁药抗溃疡发生的预防作用。使用度洛西汀、阿米替林、氟西汀和米氮平，用赋形剂作为对照组，结果显示，抗抑郁药通过影响去甲基肾上腺素和 5-羟色胺水平引起抗溃疡作用，其中度洛西汀、阿米替林和米氮平对溃疡性作用较强。Huang 等研究 IGF-1（胰岛素样生长因子-1）/PTEN（人第 10 号染色体缺失的磷酸酶及张力蛋白质同源的基因）/Akt（蛋白质激酶 B）FoxO（叉头转录因子的 O 亚型）信号通路在应激引起胃溃疡性上的预防作用。研究指出，上述信号通路通过调节细胞的凋亡，在鼠胃溃疡的发生和愈合上发挥中心作用。美国从一个大城市医疗中心的调查结果，发现不同层次的医师是否用抑酸剂预防 AGML 发生认识上并不一致。部分医师不主张用抑酸剂预防。

（韩宏光）

第二节　消化性溃疡

一、病因与发病机制

消化性溃疡（peptic ulcer）或消化性溃疡病（peptic ulcer disease）泛指胃肠道黏膜在某种情况下被胃酸/胃蛋白酶消化而造成的溃疡，因溃疡形成与胃酸/胃蛋白酶的消化作用有关而得名。可发生于食管、胃或十二指肠，也可发生于胃-空肠吻合口附近或含有胃黏膜的 Meckel 憩室内。因为胃溃疡（gastric ulcer，GU）和十二指肠溃疡（duodenal ulcer，DU）最常见，故一般所谓的消化性溃疡，是指 GU 和 DU。溃疡的黏膜缺损超过黏膜肌层，不同于糜烂。幽门螺杆菌感染和非甾体抗炎药摄入，特别是前者，是消化性溃疡最主要的病因。

（一）流行病学

消化性溃疡是全球性常见病。但在不同国家、不同地区，其患病率存在很大差异。西方国家资料显示，自 20 世纪 50 年代以后，消化性溃疡发病率呈下降趋势。我国临床统计资料提示，消化性溃疡患病率在近十年来亦开始呈下降趋势。本病可发生于任何年龄，但中年最为常见，DU 多见于青壮年，而 GU 多见于中老年，后者发病高峰比前者迟 10~20 年。自 20 世纪 80 年代以来，消化性溃疡者中老年人的比率呈增高趋势。北京医科大学第三医院消化科的资料显示，1985—1989 年与 1960—1964 年相比，消化性溃疡患者中 60 岁以上老人的比率增高了近 5.6 倍，胃溃疡增高 4.0 倍，这与国外文献报道相似。男性患病比女性较多。临床上 DU 比 GU 为多见，两者之比为（2~3）∶1，但有地区差异，在胃癌高发区 GU 所占的比例有所增加。绝大多数西方国家中也以十二指肠溃疡多见；但日本的调查报告表明，胃溃疡多于十二指肠溃疡。消化性溃疡的发生与季节有一定关系，秋末至春初的发病率远比夏季为高。

（二）病因和发病机制

1. 幽门螺杆菌（Helicobacter pylori，HP）　现已确认幽门螺杆菌为消化性溃疡的重要病因，主要基于两方面的证据：①消化性溃疡患者的幽门螺杆菌检出率显著高于对照组的普通人群，在 DU 的检出率约为 90%，GU 为 70%~80%，而幽门螺杆菌阴性的消化性溃疡患者往往能找到 NSAIDs 服用史等其他原因。②H. pylori 不但在消化性溃疡患者中有很高的感染率，在非溃疡性消化不良患者中的感染率亦达 50%~80%。因此，单凭消化性溃疡患者中 H. pylori 高感染率不足以证明 H. pylori 是消化性溃疡的主要病因。根除 H. pylori 治疗后观察溃疡的转归，可能是证明其作用的更有力证据，现已明确，根除 H. pylori 感染可促进溃疡愈合、降低复发率和并发症。大量临床研究肯定，成功根除幽门螺杆菌后溃疡复发率明显下降，用常规抑酸治疗后愈合的溃疡年复发率为 50%~70%，而根除幽门螺杆菌可使溃疡复发率降至 5% 以下，这就表明去除病因后消化性溃疡可获治愈。

2. 非甾体抗炎药（non‑steroidal anti‑inflammator drug，NSAIDs）　NSAIDs 是引起消化性溃疡的另一个常见病因。大量研究资料显示，服用 NSAIDs 患者发生消化性溃疡及其并发症的危险性显著高于普通人群。长期摄入 NSAIDs 可诱发消化性溃疡、妨碍溃疡愈合、增加溃疡复发率和出血、穿孔等并发症的发生率。临床研究报道，在长期服用 NSAIDs 患者中 10%~25% 可发现胃或十二指肠溃疡，有 1%~4% 患者发生出血、穿孔等溃疡并发症。NSAIDs 引起的溃疡以 GU 较 DU 多见。溃疡形成及其并发症发生的危险性除与服用 NSAIDs 种类、剂量、疗程有关外，尚与高龄、同时服用抗凝血药、糖皮质激素等因素有关。

NSAIDs 通过削弱黏膜的防御和修复功能而导致消化性溃疡发病，损害作用包括局部作用和系统作用两方面，阿司匹林和绝大多数 NSAIDs 在酸性胃液中呈非离子状态，可透过黏膜上皮细胞膜弥散入细胞内；细胞内较高的 pH 环境使药物离子化而在细胞内积聚；细胞内高浓度 NSAIDs 产生毒性作用损伤细胞膜，增加氢离子逆扩散，后者进一步损伤细胞，使更多的药物进入细胞内，从而造成恶性循环。NSAIDs 的肠溶制剂可在很大程度上克服药物的局部作用。提示局部作用不是其主要的致溃疡机制。系统作用致溃疡机制，主要是通过抑制环氧合酶（COX）而起作用。COX 是花生四烯酸合成前列腺素的关键限速酶，COX 有两种异构体，即结构型 COX‑1 和诱生型 COX‑2。COX‑1 在组织细胞中恒量表达，催化生理性前列腺素合成而参与机体生理功能调节；COX‑2 主要在病理情况下由炎症刺激诱导产生，促进炎症部位前列腺素的合成。传统的 NSAIDs 如阿司匹林、吲哚美辛等旨在抑制 COX‑2 而减轻炎症反应，但特异性差，同时抑制了 COX‑1，导致胃肠黏膜生理性前列腺素 E 合成不足。前列腺素 E 通过增加黏液和碳酸氢盐分泌、促进黏膜血流增加、细胞保护等作用在维持黏膜防御和修复功能中起重要作用。同时服用合成的 PGE1 类似物米索前列醇可预防 NSAIDs 引发溃疡是有力的佐证。

目前国人中长期服用 NSAIDs 的比例不高，因而这一因素在消化性溃疡的病因作用可能远较西方国家为小。NSAIDs 和幽门螺杆菌是引起消化性溃疡发病的两个独立因素，至于两者是否有协同作用则尚无定论。

3. 胃酸和胃蛋白酶　消化性溃疡的最终形成是由于胃酸/胃蛋白酶对黏膜自身消化所致。消化性溃疡发生的这一概念在"H. pylori 时代"仍未改变。胃蛋白酶是主细胞分泌的胃蛋白酶原经 H^+ 激活转变而来，它能降解蛋白质分子，所以对黏膜有侵袭作用。因胃蛋白酶活性是 pH 依赖性的，其生物活性取决于胃液的 pH，在 pH > 4 时便失去活性，因此在探讨消化性溃疡发病机制和治疗措施时主要考虑胃酸。无酸情况下罕有溃疡发生，以及抑制胃酸分泌药物能促进溃疡愈合的事实均确证胃酸在溃疡形成过程中的决定性作用，是溃疡形成的直接原因。胃酸的这一损害作用一般只有在正常黏膜防御和修复功能遭受破坏时才能发生。在"H. pylori 时代"提出的"无酸、无 H. pylori，便无溃疡"的观点，也未否定胃酸的作用。

GU 患者基础酸排量（BAO）及 MAO 多属正常或偏低，对此，可能解释为 GU 患者伴多灶萎缩性胃炎，因而胃体壁细胞泌酸功能已受影响，而 DU 患者多为慢性胃窦炎，胃体黏膜未受损或受损轻微因而仍能保持旺盛的泌酸能力。近年来非幽门螺杆菌、非 NSAIDs（也非胃泌素瘤）相关的消化性溃疡报道有所增加，这类患者病因未明，是否与高酸分泌有关尚有待研究。

十二指肠溃疡患者胃酸分泌增多，主要与以下因素有关：

（1）壁细胞数量增多：正常人胃黏膜内平均大约有 10 亿个壁细胞，而十二指肠溃疡患者的壁细胞数量平均约 19 亿，比正常人高出约一倍。然而，个体间的壁细胞数量有很大差异，十二指肠溃疡患者与正常人之间有显著的重叠。壁细胞数量的增加可能是由于遗传因素和（或）胃泌素长期作用的结果。

（2）壁细胞对刺激物质的敏感性增强：十二指肠溃疡患者对食物或五肽胃泌素刺激后的胃酸分泌反应多大于正常人，这可能是患者壁细胞上胃泌素受体的亲和力增加或患者体内对胃泌素刺激胃酸分泌有抑制作用的物质如生长抑素减少所致。

（3）胃酸分泌的正常反馈抑制机制发生缺陷：正常人胃窦部 G 细胞分泌胃泌素的功能受到胃液 pH 的负反馈调节，当胃窦部的 pH 降至 2.5 以下时，G 细胞分泌胃泌素的功能就受到明显的抑制。此外，当食糜进入十二指肠后，胃酸和食糜刺激十二指肠和小肠黏膜释放胰泌素、缩胆囊肽、肠抑胃肽和血管活性肠肽等，这些激素具有抑制胃酸分泌的作用。所以正常情况下，胃酸分泌具有自身调节作用。H. pylori 感染后通过多种机制影响胃泌素和胃酸分泌的生理调节。

（4）迷走神经张力增高：迷走神经释放乙酰胆碱，后者兼有直接刺激壁细胞分泌盐酸和刺激 G 细胞分泌胃泌素的作用。部分 BAO/PAO 比值增加的十二指肠溃疡患者对假食所致的胃酸分泌几无反应，提示这些患者已处于最大的迷走张力之下。

4. 其他因素

（1）吸烟：吸烟者消化性溃疡发生率比不吸烟者高，且与吸烟量成比例；吸烟影响溃疡的愈合，促进溃疡复发和增加溃疡并发症的发生率。吸烟影响溃疡形成和愈合的确切机制未明，可能与吸烟增加胃酸分泌、减少十二指肠及胰腺碳酸氢盐分泌、影响胃十二指肠协调运动、降低幽门括约肌张力和黏膜损害性氧自由基增加等因素有关。

（2）遗传：遗传因素曾一度被认为是消化性溃疡发病的重要因素，但随着幽门螺杆菌在消化性溃疡发病中的重要作用得到认识，遗传因素的重要性受到挑战。因此，遗传因素的作用尚有待进一步研究。

（3）胃、十二指肠运动异常：研究发现部分 DU 患者胃排空增快，这可使十二指肠球部对酸的负荷增大；部分 GU 患者有胃排空延迟，这可增加十二指肠液反流入胃，加重胃黏膜屏障损害。但目前认为，胃肠运动障碍不大可能是原发病因，但可加重幽门螺杆菌或 NSAIDs 对黏膜的损害。

（4）饮食：饮食与消化性溃疡的关系不十分明确。酒、浓茶、咖啡和某些饮料能刺激胃酸分泌，摄入后易产生消化不良症状，但尚无充分证据表明长期应用会增加溃疡发生的危险性。据称，脂肪酸摄入增多与消化性溃疡发病率下降有关，脂肪酸通过增加胃、十二指肠黏膜中前列腺素前体成分而促进前列腺素合成。高盐饮食被认为可增加 GU 发生的危险性，这与高浓度盐损伤胃黏膜有关。

5. 与消化性溃疡相关的疾病　消化性溃疡，特别是 DU 的发病率在一些疾病患者中明显升高，对其机制的研究或许有助于阐明消化性溃疡的发病机制。

综上所述，消化性溃疡的发生是一种多因素作用的结果，其中幽门螺杆菌感染和服用 NSAIDs 是已知的主要病因，由于黏膜侵袭因素和防御因素失平衡导致溃疡的发生，而胃酸在溃疡形成中起到关键作用。

二、临床表现与诊断

（一）临床表现

本病患者临床表现不一，多数表现为中上腹反复发作性节律性疼痛，少数患者无症状，或以出血、穿孔等并发症的发生作为首发症状。

1. 疼痛

（1）部位：大多数患者以中上腹疼痛为主要症状。少部分患者无疼痛表现，特别是老年人溃疡、维持治疗中复发性溃疡和 NSAIDs 相关性溃疡。疼痛的机制尚不十分清楚，食物或制酸药能稀释或中和胃酸，呕吐或抽出胃液均可使疼痛缓解，提示疼痛的发生与胃酸有关。十二指肠溃疡的疼痛多位于中上腹部，或在脐上方，或在脐上方偏右处；胃溃疡疼痛多位于中上腹稍偏高处，或在剑突下和剑突下偏左处。胃或十二指肠后壁溃疡，特别是穿透性溃疡可放射至背部。

（2）疼痛程度和性质：多呈隐痛、钝痛、刺痛、灼痛或饥饿样痛，一般较轻而能耐受，偶尔也有疼痛较重者。持续性剧痛提示溃疡穿孔或穿透。

（3）疼痛节律性：溃疡疼痛与饮食之间可有明显的相关性和节律性。十二指肠溃疡疼痛好发于两餐之间，持续不减直至下餐进食或服制酸药物后缓解。一部分十二指肠溃疡患者，由于夜间的胃酸较高，可发生半夜疼痛。胃溃疡疼痛的发生较不规则，常在餐后 1 小时内发生，经 1~2 小时后逐渐缓解，直至下餐进食后再次出现。

（4）疼痛周期性：反复周期性发作是消化性溃疡的特征之一，尤以十二指肠溃疡更为突出。上腹疼痛发作可持续几天、几周或更长，继以较长时间的缓解。以秋末至春初较冷的季节更为常见。有些患者经过反复发作进入慢性病程后，可失去疼痛的节律性和周期性特征。

（5）影响因素：疼痛常因精神刺激、过度疲劳、饮食不慎、药物影响、气候变化等因素诱发或加重；可因休息、进食、服制酸药、以手按压疼痛部位、呕吐等方法而使疼痛得到减轻或缓解。

2. 其他症状　本病除中上腹疼痛外，尚可有唾液分泌增多、胃灼热、反胃、嗳酸、嗳气、恶心、呕吐等其他胃肠道症状。但这些症状均缺乏特异性。部分症状可能与伴随的慢性胃炎有关。病程较长者可因疼痛或其他消化不良症状影响摄食而出现体重减轻；但亦有少数十二指肠球部溃疡患者因进食可使疼痛暂时减轻，频繁进食而致体重增加。

3. 体征　消化性溃疡缺乏特异性体征。溃疡发作期，中上腹部可有局限性压痛，DU 压痛点常偏右。程度不同，其压痛部位多与溃疡的位置基本相符。有消化道出血者可有贫血和营养不良的体征。部分 GU 患者的体质较瘦弱。

（二）特殊类型的消化性溃疡

1. 胃、十二指肠复合溃疡　指胃和十二指肠同时发生的溃疡，这两个解剖部位溃疡的病期可以相同，但亦可不同。DU 往往先于 CU 出现，本病约占消化性溃疡的 7%，多见于男性。复合性溃疡幽门梗阻发生率较单独胃溃疡或十二指肠溃疡为高。一般认为，胃溃疡如伴随十二指肠溃疡，则其恶性的机会较少，但这只是相对而言。

2. 幽门管溃疡　幽门管位于胃远端，与十二指肠交界，长约 2cm。幽门管溃疡与 DU 相似，胃酸分泌一般较高，餐后可立即出现中上腹疼痛，其程度较为剧烈而无节律性，制酸治疗疗效不如十二指肠溃疡。由于幽门管易痉挛和形成瘢痕，易引起梗阻而呕吐，也可出现出血和穿孔等并发症。

3. 十二指肠球后溃疡　DU 大多发生在十二指肠球部，发生在球部远端十二指肠的溃疡称球后溃疡。多发生在十二指肠乳头的近端，约占消化性溃疡的 5%。常为慢性，穿孔时易穿透至浆膜腔进入胰腺及周围脏器。其午夜痛及背部放射痛多见，对药物治疗反应较差，较易并发出血。

4. 巨大溃疡　指直径大于 2cm 的溃疡，并非都属于恶性，但应与胃癌作鉴别。疼痛常不典型，可出现呕吐与体重减轻，并发致命性出血。对药物治疗反应较差、愈合时间较慢，易发生慢性穿透或穿孔。病程长的巨大溃疡往往需要外科手术治疗。

5. 老年人消化性溃疡　近年老年人发生消化性溃疡的报道增多。胃溃疡多见，也可发生十二指肠溃疡。临床表现多不典型，GU 多位于胃体上部甚至胃底部、溃疡常较大，易误诊为胃癌。

6. 无症状性溃疡　指无明显症状的消化性溃疡者，因其他疾病做胃镜或 X 线钡餐检查时偶然被发现；或以出血、穿孔等并发症为首发症状，甚至于尸体解剖时始被发现。这类消化性溃疡可见于任何年龄，但以老年人尤为多见。NSAIDs 引起的溃疡近半数无症状。

7. 食管溃疡　与酸性胃液接触的结果。溃疡常发生于食管下段，多为单发，约为10%为多发，大小不一。本病多伴有反流性食管炎和滑动性食管裂孔疝的患者。也可发生于食管胃吻合术或食管空肠吻合术以后，由于胆汁和胰腺分泌物反流的结果。主要症状是胸骨下段后方或高位上腹部疼痛，常在进食或饮水后出现，卧位时加重。

8. 难治性溃疡　难治性溃疡诊断尚无统一标准，通常指经正规治疗无效，仍有腹痛、呕吐和体重减轻等症状的消化性溃疡。因素可能有：①穿透性溃疡、有幽门梗阻等并发症；②特殊部位的溃疡：如球后、幽门管溃疡等；③病因未去除（如焦虑、紧张等精神因素）以及饮食不洁、治疗不当等；④引起难治性溃疡的疾病：如胃泌素瘤、甲状腺功能亢进引起胃酸高分泌状态。随着质子泵抑制剂的问世及对消化性溃疡发病机制的不断认识，难治性溃疡已减少。

（三）实验室和特殊检查

1. 胃镜检查　是确诊消化性溃疡首选的检查方法。胃镜检查不仅可对胃、十二指肠黏膜直接观察、摄像，还可在直视下取活组织作病理学检查及幽门螺杆菌检测，因此，胃镜检查对消化性溃疡的诊断及胃良、恶性溃疡鉴别诊断的准确性高于X线钡餐检查。例如：在溃疡较小或较浅时钡餐检查有可能漏诊；钡餐检查发现十二指肠球部畸形可有多种解释；活动性上消化道出血是钡餐检查的禁忌证；胃的良、恶性溃疡鉴别必须由活组织检查来确定；另外，胃镜还可以根据内镜表现判断溃疡的分期。

2. X线钡餐检查　适用于对胃镜检查有禁忌或不愿接受胃镜检查者。溃疡的X线征象有直接和间接两种：钡剂填充溃疡的凹陷部分所造成的龛影是诊断溃疡的直接征象，对溃疡有确诊价值。在正面观，龛影呈圆形或椭圆形，边缘整齐。因溃疡纤维组织的收缩，四周黏膜皱襞呈放射状向壁龛集中，直达壁龛边缘。在切面观，壁龛突出胃壁轮廓以外，呈半圆形或长方形，四壁一般光滑完整。胃溃疡的龛影多见于胃小弯。十二指肠溃疡的龛影常见于球部；局部压痛、十二指肠球部激惹和球部畸形、胃大弯侧痉挛性切迹均为间接征象，仅提示可能有溃疡。

3. 幽门螺杆菌检测　应当注意，近期应用抗生素、质子泵抑制剂、铋剂等药物，因有暂时抑制幽门螺杆菌作用，会使上述检查（血清学检查除外）呈假阴性。

4. 胃液分析和血清胃泌素测定　一般仅在疑有胃泌素瘤时作鉴别诊断之用。

（四）诊断和鉴别诊断

慢性病程、周期性发作的节律性上腹疼痛，且上腹痛可为进食或抗酸药所缓解的临床表现是诊断消化性溃疡的重要临床线索。但应注意，一方面有典型溃疡样上腹痛症状者不一定是消化性溃疡，另一方面部分消化性溃疡患者症状可不典型甚至无症状，因此，单纯依靠病史难以做出可靠诊断。确诊有赖于胃镜检查。X线钡餐检查发现龛影亦有确诊价值。

1. 内镜检查　内镜检查不仅可对胃、十二指肠黏膜直接观察、摄影，还可在直视下活检做病理检查。它对消化性溃疡的诊断和良、恶性溃疡鉴别诊断的准确性高于钡餐检查。内镜下溃疡可分为三个病期，即A期、H期和S期。

2. 鉴别诊断　胃镜检查如见胃、十二指肠溃疡，应注意与引起胃、十二指肠溃疡的少见特殊病因或以溃疡为主要表现的胃、十二指肠肿瘤鉴别。本病与下列疾病的鉴别要点如下。

（1）胃癌：内镜或X线检查见到胃的溃疡，必须进行良性溃疡（胃溃疡）与恶性溃疡（胃癌）的鉴别。Ⅲ型（溃疡型）早期胃癌单凭内镜所见与良性溃疡鉴别有困难，放大内镜和染色内镜对鉴别有帮助，但最终必须依靠直视下取活组织检查进行鉴别。恶性溃疡的内镜特点为：①溃疡形状不规则，一般较大。②底凹凸不平、苔污秽。③边缘呈结节状隆起。④周围皱襞中断。⑤胃壁僵硬、蠕动减弱（X线钡餐检查亦可见上述相应的X线征）。活组织检查可以确诊，但必须强调，对于怀疑胃癌而一次活检阴性者，必须在短期内复查胃镜进行再次活检；即使内镜下诊断为良性溃疡且活检阴性，仍有漏诊胃癌的可能，因此对初诊为胃溃疡者，必须在完成正规治疗的疗程后进行胃镜复查，胃镜复查溃疡缩小或愈合不是鉴别良、恶性溃疡的最终依据，必须重复活检加以证实，尽可能地不至于把胃癌漏诊。

（2）胃泌素瘤：亦称Zollinger - Ellison综合征，是胰腺非β细胞瘤分泌大量胃泌素所致。肿瘤往往很小（＜1cm），生长缓慢，半数为恶性。大量胃泌素可刺激壁细胞增生，分泌大量胃酸，使上消化道经常处于高酸环境，导致胃、十二指肠球部和不典型部位（十二指肠降段、横段、甚或空肠近端）发生多发性溃疡。胃泌素瘤与普通消化性溃疡的鉴别要点是该病溃疡发生于不典型部位，具难治性特点，有过高胃酸分泌（BAO 和 MAO 均明显升高，且 BAO/MAO ＞ 60%）及高空腹血清胃泌素（＞200pg/ml，常 ＞500pg/ml）。

（3）功能性消化不良：患者常表现为上腹疼痛、反酸、嗳气、胃灼热、上腹饱胀、恶心、呕吐、食欲减退等，部分患者症状可酷似消化性溃疡，易与消化性溃疡诊断相混淆。内镜检查则示完全正常或仅有轻度胃炎。

（4）慢性胆囊炎和胆石症：对疼痛与进食油腻有关、位于右上腹，并放射至背部，伴发热、黄疸的典型病例不难与消化性溃疡相鉴别。对不典型的患者，鉴别需借助腹部超声或内镜下逆行胆管造影检查方能确诊。

（五）并发症

1. 上消化道出血　溃疡侵蚀周围血管可引起出血。上消化道出血是消化性溃疡最常见的并发症，也是上消化道大出血最常见的病因（占所有病因的30% ~ 50%）。DU 并发出血的发生率比 GU 高，十二指肠球部后壁溃疡和球后溃疡更易发生出血。有10% ~ 20% 的消化性溃疡患者以出血为首发症状，在 NSAIDs 相关溃疡患者中这一比率更高。出血量的多少与被溃疡侵蚀的血管的大小有关。溃疡出血的临床表现取决于出血的速度和量的多少。消化性溃疡患者在发生出血前常有上腹痛加重的现象，但一旦出血后，上腹疼痛多随之缓解。部分患者，尤其是老年患者，并发出血前可无症状。根据消化性溃疡患者的病史和上消化道出血的临床表现，诊断一般不难确立。但需与急性糜烂性胃炎、食管或胃底静脉曲张破裂出血、食管贲门黏膜撕裂症和胃癌等所致的出血鉴别。对既往无溃疡病史者，临床表现不典型而诊断困难者，应争取在出血24 ~ 48 小时进行急诊内镜检查。内镜检查的确诊率高，不仅能观察到出血的部位，而且能见到出血的状态。此外，还可在内镜下采用激光、微波、热电极、注射或喷洒止血药物、止血钳夹等方法止血。

2. 穿孔　溃疡病灶向深部发展穿透浆膜层则称并发穿孔。溃疡穿孔在临床上可分为急性、亚急性和慢性三种类型，其中以第一种常见。急性穿孔的溃疡常位于十二指肠前壁或胃前壁，发生穿孔后胃肠的内容物漏入腹腔而引起急性腹膜炎。穿孔时胃肠内容物不流入腹腔，称为慢性穿孔，又称为穿透性溃疡。这种穿透性溃疡改变了腹痛规律，变得顽固而持续，疼痛常放射至背部。邻近后壁的穿孔或穿孔较小，只引起局限性腹膜炎时称亚急性穿孔，症状较急性穿孔轻而体征较局限，且易于漏诊。溃疡急性穿孔主要出现急性腹膜炎的表现。临床上突然出现剧烈腹痛，腹痛常起始于中上腹或右上腹，呈持续性，可蔓延到全腹。GU 穿孔，尤其是餐后穿孔，漏入腹腔的内容物量往往比 DU 穿孔者多，所以腹膜炎常较重。消化性溃疡穿孔需与急性阑尾炎、急性胰腺炎、宫外孕破裂、缺血性肠病等急腹症相鉴别。

3. 幽门梗阻　主要是由 DU 或幽门管溃疡引起。溃疡急性发作时可因炎症水肿和幽门部痉挛而引起暂时性梗阻，可随炎症的好转而缓解；慢性梗阻主要由于瘢痕收缩而呈持久性。幽门梗阻引起胃滞留，临床表现主要为餐后上腹饱胀、上腹疼痛加重，伴有恶心、呕吐，大量呕吐后症状可以改善，呕吐物含发酵酸性宿食。严重呕吐可致失水和低氯低钾性碱中毒。久病后可发生营养不良和体重减轻。体检时可见胃型和胃逆蠕动波，清晨空腹时检查胃内有振水声，胃管抽液量 ＞200mL，即提示有胃潴留。进一步做胃镜或 X 线钡剂检查可确诊。

4. 癌变　少数 GU 可发生癌变，DU 则不发生癌变。GU 癌变发生于溃疡边缘，据报道癌变率在1% 左右。长期慢性 GU 病史、年龄在 45 岁以上、溃疡顽固不愈者应提高警惕。对可疑癌变者，在胃镜下取多点活检做病理检查；在积极治疗后复查胃镜，直到溃疡完全愈合；必要时定期随访复查。

三、治疗

治疗的目的是消除病因、缓解症状、愈合溃疡、防止复发和防治并发症发生。消化性溃疡在不同患者的病因不尽相同，发病机制亦各异，所以对每一病例应分析其可能涉及的致病因素及病理生理，给予恰当的处理。针对病因的治疗如根除幽门螺杆菌，有可能彻底治愈溃疡病，是近年消化性溃疡治疗的一大进展。

（一）一般治疗

生活要有规律，工作宜劳逸结合，避免过度劳累和精神紧张，如有焦虑不安，应予开导，必要时给予镇静剂。原则上需强调进餐要定时，注意饮食规律，避免辛辣、过咸食物及浓茶、咖啡等饮料，如有烟酒嗜好而确认与溃疡的发病有关者应戒烟、酒。牛乳和豆浆能稀释胃酸于一时，但其所含钙和蛋白质能刺激胃酸分泌，故不宜多饮。服用 NSAIDs 者尽可能停用，即使未用亦要告诫患者今后慎用。

（二）治疗消化性溃疡的药物及其应用

治疗消化性溃疡的药物可分为抑制胃酸分泌的药物和保护胃黏膜的药物两大类，主要起缓解症状和促进溃疡愈合的作用，常与根除幽门螺杆菌治疗配合使用。现就这些药物的作用机制及临床应用分别简述如下。

1. 抑制胃酸药物　溃疡的愈合特别是 DU 的愈合与抑酸治疗的强度和时间成正比，药物治疗中 24 小时胃内 pH > 3 总时间可预测溃疡愈合率。碱性抗酸药物（如氢氧化铝、氢氧化镁和其他复方制剂）具有中和胃酸作用，可迅速缓解疼痛症状，但一般剂量难以促进溃疡愈合，目前已很少单一应用碱性抗酸剂来治疗溃疡，仅作为加强止痛的辅助治疗。常用的抗酸分泌药有 H_2 受体拮抗剂（$H_2 - RAs$）和 PPIs 两大类。壁细胞通过受体（M_1、H_2 受体、胃泌素受体）、第二信使和 $H^+ - K^+ - ATP$ 酶三个环节分泌胃酸。$H^+ - K^+ - ATP$ 酶（H^+ 泵、质子泵）位于壁细胞小管膜上，它能将 H^+ 从壁细胞内转运到胃腔中，将 K^+ 从胃腔中转运到壁细胞内进行 $H^+ - K^+$ 交换。胃腔中的 H^+ 与 Cl^- 结合，形成盐酸。抑制 $H^+ - K^+ - ATP$ 酶，就能抑制胃酸形成的最后环节，发挥治疗作用。PPIs 作用于壁细胞胃酸分泌终末步骤中的关键酶 $H^+ - K^+ - ATP$ 酶，抑制胃酸分泌作用比 H_2 受体拮抗剂更强，且作用持久。一般疗程为 DU 治疗 4 ~ 6 周，CU 治疗 6 ~ 8 周，溃疡愈合率用 H_2 受体拮抗剂为 65% ~ 85%，PPIs 为 8% ~ 100%。

质子泵抑制剂（PPIs）作用于壁细胞胃酸分泌终末步骤中的关键酶 $H^+ - K^+ - ATP$ 酶，使其不可逆失活，因此抑酸作用比 $H_2 - RAs$ 更强且作用持久。与 $H_2 - RAs$ 相比，PPIs 促进溃疡愈合的速度较快、溃疡愈合率较高，因此特别适用于难治性溃疡或 NSAIDs 溃疡患者不能停用 NSAIDs 时的治疗。对根除幽门螺杆菌治疗，PPIs 与抗生素的协同作用较 $H_2 - RAs$ 好，因此是根除幽门螺杆菌治疗方案中最常用的基础药物。使用推荐剂量的各种 PPIs，对消化性溃疡的疗效相仿，不良反应较少，不良反应率为 1.1% ~ 2.8%。主要有头痛、头昏、口干、恶心、腹胀、失眠。偶有皮疹、外周神经炎、血清氨基转移酶或胆红素增高等。长期持续抑制胃酸分泌，可致胃内细菌滋长。早期研究曾发现，长期应用奥美拉唑可使大鼠产生高胃泌素血症，并引起胃肠嗜铬样细胞增生或类癌。现认为这是种属特异现象，也可见于 H_2 受体阻滞剂等基础胃酸抑制后。在临床应用 6 年以上的患者，血清胃泌素升高 1.5 倍，但未见壁细胞密度增加。

研究表明，PPIs 常规剂量（奥美拉唑 20mg/d、兰索拉唑 30mg/d、泮托拉唑 40mg/d、雷贝拉唑 20mg/d）治疗十二指肠溃疡（DU）和胃溃疡（CU）均能取得满意的效果，明显优于 H_2 受体拮抗剂，且 5 种 PPI 的疗效相当。对于 DU，疗程一般为 2 ~ 4 周，2 周愈合率平均为 70% 左右，4 周愈合率平均为 90% 左右；对于 GU，疗程一般为 4 ~ 8 周，4 周愈合率平均为 70% 左右，8 周愈合率平均为 90% 左右。其中雷贝拉唑在减轻消化性溃疡疼痛方面优于奥美拉唑且耐受性好。雷贝拉唑在第 4 周对 DU 和第 8 周对 GU 的治愈率与奥美拉唑相同，但雷贝拉唑对 24 小时胃内 pH > 3 的时间明显长于奥美拉唑 20mg/d 治疗的患者，能够更快、更明显地改善症状，6 周时疼痛频率和夜间疼痛完全缓解更持久且有很好的耐受性。埃索美拉唑是奥美拉唑的 S - 异构体，相对于奥美拉唑，具有更高的生物利用度，给药后吸收迅速，1 ~ 2 小时即可达血药峰值，5 天胃内 pH > 4 的平均时间为 14 小时，较奥美拉唑、兰索拉唑、泮托拉唑、雷贝拉唑四种 PPI 明显增加。且持续抑酸作用时间更长，因此能够快速、持久缓解症状。研究表明，与奥美拉唑相比，埃索美拉唑治疗 DU 4 周的愈合率相当，但在缓解胃肠道症状方面（如上腹痛、反酸、胃灼热）明显优于奥美拉唑。最新上市艾普拉唑与其他 5 种 PPIs 相比在结构上新添了一个吡咯环，吸电子能力强，与酶结合容易。相对于前5种PPIs，艾普拉唑经CYP3A4代谢而不是经CYP2C19代谢，因此完全避免了CYP2C19基因多态性对其疗效的影响。PPIs可抑制胃酸分泌，提高胃内pH值，有助于上消化道出血的预防和治疗。奥美拉唑可广泛用于胃、十二指肠病变所致的上消化道出血，泮托拉唑静脉滴注也常用于急性上消化道出血。消化性溃疡并发出血时，迅速有效地提高胃内pH是治疗成功的关键。血小板在低pH值时不能聚集，血凝块可被胃蛋白酶溶解，其他凝血机制在低pH时也受损，而pH为7.0时胃蛋白酶不能溶解血凝块，故胃内pH7.0时最佳。另外，静脉内使用PPI可使胃内pH达到6.0以上，能有效改善上消化道出血的预后，并使再出血率、输血需要量和紧急手术率下降，质子泵抑制剂可以降低消化性溃疡再出血的风险，并可减少接受手术治疗的概率，但对于总死亡率的降低并无多少意义。消化性溃疡并发出血时静脉注射PPIs制剂的选择：推荐大剂量PPIs治疗，如埃索美拉唑80mg静脉推注后，以8mg/h速度持续输注72小时，适用于大量出血患者；常规剂量PPIs治疗，如埃索美拉唑40mg静脉输注，每12小时1次，实用性强，适于基层医院开展。

目前国内上市的PPIs有奥美拉唑（omeprazole）、兰索拉唑（lansoprazole）、泮托拉唑（panto-prazole）、雷贝拉唑（rabeprazole）、埃索美拉唑（esomeprazole），以及最近上市的艾普拉唑（ila-prazole）。第一代PPIs（奥美拉唑、泮托拉唑和兰索拉唑）依赖肝细胞色素P450同工酶（CYP2C19和CYP3A4）进行代谢和清除，因此，与其他经该同工酶进行代谢和清除的药物有明显的相互作用。由于CYP2C19的基因多态性，导致该同工酶的活性及第一代PPIs的代谢表型发生了变异，使不同个体间的CYP2C19表现型存在着强代谢型（EM）和弱代谢型（PM）之分。另外，抑酸的不稳定性、发挥作用需要浓聚和酶的活性、半衰期短等局限性影响了临床的应用；影响疗效因素多（如易受进餐和给药时间、给药途径的影响）；起效慢、治愈率和缓解率不稳定，甚至一些患者出现奥美拉唑耐药或失败；不能克服夜间酸突破等，由此可见，第一代PPIs的药效发挥受代谢影响极大，使疗效存在显著的个体差异。第二代PPIs（雷贝拉唑、埃索美拉唑、艾普拉唑）则有共同的优点，起效更快，抑酸效果更好，能24小时持续抑酸，个体差异少，与其他药物相互作用少。新一代PPIs的进步首先是药效更强，这和化学结构改变有关，如埃索美拉唑是奥美拉唑中作用强的S-异构体，把药效差的L-异构体剔除后，其抑酸作用大大增强。而艾普拉唑结构上新添的吡咯环吸电子能力强，与酶结合容易，艾普拉唑对质子泵的抑制活性是奥美拉唑的16倍，雷贝拉唑的2倍；其次新一代PPI有药代动力学方面优势，如雷贝拉唑的解离常数（pKa）值较高，因此在壁细胞中能更快聚积，更快和更好地发挥作用。再次，新一代PPIs较少依赖肝P450酶系列中的CYP2C19酶代谢。另外，第二代PPIs半衰期相对较长，因此保持有效血药浓度时间较长，抑酸作用更持久，尤其是新上市的艾普拉唑，半衰期为3.0~4.0小时，为所有PPIs中最长的，因而作用也最持久。

2. 保护胃黏膜药物　替普瑞酮、铝碳酸镁、硫糖铝、胶体枸橼酸铋、马来酸伊索拉定（盖世龙）、蒙托石、麦滋林、谷氨酰胺胶囊等均有不同程度制酸、促进溃疡愈合作用。

（三）根除幽门螺杆菌治疗

对幽门螺杆菌感染引起的消化性溃疡，根除幽门螺杆菌不但可促进溃疡愈合，而且可以预防溃疡复发，从而彻底治愈溃疡。因此，凡有幽门螺杆菌感染的消化性溃疡，无论初发或复发、活动或静止、有无并发症，均应予以根除幽门螺杆菌治疗。

在根除幽门螺杆菌疗程结束后，继续给予一个常规疗程的抗溃疡治疗（如DU患者予PPIs常规剂量、每日1次、总疗程2~4周，GU患者PPIs常规剂量、每日1次、总疗程4~6周），是最理想的。这在有并发症或溃疡面积大的患者尤为必要，但对无并发症且根除治疗结束时症状已得到完全缓解者，也可考虑停药。

（四）NSAID溃疡的治疗、复发预防及初始预防

对服用NSAIDs后出现的溃疡，如情况允许应立即停用NSAIDs，如病情不允许可换用对黏膜损伤少的NSAIDs如特异性COX-2抑制剂（如塞来昔布）。对停用NSAIDs者，可予常规剂量常规疗程的H_2-RA或PPIs治疗；对不能停用NSAIDs者，应选用PPIs治疗（H_2-RA疗效差）。因幽门螺杆菌和

NSAIDs 是引起溃疡的两个独立因素，因此应同时检测幽门螺杆菌，如有幽门螺杆菌感染应同时根除幽门螺杆菌。溃疡愈合后，如不能停用 NSAIDs，无论幽门螺杆菌阳性还是阴性都必须继续 PPIs 或米索前列醇长程维持治疗以预防溃疡复发。对初始使用 NSAIDs 的患者是否应常规给药预防溃疡的发生仍有争论。已明确的是，对于发生 NSAIDs 溃疡并发症的高危患者，如既往有溃疡病史、高龄、同时应用抗凝血药（包括低剂量的阿司匹林）或糖皮质激素者，应常规给予抗溃疡药物预防，目前认为 PPIs 或米索前列醇预防效果较好。

（五）难治性溃疡的治疗

首先须作临床和内镜评估，证实溃疡未愈，明确是否 H. pylori 感染、服用 NSAIDs 和胃泌素瘤的可能性，排除类似消化性溃疡的恶性溃疡及其他病因如克罗恩病等所致的良性溃疡。明确原因者应做相应处理，如根除 H. pylori、停用 NSAIDs。加倍剂量的 PPIs 可使多数非 H. pylori 非 NSAIDs 相关的难治性溃疡愈合。对少数疗效差者，可做胃内 24 小时 pH 检测，如 24 小时中半数以上时间的 pH 小于 2，则需调整抗酸药分泌治疗药物的剂量。

（六）溃疡复发的预防

有效根除幽门螺杆菌及彻底停服 NSAIDs，可消除消化性溃疡的两大常见病因，因而能大大减少溃疡复发。对溃疡复发的同时伴有幽门螺杆菌感染复发（再感染或复燃）者，可予根除幽门螺杆菌再治疗。下列情况则需用长程维持治疗来预防溃疡复发：①不能停用 NSAIDs 的溃疡患者，无论幽门螺杆菌阳性还是阴性（如前述）；②幽门螺杆菌相关溃疡，幽门螺杆菌感染未能被根除；③幽门螺杆菌阴性的溃疡（非幽门螺杆菌、非 NSAIDs 溃疡）；④幽门螺杆菌相关溃疡，幽门螺杆菌虽已被根除，但曾有严重并发症的高龄或有严重伴随病的患者。长程维持治疗一般以 PPIs 常规剂量的半量维持，而 NSAIDs 溃疡复发的预防多用 PPIs 或米索前列醇，已如前述。半量维持疗效差者或有多项危险因素共存者，也可采用全量分两次口服维持。也可用奥美拉唑 10mg/d 或 20mg 每周 2~3 次口服维持。对维持治疗中复发的溃疡应积极寻找可除去的病因，半量维持者应改为全量，全量维持者则需改换成 PPI 治疗。维持治疗的时间长短，需根据具体病情决定，短者 3~6 月，长者 1~2 年，甚至更长时间。无并发症且溃疡复发率低的患者也可用间歇维持疗法，有间歇全量治疗和症状性自我疗法（symptomatic self control，SSC）两种服法，前者指出现典型溃疡症状时给予 4~8 周全量 PPIs 治疗，后者指出现典型溃疡症状时立即自我服药，症状消失后停药。

（七）消化性溃疡治疗的策略

对内镜或 X 线检查诊断明确的 DU 或 GU，首先要区分有无 H. pylori 感染。H. pylori 感染阳性者应首先抗 H. pylori 治疗，必要时在抗 H. pylori 治疗结束后再给予 2~4 周抗酸分泌治疗。对 H. pylori 感染阴性者包括 NSAIDs 相关性溃疡，可按过去的常规治疗，即服用任何一种 PPIs，DU 疗程为 4~6 周，GU 为 6~8 周。也可用胃黏膜保护剂替代抗酸分泌剂治疗 GU。至于是否进行维持治疗，应根据溃疡复发频率、患者年龄、服用 NSAIDs、吸烟、并发其他严重疾病、溃疡并发症等危险因素的有无，综合考虑后决定。由于内科治疗的进展，目前外科手术主要限于少数有并发症者，包括：①大量出血经内科治疗无效；②急性穿孔；③瘢痕性幽门梗阻；④胃溃疡癌变；⑤严格内科治疗无效的顽固性溃疡。

（八）预后

由于内科有效治疗的发展，预后远较过去为佳，死亡率显著下降。死亡主要见于高龄患者，死亡的主要原因是并发症，特别是大出血和急性穿孔。

四、消化性溃疡的外科治疗

如前所述，内科治疗已成为溃疡病治疗的主要方法，但仍有部分患者需要接受外科治疗。溃疡病外科治疗的主要目的：内科治疗无效的病例，治疗溃疡引起的并发症。因此，结合患者具体情况，正确选择手术适应证，是外科医生必须重视的问题。

（一）外科治疗溃疡病的理论根据和地位

（1）外科切除溃疡病灶后，根本上解决了慢性穿透性或胼胝性溃疡不易愈合问题，有助于消除症状，防止复发。

（2）切除溃疡病好发部位，绝大多数好发于十二指肠球部、胃小弯附近幽门窦部等，这些部位在胃大部切除时均被切除，溃疡再发的机会自然就很小。

（3）减少胃酸的分泌，由于胃体部在手术时大部被切除，分泌胃酸及胃蛋白酶的腺体大为减少，手术后的胃液分泌中仅有低度游离酸，这也可减少溃疡再发的可能。

（4）增加了胃酸被中和的程度，手术后碱性十二指肠内含物进入胃内的机会增多，可使胃液的酸度进一步中和而降低。

（5）缩短食物在胃内停留的时间，胃黏膜被刺激机会减少，也可以减少溃疡发生的可能。

（6）胃迷走神经切断后，胃液分泌量和酸度明显降低，基础胃酸分泌量可减少80%～90%，消除了神经性胃酸分泌，消除了导致溃疡发生的主要原因。

（7）迷走神经切断后，消除了迷走神经引起的胃泌素分泌，从而减少体液性胃酸分泌，达到治愈溃疡病的目的。

胃大部切除术虽不是针对溃疡病发病机制的理想疗法，但当溃疡病已具有外科治疗的适应证时，胃大部切除术至少在目前是较好的治疗方法。近年来手术死亡率已降至1%～2%。远期疗效据国内文献报道，症状完全消失又无明显的术后并发症者可达85%～90%，可称满意；但有小部分患者在术后不免发生各种并发症，是胃大部切除术尚存在着某些缺点而有待进一步改进。

胃迷走神经切断术治疗溃疡病，国外广泛采用。认为本法是一种安全有效的手术方法，可以代替胃大部切除术治疗十二指肠溃疡。国内开展该术式较晚，临床病例较少，确实疗效尚无定论（图3-1，图3-2）。

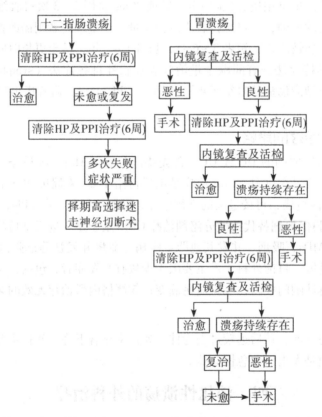

图3-1 消化性溃疡诊治流程

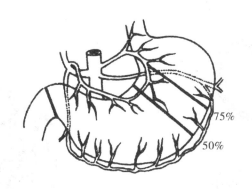

75%

50%

图 3 - 2 胃大部切除范围

（二）溃疡病外科治疗的适应证

1. 手术绝对适应证

（1）溃疡病急性穿孔，形成弥漫性腹膜炎。

（2）溃疡病急性大出血，或反复呕血，经内科治疗（包括内镜下止血）效果不佳，有生命危险者。

（3）并发幽门梗阻，严重影响进食及营养者。

（4）溃疡病有恶变的可疑者。

2. 手术相对适应证

（1）多年的溃疡病患者反复发作，病情逐渐加重，症状剧烈者。

（2）虽然严格的内科治疗而症状不能减轻，溃疡不能愈合，或暂时愈合而短期内又复发者。

3. 手术禁忌证

（1）单纯性溃疡无严重的并发症。

（2）年龄在 30 岁以下或 60 岁以上又无绝对适应证者。

（3）患者有严重的内科疾病，致手术有严重的危险者。

（4）精神神经病患者而溃疡又无严重的并发症者。

（三）胃溃疡的外科治疗

1. 手术方式的选择　胃溃疡按其病因和治疗临床上一般分为 3 型。Ⅰ型：为最多见，溃疡位于远侧 1/2 胃体胃窦交界附近，更多见于胃小弯。Ⅱ型：胃溃疡、十二指肠溃疡同时存在的复合性溃疡。溃疡常靠紧幽门，其胃酸分泌是与十二指肠溃疡一致。这些患者的手术治疗首先要考虑到十二指肠溃疡。Ⅲ型：幽门前溃疡，发病率更接近十二指肠溃疡。根据这种分型以便于式式的选择。

（1）Billroth Ⅰ式胃大部切除术：目前仍被认为是治疗胃溃疡的首选术式，尤其是对Ⅰ型胃溃疡更为合适。理论上这种术式既切除了溃疡病灶及其好发部位，又因切除了胃窦部，除去了胃泌素的产生部位。同时 Billroth Ⅰ式比较合乎解剖生理（图 3 - 3、图 3 - 4）。胃溃疡的胃切除范围可小于十二指肠溃疡所要求的切除范围。一般切除胃的 50% ~ 60%，即所谓的半胃切除术，只要能完整切除胃窦及溃疡灶区域就可。有人认为对Ⅰ型胃溃疡可行胃部分切除附加选择性迷走神经切断术，可以减少复发率。

（2）Billroth Ⅱ式胃大部切除术：在Ⅱ型或Ⅲ型胃溃疡行 Billroth Ⅰ式难于处理时，则可改行 Billroth Ⅱ式术（图 3 - 4）。但术后因胃空肠吻合可造成十二指肠液反流。为了防止这种情况发生，有学者主张用 Roux - en - Y 型胃空肠吻合术代替常规的胃空肠吻合。但因操作较复杂，目前尚无较多的病例报告。

（3）迷走神经切断术：采用迷走神经切断术主要是消除神经相胃酸分泌，国外普遍应用于十二指肠溃疡，对胃溃疡较少采用。但可用于Ⅰ型和Ⅱ型的胃溃疡。应该注意的是首先要排除溃疡是否恶性，以免延误了治疗。

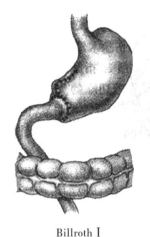

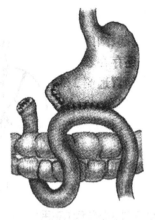

Billroth Ⅰ

Billroth Ⅱ

图 3-3　胃十二指肠吻合术
（Billroth Ⅰ式）

图 3-4　胃空肠吻合术
（Billroth Ⅱ式）

2. 特殊类型的胃溃疡的处理

（1）高位胃溃疡：溃疡位于贲门附近，一般不宜于为了切除溃疡而施行过于广泛的胃大部切除术。没有并发症时，可以保留溃疡，只行半胃切除术，附加选择性迷走神经切断术；或半胃切除后再加做溃疡局部楔形或袖状切除。如高位溃疡并发大出血，则应行胃大部切除术，以清除出血病灶。

（2）后壁穿透性溃疡：溃疡常经后壁穿透入胰腺，溃疡面巨大，易出血，内科治疗一般无效。手术切除溃疡有一定困难，可行胃大部切除术，沿溃疡边缘切开胃壁，将溃疡置于胃肠道之外。任何强行剥离胰腺上的溃疡面均可起大出血，或术后胰瘘的并发症。有的高位溃疡位于后壁可穿透脾门的血管，发生危及生命的大出血。此时为了抢救患者，甚至须行全胃切除和脾脏切除。总之，应根据具体情况来决定合适的处理方法。

（3）多发性溃疡：系指胃内同时存在1个以上的慢性溃疡。如果两个溃疡位置在不能同时在同一个半胃区内切除，可考虑切除1个溃疡，另一个溃疡保留。但务必附加迷走神经切断术。同样应注意的是所保留的溃疡应排除恶性的可能性。

（四）十二指肠溃疡的外科治疗

手术方式的选择：十二指肠溃疡的外科治疗经历了由胃空肠吻合术、胃大部切除术以及各类迷走神经切断术的发展过程。迷走神经切断术又经历了迷走神经干切断术、选择性迷走神经切断术、高选择性迷走神经切断术的发展过程。由此，反映出了外科医生对十二指肠溃疡的手术治疗的认识不断深化，对于手术的方式及其疗效有了更高的要求。手术治疗十二指肠溃疡既要达到溃疡持久的愈合，溃疡复发率最低；又要保证尽可能地符合生理状态，保持胃-幽门-十二指肠解剖生理功能的完善，以减少远期并发症。而且手术方式应简单易行，便于推广应用。20世纪末，在我国仍然以采用胃大部切除术来治疗十二指肠溃疡为主，而欧美国家则主要采用选择性迷走神经切断术。

1. 胃大部切除术　胃大部切除术治疗十二指肠溃疡已有五十余年的历史。在当时已在我国城乡各地医院广泛地采用，并在临床实践中证明这种手术对十二指肠溃疡的疗效是肯定的，其复发率在4%以下。胃大部切除术需要切除的范围应包括胃远侧2/3～3/4，即胃体部的大部分，整个胃窦部、幽门和十二指肠第1部。但临床上胃大部切除术治疗十二指肠溃疡在理论上和操作上仍还存在着一些明显的问题。对于高胃酸状态的十二指肠溃疡患者来说，胃大部切除术必须切除胃远侧2/3以上才能达到满意的降酸效果。若切除的范围越小，胃酸降低幅度越小，术后仍存在一定的复发率。反之，增大切除范围，胃酸降低效果明显，但保留的残胃容积过小，术后进食和营养方面的问题较大。此外，幽门管被切除（Billroth Ⅰ）或胃肠改道（Billroth Ⅱ），破坏了胃、十二指肠的生理功能。术后出现一系列的近期与远期并发症、后遗症，尤其是远期并发症如倾倒综合征、胆汁反流性胃炎、贫血、营养不良、残胃癌等。

胃切除的范围越大，这些后遗症的发生率愈高。故有人认为胃大部切除术实属一种解剖生理残废性手术。并有人提出不应再采用胃大部切除术来治疗十二指肠溃疡。总之，传统的胃大部切除术治疗十二指肠溃疡虽然有肯定的疗效，但后遗症较多，所以这并不是一种理想的手术治疗方法。为此，长期以来国内外学者均在不断寻求一种更符合解剖生理，同时又能治好十二指肠溃疡的手术方法。如减少胆汁反流性胃炎采用幽门再造式胃大部切除术，胃和十二指肠间置空肠术及胃大部切除 Roux – en – Y 式胃空肠吻合术等。这些手术对预防胆汁反流性胃炎有一定效果，但手术操作较复杂，并可增加新的并发症，临床病例亦尚少，仍有待观察。

2. 迷走神经切断术　迷走神经中枢的过度兴奋引起胃酸分泌功能亢进是产生十二指肠溃疡的重要因素。迷走神经切断术治疗十二指肠溃疡的基本原理是阻断迷走神经中枢兴奋对泌酸细胞的刺激作用，使神经相的胃酸分泌降低。同时，迷走神经切断后胃壁细胞对胃泌素刺激的敏感性降低。从而迷走神经切断后胃酸分泌减少，达到溃疡愈合的目的。

自 1922 年 Latarjet 首先采用迷走神经切断术治疗溃疡病以来，发展演变至今，已定型的迷走神经切断术分为三类：①迷走神经干切断术（truncal vagotomy，TV）：于膈下切断迷走神经前后干，除去了整个腹腔的迷走神经；②选择性迷走神经切断术（selective vagotomy，SV）：只切断支配胃的迷走神经支，保留了胃以外的肝支和腹腔支；③高选择性迷走神经切断术（highly selective vagotomy，HSV），或称壁细胞迷走神经切断术（parietal cell vagotomy，PCV）：只切断支配胃体部的迷走神经支，保留了胃窦部的神经及全部胃以外的神经支配（图 3 – 5，图 3 – 6）。正常人胃的运动及食物排空的功能主要是依靠受迷走神经支配的胃窦部产生的强有力的节律性蠕动来完成。上述 TV 及 SV 都除去了胃窦部的迷走神经支，故手术后均发生胃的排空障碍，导致胃潴留。为解决这一问题，在行 TV 及 SV 的手术同时应必须附加引流术，包括胃空肠吻合术、幽门成形术、胃窦切除术或半胃切除术。

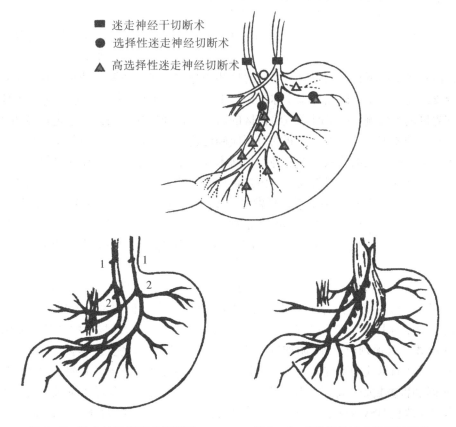

■ 迷走神经干切断术
● 选择性迷走神经切断术
▲ 高选择性迷走神经切断术

图 3 – 5　迷走神经切断术示意图　　　图 3 – 6　高选择性迷走神经切断术

（1）迷走神经干切除术（TV）：由于除去了整个腹腔的迷走神经支配，胃酸降低明显，却带来整个消化系统的功能紊乱，尤其是腹泻的发生率较高，可达 22%。迷走神经干切除术加引流术，除有上述的问题外，文献报告 5 年的溃疡复发率高达 10% ~20% 。这种手术现已基本放弃。只有 TV 附加胃窦切除术的效果较好，目前还在应用。此外，在高位胃溃疡不能切除溃疡灶时，也可行 TV 加半胃切除术，而保留溃疡。

（2）选择性迷走神经切断术（SV）：手术要点是只切断支配胃的迷走神经支，保留迷走神经前干的肝支和后干的腹腔支，游离及剥光食管下端，切断沿食管下行至胃底部的神经支。与 TV 相比，SV 的优点是既达到了降酸的效果，又维持了其他脏器的功能，减少了不良反应。但 SV 支配胃窦的神经亦被切断，胃窦的运动功能丧失。所以同 TV 一样，手术同时也应附加引流术，以解决胃潴留的问题。比较好的术式是 SV 附加胃窦切除术，因为切断了支配胃的迷走神经，又切除了富含 G 细胞的胃窦部，既除去神经相的胃酸分泌刺激因素，又减少了激素相的胃酸分泌因素，胃酸降低效果明显持久。术后 BAO 及 MAO 平均分别降低 70% ~80% ，溃疡复发率为 0 ~3% 。而胃窦切除的范围一般占整个胃的 20% ~30% ，保留了胃的大部分，胃容量较大，术后并发症发生率较低，程度也较轻，无贫血和营养障碍，明显优于胃大部切除术。此术式可适用于择期手术，也可用于十二指肠溃疡并发穿孔、大出血等急诊手术，适应证较广。术后虽可能发生某些远期并发症，但仍是可供选择的较好的治疗十二指肠溃疡的手术方法。

（3）高选择性迷走神经切断术（HSV）：根据手术的要求，手术仅限在沿胃小弯切断支配胃体的迷走神经支，游离贲门、食管下端，切断沿食管下行的支配胃底的神经纤维。保留支配胃窦的 Latarjet 神经及"鸦爪支"，不作胃引流术。迷走神经切断的范围仅只除了胃体壁细胞区域的神经支配，以达到胃酸分泌功能降低的效果。保留了胃窦部、胃以外的迷走神经和胃、幽门、十二指肠的解剖生理的完整性，从而保持胃窦部正常功能。据文献 10 年以上的随访报告表明，术后 BAO 下降 70% ~80% ，MAO 下降 60% ~70% ，溃疡持久愈合，几乎无手术死亡。近期并发症相当少见，无贫血、营养状况较好。HCV 治疗十二指肠溃疡存在的主要问题是溃疡复发率较高，长期随访复发率一般为 6% ~8% 。复发的因素主要与迷走神经切断不完全有关。具体分析：①迷走神经的解剖变异容易造成迷走神经切断不完全，而遗留某些神经支，使降酸的效果不满意。支配胃底近端的迷走神经小分支常在较高部位即已从迷走神经干分出，沿食管末端下行进入胃壁，手术时这些小分支容易被遗漏，特别是从迷走神经后干分出的至胃底的小分支最易被忽略，以致 Grassi 称之为"罪恶支"。有人还指出，迷走神经可伴随胃网膜血管支配胃窦体交界区的大弯侧，手术时亦应将该区的血管及神经切断。因此，迷走神经切断术不论采用何种手术方式，基本的要求是迷走神经切断的范围应确已达到消除神经性胃酸分泌的目的。②手术技巧熟练程度与手术的成功有很大的关系：迷走神经切断术并非是看了手术图谱便能做好的工作，该手术是有一定难度、又较复杂的手术。有报告表明，由迷走神经切断术经验丰富的专门医生行 HSV，5 年溃疡复发率为 1% ~5% ，由非专门医生手术者，复发率达 20% ~30% 。③影响 HSV 术后的溃疡复发的另一因素是血清胃泌素增高：由于保留了胃窦部的迷走神经支配，刺激胃窦部 G 细胞分泌，使 HSV 手术的降酸作用受到一定的限制。所以，HSV 术后 BAO 及 MAO 下降程度不如 SV 附加胃窦切除术或 TV 附加胃窦切除术。

另外，十二指肠溃疡患者的胃酸分泌功能的亢进有不同的类型，即有以神经相胃酸分泌占优势者；或以激素相（窦相）胃酸分泌占优势者。基础胃酸的差别也很大。根据术前的胃酸、血清胃泌素的测定，可有助于选择治疗的手术方式。以神经相胃酸分泌占优势、基础胃酸中度增高、血清胃泌素正常者，适宜于行 HSV 术。其他则应行 SV 附加胃窦切除术，可以降低溃疡复发率。

在上述迷走神经切断术式的基础上，有些外科医生从不同方面对手术方式略加改动，以期获得更好的疗效。如 HSV 附加胃窦黏膜切除术（HSV 加 MA）、HSV 附加胃小弯及胃底浆肌层切开术、HSV 附加胃体节段切除术以及改良 HSV 即右迷走神经干切断加胃小弯前壁浆肌层切开术（Taylor 术）。

3. 迷走神经切断术治疗十二指肠溃疡的并发症　十二指肠溃疡并发急性穿孔、大出血及幽门狭窄应用迷走神经切断术治疗，已获得较好的疗效，并且日益增多。包括：①十二指肠溃疡急性穿孔时，可急诊手术行穿孔修补同时作 HSV。这种方法可一次解决穿孔问题的同时又使十二指肠溃疡得到了治疗，远期疗效也较满意。存在的主要问题是在穿孔后的腹膜炎条件下行胃贲门、食管下端较广泛的分离，切断有关的神经支，又可能导致炎症扩散，增加膈下感染的机会。国内吴学豪报告22例十二指肠溃疡急性穿孔采用穿孔修补加作HSV，并与同期的择期HSV治疗慢性十二指肠溃疡病20例对比。术后的降酸结果和近期疗效统计学分析均无显著性差异。术后出现消化道症状发生率32%，如餐后腹胀、进食时有梗噎感、腹泻等，一般无须处理，2周后消失。所以，如果患者一般情况良好，术前又无严重心肺疾患并存，或不伴有休克，腹腔污染不严重，穿孔时间在12小时内者，均可选用这种术式作为治疗。②十二指肠溃疡并发大出血时，亦可在急诊手术行溃疡出血灶缝扎止血，加作HSV。但缝扎止血术后可有并发十二指肠狭窄之虑，所以最适宜的术式是SV附加胃窦切除术，并争取切除溃疡出血灶。③至于十二指肠溃疡瘢痕性幽门梗阻，目前仍以胃大部切除术为主。国内外有报告，采用幽门扩张加作HSV，即在手术中先切开胃窦前壁，放入扩张器扩张幽门狭窄部，然后缝合胃壁切开口，再作HSV。因疗效不甚满意，失败率达14%～40%。大多数外科医生对此术式持否定态度。同样，对此如果采用SV附加胃窦切除术，其疗效是肯定的。它既解除了梗阻，又可治愈溃疡，还保留了较大的胃容积，明显优于胃大部切除术。

五、胃、十二指肠溃疡并发症的外科治疗

（一）胃、十二指肠溃疡急性穿孔

典型的溃疡穿孔表现为突然发生的、剧烈的持续性腹痛，痛如刀割或烧灼，患者甚至有一过性昏厥感。疼痛初起于上腹或剑突下，迅速延及全腹，但仍以上腹为甚。有时消化液可沿升结肠旁沟流至右下腹，引起右下腹疼痛。腹痛常伴有恶心、呕吐。而且患者往往非常清楚地记得这次剧痛突发的确切时间。

体格检查时，患者表情痛苦，仰卧拒动，面色苍白，出冷汗，四肢凉，脉细数，呼吸浅促。腹式呼吸消失，全腹压痛，腹肌紧张如木板。肠鸣音减弱，肝浊音界不清或消失。站立位X线胸腹拍片，可见气腹，右膈下往往有新月状气影。如果X线检查未发现气腹，并不能排除溃疡穿孔的可能，大约有20%患者穿孔后可无气腹表现。CT对腹腔少量游离气体较为敏感。腹穿抽得黄绿色浑浊液体即可确诊，B超定位下穿刺有助于提高阳性率。

鉴别诊断，应注意与急性胰腺炎、胆石症胆囊炎、急性阑尾炎等相鉴别。

治疗胃、十二指肠溃疡急性穿孔的原则：立即终止胃的内容物漏入腹腔，迅速控制急性腹膜炎以挽救患者生命。然后，进一步考虑根治溃疡，常有三种治疗方法可供选择：

1. 非手术治疗

（1）适应证：①空腹穿孔；②患者无明显中毒症状，急性腹膜炎体征较轻或范围局限。治疗包括：①减少胃内容物进入腹腔：禁食，胃肠减压；②抑制消化液分泌：应用质子泵抑制剂和生长抑素，减少消化液的分泌，促进溃疡愈合；③应用抗生素：控制感染；④营养支持：维持水、电解质平衡。非手术治疗期间应密切观察病情变化，如腹膜炎体征出现扩大趋势，感染中毒症状加重，说明穿孔难以自行封堵局限，应立即手术。非手术治疗5～7天，症状、体征明显缓解，感染中毒症状消失，证明非手术治疗有效，可考虑逐步恢复饮食，必要时可先行口服碘水造影，确认消化道的完整性。恢复饮食后应按规范行溃疡病内科治疗，4周后行内镜检查，确认溃疡部位、性质和愈合情况。

（2）穿孔修补术：缝合穿孔，终止胃液继续外漏，并可较彻底地清除腹腔内的污染物和渗出液，对由穿孔所致的腹膜炎的疗效肯定。既往认为单纯穿孔修补术对溃疡本身无肯定的治疗效果，最后仍需行治愈性手术。但随着PPI类药物和H. pylori根治性治疗的应用，单纯修补后进行规范的溃疡病内科治疗，1年后溃疡复发的比例为4.8%～6.1%。此手术创伤较轻，危险性小，能挽救溃疡穿孔患者的生命，以利后来较安全地进行择期根治性的治疗。

2. 急诊胃大部切除术或迷走神经切断术　手术操作较复杂，有一定的危险性，需要一定的手术设备和技术条件。手术适应证应该注意到既要考虑溃疡根治术的必要性，又注意到患者耐受手术的可能性。患者一般情况较好，无严重心肺疾患并存；穿孔时间在12小时以内，腹腔内炎症和胃、十二指肠壁水肿较轻。患者有以下病情可考虑争取做根治性手术：①有长期溃疡病史，反复发作；②以往有穿

孔、出血史；③手术见为胼胝状溃疡；④已有瘢痕性幽门狭窄或修补穿孔后易形成幽门狭窄；⑤疑胃溃疡恶变；⑥多发性溃疡。对十二指肠溃疡穿孔还可行迷走神经切断加胃窦切除术，或缝合穿孔后行迷走神经切断加胃空肠吻合术，或高选择性迷走神经切断术。

（二）胃、十二指肠溃疡大出血

胃、十二指肠溃疡大出血者约占住院的溃疡患者的10%。所谓大出血，系指引起有明显的出血症状而言，即表现为大量呕血或便血（柏油样便），血红蛋白降低，以致发生休克前期或陷入休克状态。由于有时出血不能自止，需手术止血。因大出血而手术者占手术治疗溃疡病患者的10%～20%。

溃疡大出血是因溃疡基底血管被侵蚀破裂所致，多为动脉出血。大出血的溃疡一般位于胃小弯或十二指肠后壁。胃溃疡出血常来源于胃右、左动脉的分支，而十二指肠溃疡出血多来源于胰十二指肠上动脉分支。这些血管的侧壁破裂较之断端出血不易自止。大量出血后，血容量减少，血压降低，破裂血管处血凝成块，可使出血自行停止。但约有10%的病例可发生再次或多次反复大出血。

一般小量出血（50～80mL）即可出现黑便。当失血量在400mL以上时，有循环代偿现象，如苍白、脉快、血压正常或稍增高。当出血量达800mL，即可出现明显的休克征象，如出冷汗、皮肤湿凉、脉搏细速、血压降低、呼吸急促。腹部常无阳性体征，有时上腹部溃疡处有轻压痛，肠鸣音增多。有85%～90%的溃疡大出血患者有阳性溃疡病史，其中30%～70%的患者以往有过胃肠道出血。

化验检查有血红蛋白值、红细胞计数和红细胞压积均下降，但早期由于血液浓缩，可能下降不明显。因此，需要在短时期内反复测定，可以看到进行性下降。

诊断方面，临床上有10%～15%的溃疡大出血患者没有溃疡病史，诊断出血的来源比较困难。应与较常见的食管曲张静脉破裂所致大出血、急性胆管出血、胃癌、应激性溃疡相鉴别。如果患者呕血，尤其吐出为鲜红血块，则出血的部位可在食管、胃及十二指肠部位。急诊内镜，CT增强，DSA有助于明确出血部位。行腹腔动脉或肠系膜上动脉选择性血管造影不仅对出血部位的定位很有帮助，而且还可以借助插管直接注入止血药物到出血的血管而达到止血。如有困难，急诊胃镜检查可直接发现出血部位，病灶局部表现，还可取组织活检明确病因；并能与食管、贲门的其他出血性疾病，如食管裂孔疝、Mallory-Weiss综合征、胃壁血管性疾病等相鉴别。出血停止，病情稳定后，常规胃镜检查可了解食管静脉曲张程度、胃十二指肠溃疡、肿瘤等。

溃疡大出血的治疗原则是止血、补充失血量和防止出血再复发。绝大多数溃疡大出血患者，经内科治疗可以止血。但如果出血不止，且出现下列情况时，则应考虑手术治疗：①出血甚急，短期内即出现休克，出血多来自较大血管，难以自止。②在短期（6～8小时）内输血（600～800mL）后，血压、脉搏及全身情况不见好转，或一度好转，但停止输血或输液速度减慢后又迅速恶化，说明仍有活动性出血。③在近期曾发生过类似的大出血。④正在进行溃疡的内科治疗期间发生的大出血，表示溃疡侵蚀性大，非手术治疗而不易自止。⑤60岁以上的患者，伴有动脉硬化症，出血多不易自止。⑥溃疡病史长久，多次复发，检查表明十二指肠溃疡位于其后壁或胃溃疡位于胃小弯者，出血多来自较大血管，且溃疡基底瘢痕组织，出血也不易自止。

治疗应根据每一个溃疡出血患者的具体情况，如年龄、病史、症状、全身情况、对非手术治疗的反应等综合分析，及时地决定具体的治疗方案。若需要手术治疗者，力争在出血48小时之内进行手术。如果等待患者情况已危急时再考虑手术，则死亡率较高。尤其是老年患者应争取尽早手术为宜。

胃、十二指肠大出血急诊手术治疗，术中要明确出血部位，不能满足于发现一个溃疡灶而盲目地制订手术方案。应全面仔细地探查胃十二指肠，以免胃底、贲门有复合溃疡或肿瘤等而漏诊。

目前国内对胃、十二指肠溃疡大出血仍然较普遍地采用包括溃疡在内的胃大部切除术。难以切除的十二指肠溃疡予以旷置，须在溃疡灶内贯穿缝扎止血或结扎出血动脉的主干。不能切除的高位溃疡，则可以行胃远侧部分切除和溃疡局部切除术（图3-7）。

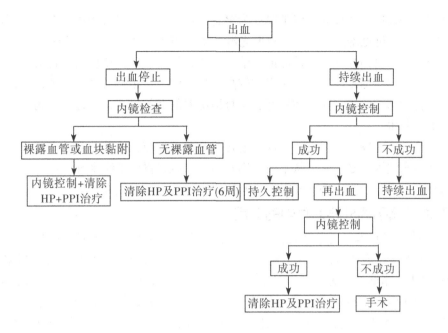

图3-7 消化性溃疡并出血的诊治流程

（三）胃、十二指肠溃疡瘢痕性幽门梗阻

发生在幽门附近的胃、十二指肠溃疡，愈合过程中形成的瘢痕收缩可造成幽门梗阻。以致食物、胃液不能通过到达小肠，最后导致患者的营养不良和水、电解质平衡发生紊乱，需要外科治疗，占外科治疗溃疡患者的11%～30%。

溃疡引起的幽门梗阻，有3种情况：①因幽门括约肌反射性痉挛所致，梗阻为间歇性；②幽门附近炎症水肿；③溃疡愈合过程中产生的瘢痕收缩。前二种梗阻是暂时性的，不须手术治疗。瘢痕性幽门梗阻也可同时伴有痉挛性或水肿性因素，而使梗阻加重。临床统计十二指肠溃疡瘢痕性幽门梗阻远较胃溃疡多见。十二指肠球部后壁溃疡尤易引起幽门梗阻。瘢痕性幽门梗阻形成过程是缓慢的，呈持续进行性加重。到晚期，胃呈高度扩大，蠕动减弱，胃内容物滞留，经常发生呕吐，引起水、电解质和营养的严重损失。由于胃液中盐酸和氯化物丢失，血液中氯离子降低，碳酸氢离子增加，可出现代谢性碱中毒。同时又因钾从胃液、尿中丢失，也可出现低钾血症。因此，在幽门梗阻患者中常发现低氯、低钾性碱中毒。

幽门梗阻发生后，患者上腹部膨胀或沉重感。后可出现阵发性胃收缩痛，进食后加重。呕吐是其突出的症状，常为自发性，定时在晚间或下午，呕吐量大，一次可达1 000～2 000mL，多为宿食，有酸臭味，不含胆汁，呕吐后自觉胃部舒适。

体检所见，患者营养不良、消瘦。皮肤干燥，弹性消失。上腹隆起有时可见自左肋下到右上腹的胃蠕动波。手拍上腹可闻水震声。

根据长期的溃疡病史和典型的胃潴留、呕吐的症状和体征，诊断并不困难。清晨空腹置胃管，可抽出大量的酸臭的胃液和残渣。胃液分析一般有胃酸过多，如长期幽门梗阻，胃酸常减低。X线钡餐检查，见胃高度扩张，胃张力低，钡剂进入胃后有下沉现象。在正常情况下，胃内钡剂4小时后即排空，如6小时后尚有25%钡剂存留，即证明有胃潴留；24小时后胃内仍有钡剂存留，则表明幽门梗阻为机械性。

瘢痕性幽门梗阻应与下列疾病相鉴别：①活动性溃疡所致痉挛和水肿，溃疡疼痛仍然存在，幽门梗阻为间歇性，呕吐虽剧烈，但无胃扩张，很少有隔夜食物潴留，经内科治疗后梗阻症状随痉挛痛缓解而减轻。②胃窦、幽门癌可以致幽门梗阻，病程较短，胃扩张程度较轻，胃蠕动波少见，有时可触及包块。X线钡餐检查，可发现幽门充盈缺损，胃镜检查可助鉴别。③十二指肠球部以下梗阻性疾病：如十二指肠肿瘤、十二指肠瘀滞症等。常伴有呕吐、胃扩张和胃潴留，但其呕吐多含有胆汁。X线钡餐检查，可确定梗阻部位和性质。④成人幽门肥厚症为罕见的疾病，部分患者幼年即有幽门梗阻症状，可为先天性。X 线钡餐检查时可见幽门管细小而外形光滑，十二指肠球部呈一凹形阴影。

瘢痕性幽门梗阻是外科治疗的绝对适应证。治疗目的是解除梗阻，使食物和胃液进入小肠，以改善患者营养和纠正水、电解质的紊乱。一般对胃酸较高、疼痛剧烈、年龄较轻的患者，应行迷走神经切断加胃窦切除术，或胃大部切除术。对胃酸较低、全身情况差的老年患者，以行胃空肠吻合术为宜，或同时加行迷走神经干切断术。

术前要做好充分准备，输血、补液纠正水、电解质及酸碱平衡，改善营养。术前 3 天禁食，胃肠减压；并每天用生理盐水洗胃，必要时可从术前 1 周开始，以减轻胃壁组织水肿，避免愈合不良。

瘢痕性幽门梗阻患者，经手术解除梗阻后，90%以上可获得满意效果。

（四）腹腔镜在溃疡病外科治疗中的应用

1. 腹腔镜迷走神经切断术　近几年，国内外有学者开展了腹腔镜迷走神经切断术。1992 年，Chisholm 经胸腔镜作迷走神经干切断，治疗 1 例胃大部切除术后吻合口溃疡获得成功。后来，Kathhounda 在腹腔镜下对 10 例十二指肠溃疡患者行 Taylor 手术。在切断右迷走神经干后，用单极钩电凝切开小弯侧胃前壁，自贲门至距幽门 6cm 处。然后用丝线连续缝合切开的浆肌层，并检查有无胃壁穿孔。手术时间平均 65 分钟。术后 5 天出院，术后 10 天恢复工作，症状消失，术后 2 月复查见 9 例的溃疡均已愈合。国内陈君雪等（1996）报告腹腔镜下 Taylor 手术 10 例。手术平均时间 3 小时。术后 1~2 天恢复胃肠功能。随访时间 6 个月至 1.5 年，8 例体重增加。胃镜检查见 7 例溃疡愈合，2 例溃疡较术前缩小。有 1 例术后 5 个月在无明显诱因及前驱症状下发生了溃疡急性穿孔。这一手术开展的时间不长，如要评价其临床应用价值，确尚需进一步实践，积累更多的病例。

2. 腹腔镜胃大部切除术　随着腹腔镜技术的进步，腹腔镜胃大部切除术已不存在技术上的障碍。但如前所述，胃大部切除术已不作为消化性溃疡的常规治疗手段，而多用于治疗溃疡的并发症（出血、穿孔、梗阻、癌变）及难治性溃疡。腹腔镜胃大部切除术用于治疗溃疡病尚有争论，手术适应证也没有统一的标准，多数情况是依据手术医生的个人经验与腔镜手术技术的熟练程度。特别是在溃疡并出血或穿孔急诊行胃大部切除手术时，需要迅速而简洁术中处理，因此，腹腔镜的应用尤其应该慎重。

六、胃大部切除术的并发症

胃大部切除术后除可发生一般腹部手术后的并发症外，还可能发生许多特殊的并发症，这些并发症之发生系因胃大部切除后胃肠道的生理改变，或由于手术技术操作方面存在缺点所引起。

（一）术中邻近重要器官的损伤

1. 损伤胆总管　在胃溃疡做胃大部切除时比较少见，在十二指肠球部后壁溃疡作胃大部切除术时容易发生胆总管和胰管的损伤。这是由于球部溃疡因周围炎症广泛粘连常致局部解剖不清，或瘢痕挛缩致胆总管牵扯至幽门附近，如果勉强切除溃疡，则可能使胆总管被误结扎，或部分缝扎，或使胆总管被误切开或切断。胆总管损伤若未及时发现，则可因损伤情况不同而在术后出现各种临床表现。胆总管若被切开或切断，术中可见肝下有胆汁存积，术后即出现胆汁性腹膜炎或胆外瘘。胆总管若被结扎，则术后数日即可出现逐渐加深的黄疸。若被部分缝扎，黄疸可在术后两周或数月后才出现。胆总管损伤后如及时发现，应按损伤情况处理。若胆总管已切开者，可经胆总管壁上裂口或另作切口置入"T"管。若胆总管已横断者，可作胆总管十二指肠吻合，或胆总管空肠 Roux－en－Y 吻合术。为了防止这种损伤，在进行腹腔探查时必须检查溃疡所在位置及其瘢痕组织浸润的范围，估计切除溃疡确有困难或溃疡切除后不能妥善地闭合残端时，绝不能勉强将溃疡切除，而应采用幽门窦旷置术。

2. 损伤胰腺　胃或十二指肠后壁穿透性溃疡，其基底部已是胰腺组织，若勉强切除这类溃疡的底部，必将损伤胰腺实质或胰管，易致术后急性胰腺炎或胰外瘘。为了预防胰腺的损伤，可采用幽门窦旷置术，或溃疡底留在胰腺上不予切除。

3. 损伤横结肠系膜血管　在胃大部分切除术中，分离胃结肠韧带时，由于术者不熟悉其局部解剖关系，靠近横结肠大块钳夹，切断胃结肠韧带，误将横结肠系膜及其血管一并切断、结扎。若横结肠中动脉被结扎切断，横结肠边缘血管损伤致肠管已失去生机者，应将坏死的肠管切除，并作横结肠端 – 端吻合术。

（二）术后出血

1. 术后吻合口出血　术后一般从胃管减压可以吸出少量血液。这是手术时积留在胃内的血液，12～24小时后逐渐减少或消失。如果从胃管减压持续不断地吸出较大量血液，则表示有胃内出血。胃内出血的原因可能为：胃肠吻合口止血不够妥善致术后吻合口有活跃性出血。这种出血多由于胃切端黏膜下小血管漏扎或在肠钳控制下施行胃肠吻合而未作黏膜下血管结扎所致。严重早期吻合口出血应立即行手术止血。再次手术时，可以在吻合口近端切开胃前壁，用吸引器吸净胃内的血液，仔细检查吻合口和小弯侧断端缝合处，找出出血点后，用"8"字缝合法止血，如发现吻合口边缘广泛渗血，可加缝一道连续缝线止血。如诊断为术后吻合口出血，经手术探查未发现吻合口有明显出血者，则应进一步探查出血是否来自食管、胃底曲张静脉破裂、被遗留的溃疡或癌肿出血，或十二指肠残端出血。胃大部切除术中为了预防术后吻合口出血，胃断端黏膜下血管应予以结扎或缝扎止血，胃肠吻合完毕后，应将肠钳稍稍松开，检查有无漏扎的小血管出血，如吻合口有出血时，应加作"8"字形缝合止血。

2. 溃疡旷置术后继续出血　十二指肠后壁溃疡并发急性上消化道出血作急性胃大部切除术时，有时溃疡无法切除，若仅做溃疡旷置术，则术后仍有上消化道大出血时，处理上往往困难。预防这种情况发生，应在胃大部切除术中将十二指肠前壁切开，显露溃疡面，缝扎溃疡底部出血点，或缝扎溃疡底部周围血管，并加作胃十二指肠动脉结扎术，然后缝闭十二指肠残端，并用大网膜覆盖。

（三）十二指肠残端破裂

十二指肠残端破裂是胃大部切除术后严重的并发症之一，一般均发生在十二指肠溃疡病例。十二指肠残端瘢痕较大以致缝合困难或残端愈合不良，而输入空肠管又有梗阻，胆汁、胰液、肠液都淤积在十二指肠腔内，则肠腔内压力不断增高，引起残端破裂。破裂多发生于术后5～8天，可突然发生右上腹部剧烈疼痛，随即出现弥漫性腹膜炎。一旦十二指肠残端破裂应即手术，于右肋缘下作一小切口，插一导管至腹腔，持续吸引，吸尽腹腔内胆汁和胰液，以免十二指肠液进入腹腔。瘘管多能在3周左右自动闭合。

为了预防或减少十二指肠残端破裂的发生，如果在十二指肠病例作胃大部切除术时能正确处理十二指肠残端，可以避免这个严重的并发症发生。对局部炎症广泛和瘢痕组织浸润范围较大的十二指肠球部溃疡，估计不能切除或切除后不能满意地闭合其残端时，应采用幽门窦旷置术。如果事先估计不足，已把幽门部血供切断，无法施行幽门窦旷置术而断端缝得不够满意，可以采用十二指肠造口术，并用大网膜覆盖残端，残端附近置腹腔引流管，术后经常保持十二指肠造口导尿管引流通畅，腹腔引流管应在术后5～7天拔除，十二指肠造口导尿管可在术后10～14天拔除。

（四）梗阻

胃大部切除术后常可发生梗阻，引起呕吐，一般有下列几种情况：

1. 胃排空障碍　胃大部切除术后胃排空障碍可由于吻合口梗阻或胃的张力减退所致。吻合口梗阻发生的原因，有吻合口过小，吻合时胃肠壁内翻过多；缝合处胃肠壁炎性水肿与痉挛；吻合口水肿，胃的张力减退可为血钾过低所致。其临床表现为食后上腹饱胀，呕吐，吐出物为食物。如为吻合口过小或内翻过多所致的梗阻，一般在术后2～3天开始出现吻合口通过障碍，为持续性，不能日趋缓解，因吻合口水肿者多出现在术后6～10天，多为暂时性的。治疗原则应根据引起梗阻的性质而定。如狭窄的性质一时不易确定时，应先采用非手术疗法。大多数患者经适当非手术疗法后梗阻症状可以自行消失。如果不是由于吻合口狭窄，一般经胃管减压4～10天后均能恢复，但亦有的病例须持续减压2周以上者。

2. 输入空肠段梗阻　术后发生输入空肠段梗阻常见的原因为：①胃大部切除术做胃空肠吻合术时，若将胃向下过度牵拉，则完成吻合后胃向上收缩，如输入空肠段留得过短可被拉紧，则使输入空肠在吻合口处或十二指肠空肠曲处形成锐角。②输入空肠段过长发生扭曲，则吻合口近端肠腔内胆汁、胰液及肠液等不易排出，而淤积在近端空肠和十二指肠内。

以上这些情况均可引起输入空肠段内胆汁、胰液、肠液的滞留，使肠襻扩张，直至肠内压力很高时，产生强烈的蠕动，克服部分的梗阻，将大量的液体倾入胃内，引起呕吐，临床症状多出现在术后数日内，也可以出现在术后任何时间。一般表现为上腹胀，或疼痛、恶心、呕吐，吐出物为大量胆汁，其量一次可达 500mL 以上，如梗阻为不完全性，术后发生间歇性呕吐。

输入空肠段梗阻的治疗应根据梗阻的程度及原因而用不同的处理方法，通常输入空肠段梗阻引起的呕吐，均可用空肠输入段与输出段的侧侧吻合来治疗。

预防输入空肠段的梗阻应注意避免输入空肠段过长或过短，输入肠段应在无张力的情况下留置的长度应适当。

3. 输出空肠段梗阻　输出空肠段梗阻是胃大部切除术后较为常见的并发症，常见原因为：①输出空肠段与吻合口粘连后形成锐角，或粘连带压迫肠管。②内疝：胃大部切除，结肠前胃空肠吻合，在吻合的空肠与横结肠系膜或横结肠之间有一间隙，小肠可以钻入这个间隙引起内疝。内疝可以发生在术后第 3~6 天，亦可在几个月或几年以后。③套叠：输入空肠段套叠为输出段肠梗阻的少见原因之一。若发生逆行性套叠，套入部尚可经吻合口进入胃内。④输出空肠段功能性障碍：其原因为输出空肠段痉挛或麻痹，致胃肠道内容物通过发生暂时性障碍。

输出空肠段梗阻多发生在术后 2 周内，也可发生在术后数月或数年内。临床表现为上腹饱胀、恶心呕吐，呕吐物多为胆汁和食物，如梗阻原因为内疝、套叠、粘连或粘连带等往往出现阵发性腹痛。输出空肠段的机械性梗阻常需再次手术解除梗阻。如出现绞窄性肠梗阻的临床表现，则需进行急诊手术：内疝嵌顿者，应将嵌顿的肠段复位与缝闭吻合口后下孔隙。若嵌顿的肠段已绞窄坏死者，应将坏死肠段切除并行肠吻合术。输出空肠段套叠者，应行肠套叠整复术。为了防止内疝，空肠输入段应该避免过长，有人主张手术时将空肠与横结肠或横结肠系膜间的间隙缝闭，以防小肠进入此孔隙而形成内疝。

（五）胃回肠吻合

这是一种严重的手术错误，而非并发症，为了防止这种错误发生，下面加以简述。

胃回肠吻合是胃大部切除术中一种完全可以避免的错误，造成这种错误的原因是术者工作粗心大意，从腹腔内拉出一段小肠，拉其一端不动，没有认清楚 Trize 韧带的解剖关系，便误认为这段肠管是上段空肠，仓促地进行胃肠吻合。这种错误吻合发生后致小肠几乎全部废用，食物进胃后直接入吻合口经末段回肠至结肠迅速排空，引起营养吸收障碍和水、电解质平衡失调。临床表现为进食后即出现腹泻，每日 3~5 次或更多一些，粪便呈糊状或水样，及含有未消化的食物，呕吐粪便样内容物或嗳气时有粪样的臭味。体重不断下降，并出现贫血、水肿、营养不良，钡餐检查可以确诊。胃回肠吻合的处理原则是尽早明确诊断，尽早施行矫正手术，术前必须输血及纠正水与电解质紊乱。手术方法是切除胃回肠吻合口及一部分胃和回肠，作回肠端-端吻合与胃空肠吻合。

为了防止胃回肠吻合的错误，关键在于辨认清楚十二指肠空肠曲。方法是助手提起横结肠，术者在横结肠系膜下方的根部，脊柱左侧即可看到十二指肠空肠曲及其悬韧带，提起上段空肠，施行胃空肠吻合术。

（六）倾倒综合征

胃大部切除术后，由于丧失了幽门括约肌的调节作用，食物由胃迅速排出进入上段空肠，又未经胃肠液混合稀释仍保留在高渗溶液状态，将大量细胞外液吸收到肠腔，使血容量骤然减少，而肠腔突然膨胀，释放 5-羟色胺，肠蠕动加速，在立位时肠曲下坠，牵拉系膜，刺激腹膜后神经丛，引起症状。

早期倾倒综合征多出现在手术后的 4~6 天进流质或半流质饮食较多时，而且在进食后立即或 10 分钟后发生。饮食的性质与症状有密切关系，进牛奶或甜食后最易引起症状，并且症状亦较重。

典型症状为两方面的症状。一组是胃肠道症状，如上腹部膨胀、恶心呕吐、肠鸣音增多、腹泻等，另一组是心悸、脉快出汗、发热、乏力、头昏、苍白等，症状都以立位和坐位时为重，卧位可以减轻症状。

术后早期出现的倾倒综合征，多数症状较轻，宜少食多餐，避免或少用甜食或其他能引起症状的食物，餐后平卧约 20 分钟等，经过一个时期的胃肠道适应和饮食的调节，症状可以消失或易于控制。

（七）低血糖综合征

多发生在进食后 2~3 小时，故亦称晚期倾倒综合征。表现为心悸、出汗、眩晕、乏力、苍白、手颤、嗜睡等症状。发生的机制为食物迅速进入空肠后，葡萄糖吸收加速，血糖骤然升高，刺激胰岛素分泌增加而发生反应性低血糖。进食后即能缓解。

（八）碱性反流性胃炎

胃大部切除术后，由于丧失了幽门括约肌，胆汁持续反流入胃，其含有的胆盐、卵磷脂破坏了胃黏膜屏障作用，使胃液中氢离子大量逆向弥散，促使肥大细胞释放组胺，引起胃黏膜充血、水肿、炎症、出血、糜烂等病变。表现剑突下持续烧灼痛，进食后加重，呕吐物有胆汁，胃液低酸或缺乏等症状。

胃镜检查，胃黏膜充血、水肿、轻度糜烂，活检常显示慢性萎缩性胃炎。

为了预防此症，有人采用保留幽门或替代幽门括约肌功能的胃切除术。本症药物治疗效果不显著，严重者应手术治疗，改行 Roux – en – Y 型空肠吻合术，以避免胆汁反流入胃，疗效较好。

（九）吻合口空肠溃疡

吻合口空肠溃疡是一严重并发症，多发生于十二指肠溃疡行胃大部分切除术后，常发生于术后 2 年内。溃疡多在吻合口的空肠侧，症状和原来的溃疡相似，疼痛较剧，局部常有压痛，极易并发出血。其原因为胃切除不够，或行旷置手术时未彻底切除胃窦部黏膜所致。药物治疗无效，宜做手术治疗。

（十）营养性并发症

胃部分切除术后，有些患者可发生消化、吸收功能改变和营养障碍，影响的程度常与胃部分切除的多少成正比。表现营养不足，体重减轻。体重不足的主要原因可能是胃切除过多的小胃综合征、严重的倾倒综合征、胃肠排空过速所致的食糜不能充分和消化液混合，食物在胃肠内没有足够的消化时间，致吸收功能不足，亦常有较多脂肪从大便排出。治疗的方法是饮食调节，应多餐，供应充分热量。

营养障碍的另一表现是贫血，缺铁性贫血（低色素小细胞性贫血）较常见，也可发生大细胞性贫血。胃大部分切除后约 30％ 患者有缺铁性贫血，以女性患者较为多见。贫血多不严重。导致贫血的主要原因是胃切除后胃酸减少，影响了铁质的吸收，可给予铁剂治疗。巨幼红细胞性贫血（高色素大细胞性贫血）由于胃切除后，成血内因子缺乏所致，可用维生素 B_{12}、叶酸、肝制剂等治疗。

（十一）迷走神经切断术后并发症

有的常见并发症和胃大部切除术后相似，如倾倒综合征，但较轻，严重者不多，应用高选择迷走神经切断术（高选迷切）后很少发生。

1. 胃潴留 高选迷切术后较少见，多在术后 3~4 天，拔胃管后上腹饱胀不适，呕吐胆汁和食物。钡餐可见胃扩张、大量潴留、而无排空，手术后胃张力差，蠕动消失所致。以上症状一般可在 10~14 天逐渐自行消退，也有更长时间者。一般不需手术治疗，可采用禁食、胃肠减压、温盐水洗胃、纠正低钾等治疗。

2. 吞咽困难 术后早期开始进固体食物时出现，下咽时胸骨后疼痛，钡餐见食管下段贲门痉挛，常见的原因是迷走神经切除后食管下端的运动失调或食管炎，大多于 1~4 个月自行消失。

3. 溃疡复发 溃疡复发率较高是目前顾虑较多的主要问题，据报道，一般溃疡复发率在 3％~10％，高于胃大部切除术的 1％，常为手术切断迷走神经不彻底所致。该神经变异较多，在高选迷切时游离食管下段不够长或遗漏切断胃壁后支所致。

（韩宏光）

第四章

胃良、恶性肿瘤

第一节　胃息肉

胃息肉（gastric polyp）较少见，Bentivegena 等收集 80 000 例以上尸检资料，发现胃息肉者仅占 0.4%。胃息肉可以发生于任何年龄，但以 40~60 岁为多见，男性多于女性。

胃息肉多发生在幽门部的前后壁，常为单个，多发者较少见，有蒂或无蒂。在组织学上一般可将胃息肉分为增生性息肉及腺瘤性息肉两型。增生性息肉是在慢性胃炎基础上发生的，很少超过 1cm，增生腺体与胃黏膜表面被覆上皮相同，这种息肉一般不发生恶性变。腺瘤性息肉又称息肉样腺瘤，常伴有肠上皮化生，此型息肉较易癌变。当息肉的直径超过 2cm 时，恶变率更高，Ming 报道达 20%，有的报道高达 40%~77%。胃息肉往往为全身性息肉的一部分，如 Peutz-Jegher 综合征的息肉，亦可发生于胃内，但为数甚少，也很少发生恶变倾向。

一、临床表现

常见的症状是上腹部不适、隐痛、嗳气、恶心及呕吐。息肉伴有出血者以黑便为最常见，不到 10% 的胃息肉患者可表现有呕血。胃窦部带蒂的息肉脱至幽门，可出现间歇性幽门梗阻症状。30%~50% 的胃息肉患者在发现本病前没有任何临床症状。约有 85% 的胃息肉患者伴有低酸或无酸症。

二、诊断

胃息肉的诊断，临床表现一般为上腹部不适、黑便等，主要依靠 X 线及胃镜检查。钡餐造影显示胃壁上圆形充盈缺损，外表整齐，边缘清楚。若为有蒂的息肉，其阴影可以移动。双重对比造影对胃息肉的发现率可达 70%~90%。胃镜检查可见圆形或卵圆形隆起的肿瘤物，单个或多个，无蒂或有蒂，直径多自数毫米至 3cm 不等，表面光滑，色泽与周围黏膜相似，少数呈乳头状、粗糙。对有恶变者应钳取组织做病理检查。

三、治疗

胃息肉在下列情况应以早做手术为宜：伴有出血及幽门梗阻者，息肉直径超过 2cm 者，胃镜活检发现息肉有癌变，无蒂基底宽阔的息肉及多发性息肉。

胃息肉做单纯息肉切除时，切除应包括其周围的正常黏膜，术中做冷冻切片检查，若有恶性变应做胃部分切除术，多发性息肉或息肉伴有胃癌者可选择胃大部切除术，应按胃癌根治术处理的原则进行。

近年来对无恶性变，直径小于 1cm 带蒂息肉，可以通过纤维胃镜圈套器摘除息肉。若切下的息肉恶变时应行胃癌根治术。Mayo 医院报道 48 例胃息肉患者，应用内镜做胃息肉摘除术，效果满意，仅有 2 例并发出血而需再手术处理。

（韩宏光）

第二节　胃平滑肌瘤

胃平滑肌瘤（leiomyoma of stomach）是非上皮性良性肿瘤中最常见的肿瘤，约占胃良性肿瘤的40%，以40~60岁者多见，男女发病率相当。

一、病理

胃平滑肌瘤是起源于叶间组织的胃良性肿瘤，多发生在幽门侧，呈结节状生长，多数呈圆形或椭圆形向胃腔中突出，亦可位于浆膜下而向胃外突出，小者可局限于胃壁中，和周围组织有清楚的界限，有的伺时累及黏膜与浆膜下呈"哑铃形"。随着肿瘤的增大胃黏膜隆起，肿瘤顶部黏膜有的呈"脐样"的中央溃疡形成，易引起出血。胃平滑肌瘤一般直径在3cm以下。绝大多数为单发，约占90%，多发者占10%。约2.1%的胃平滑肌瘤可以恶变。镜下见肿瘤由分化好的梭状细胞交错成束组成，但缺乏肌纤维，只有含量不等的纤维结缔组织和成纤维细胞。切面观察见肿瘤有清楚的边界，但无包膜，其边缘的，肿瘤细胞与周围的胃壁细胞互相混合，故导致区分良、恶性肿瘤困难。

二、临床表现

出血为最常见的症状，可以引起呕血或黑便，长期慢性小量出血，可以造成缺铁性贫血。其他症状有上腹部疼痛、饱胀不适等。位于幽门部的巨大平滑肌瘤可以引起幽门梗阻症状。

体格检查时可能发现上腹部肿块，中等硬度，表现光滑、活动、无压痛。

三、诊断

胃平滑肌瘤的诊断除根据病史与临床表现外主要依靠X线及胃镜检查。X线表现为突入胃腔内之肿物，多形成一个孤立的充盈缺损，呈圆形或椭圆形，界限清楚，肿瘤周围黏膜正常，胃壁柔软，蠕动可以通过肿瘤区。并发溃疡者，于肿瘤形成的充盈缺损区，常可见一深在龛影，周围光滑，无黏膜聚集现象，与一般消化性溃疡不同。浆膜下肿瘤或肿瘤向胃外突出时，由于肿瘤的牵拉和压迫，可使胃壁产生畸形，或呈外在压迹样缺损之表现。胃镜检查可见半球形或球形隆起，表面黏膜紧张光滑，色泽与周围黏膜相同，顶部有时可出现缺血坏死性溃疡，术前确诊较困难，常需要组织学检查才能证实。

鉴别诊断主要应与胃平滑肌肉瘤、胃息肉、胃消化性溃疡等鉴别。

四、治疗

由于胃平滑肌瘤与平滑肌肉瘤鉴别较为困难，而平滑肌瘤又可以发生恶性变，所以应以外科手术治疗为宜。一般选择局部广泛切除术，切缘应距肿瘤边缘至少2cm。疑有恶变者应做胃大部切除术或全胃切除术。

对于体积较大的平滑肌瘤（直径≥5cm），必须按恶性肿瘤处理，除非最后病理检查等方法能确定它的真正性质。有学者在临床上多次遇到这种棘手的问题，若处理不当，术后不久肿瘤将复发。因此上述的处理方法，是临床经验积累的结果。

（韩宏光）

第三节　胃神经纤维瘤

胃神经纤维瘤（neurofibroma of stomach）较少见，占所有胃良性肿瘤的10%。多见于中年人，男女性别无明显差异。

一、病理

神经纤维瘤可以发生在胃的任何部位，但以胃远端小弯侧多见。肿瘤呈圆形、椭圆形或结节状。有蒂或无蒂，生长缓慢，多数位于浆膜下向胃外突出，少数黏膜下生长突向胃腔，使胃黏膜逐渐变薄，甚至发生溃疡。胃神经纤维瘤大都单发，亦可能为全身多发性神经纤维瘤病的组成部分。约有10%的胃神经纤维瘤可以恶变。

二、临床表现

主要症状为出血，表现为呕血或黑便，长期慢性出血可以造成严重贫血。另一症状是典型的周期性类似溃疡病样疼痛，应用药物治疗疼痛可以暂时缓解。幽门附近的肿瘤或有蒂的神经纤维瘤脱至幽门，可以出现间歇性幽门梗阻症状；浆膜下巨大肿瘤压迫胃腔可以引起消化不良及食欲减退等；但也有胃神经纤维瘤患者毫无任何自觉症状。较大的胃神经纤维瘤上腹部可能触及肿块，质中等硬度。

血常规检查显示缺铁性贫血，大便隐血试验等其他检查可显示出阳性结果。

三、诊断

因无特异性症状，术前确诊较为困难。X线检查表现为胃壁呈结节状隆起或半圆形充盈缺损，有时在充盈缺损区可以见到龛影，胃壁柔软，蠕动波可以通过。胃镜检查显示黏膜下肿瘤的特征。有的带蒂或呈结节状。需活检证实。细胞学检查有助于诊断。

四、治疗

胃神经纤维瘤有恶变倾向，并可并发大出血，故一旦明确诊断即应手术治疗。单个带蒂的肿瘤，蒂较细小者可做肿瘤单纯切除术，包括肿瘤周围一定范围的正常胃壁。巨大的胃神经纤维瘤或有恶变者，应根据病变的范围做胃大部切除或全胃切除术。术中应做活检，根据活检结果采用相应式式。有学者遇到2例患者，1例为34岁的男性，肿瘤位于胃大弯侧近幽门窦处，直径约6cm大小；1例为22岁的男性患者，肿瘤位于胃底部，直径约8cm大小，分别进行胃远端或近端大部切除术，术后均恢复良好，随访5年未见复发。

（韩宏光）

第四节　胃脂肪瘤

胃脂肪瘤（lipoma of stomach）较罕见，仅占胃良性肿瘤的1%～2%。Johnson（1981）收集世界文献仅有194例，国内曾有个案报道。胃脂肪瘤多见于中年人，男女发病率无显著差异。

一、病理

胃脂肪瘤多见于胃窦及胃体部，呈圆形、分叶状、大小不等之肿块，直径一般为1～5cm或更大，有蒂或无蒂。约90%的胃脂肪瘤发生于黏膜下层，肿瘤表面黏膜平滑，常可形成溃疡；约10%肿瘤位于浆膜下，胃脂肪瘤大都为单发，偶可见多发性。

二、临床表现

胃脂肪瘤一般无明显症状，仅在有并发症时才出现症状。约50%以上的病例可表现为出血症状，其他有上腹部疼痛、消化不良及幽门梗阻等。较大的肿瘤上腹部可触及质地较软的活动、边界尚清的肿块。

三、诊断

由于胃脂肪瘤无特殊表现故主要依靠 X 线和胃镜检查来发现。X 线检查显示胃内有圆形充盈缺损，边缘光滑，周围黏膜正常，胃蠕动波不受影响。在挤压或胃收缩的不同时期，肿瘤大小、形态可稍有改变，密度较淡，稍有透亮感。胃镜检查具有黏膜下肿瘤的特征，浆膜下的巨大脂肪瘤在胃镜下可见肿块界限不清，很像胃外肿块压迫胃壁。术前诊断困难，主要依靠病理切片确诊。

四、治疗

胃脂肪瘤很少恶变，故可行局部切除，将切除标本立即做冷冻切片，如发现为脂肪肉瘤，应做胃大部切除术。

（韩宏光）

第五节　胃血管瘤

胃血管瘤（hemangioma of stomach）较罕见，仅占胃良性肿瘤的 1.7%。发病年龄以 50～60 岁为多见，男女发病率无明显差异。

一、病理

胃血管瘤可以发生在胃的任何部位，但以胃体及胃窦部最多见。大都为单发，少数为多发，有蒂者较少见。肿瘤多位于黏膜下层，呈球形或息肉样肿块突入胃腔，光滑、质软、呈暗红色或红色，表面黏膜常可形成溃疡。极少数病例可发生恶变。

Kaijser 将胃肠道血管瘤分为 4 类：①多发性静脉扩张；②海绵状血管瘤，分为弥漫浸润型及局限型（通常为息肉样）；③单纯性毛细血管瘤；④血管瘤病。

二、临床表现

主要症状是呕血或黑便，以致可以引起患者严重贫血。上腹部疼痛亦较常见，酷似溃疡病、慢性胃炎或胃癌。位于幽门部的肿瘤可以引起间歇性幽门梗阻症状，较大的肿瘤上腹部可以触及质软之肿块。文献报道的胃血管瘤最大直径为 20cm。

三、诊断

主要依靠 X 线和胃镜检查发现。上消化道钡餐造影显示胃内有充盈缺损，个别病例可见静脉石。胃镜检查可见暗红色或红色、圆形、质软的黏膜下肿物，多为单个、无蒂。禁忌做活体组织检查。有学者遇到 1 例 34 岁的女性患者，因长期反复出现呕血、黑便，在当地医院诊断为胃溃疡病，而行胃大部切除，毕罗Ⅱ式手术，术后 3d 大出血，前往当地医院剖腹探查，发现胃底贲门处一 10cm×10cm 巨大血管瘤，而行血管瘤局部切除，术后痊愈出院。

四、治疗

主要根据血管瘤的部位和大小而定，小的胃血管瘤可行单纯局部切除术，较大的血管瘤或有呕血的病例则应做胃部分切除术。

（韩宏光）

第六节　胃异位胰腺

胃异位胰腺（ectopic pancreas of stomach）较少见，占胃良性肿瘤的 5%～15%。一般发病年龄在

40~60岁之间，男女发病率之比为2：1。

一、病因

关于迷走胰腺的发生机制尚不清楚，邹仲等介绍了几种学说：①胚胎期由胰腺分离出来的组织或胰腺与周围组织发生非炎症性粘连，使胰腺组织移植于邻近器官，所以迷走胰腺多见于胃、十二指肠及空肠；②远离胰腺部位的迷走胰腺，可能是肠壁胰腺结节在胚胎发育期随着肠的纵向生长及旋转而被带到距胰腺较远的部位；③少数迷走胰腺还可位于肺、纵隔等部位，认为是返祖现象；④由其他部位的内胚层化生而来。

二、病理

胃异位胰腺大多发生在幽门部，多数位于黏膜下层，肿物向胃腔突出呈半球形或乳头状，多为单发，直径一般在0.5~3cm之间，少数有溃疡形成。镜下可见胃黏膜下异位胰腺组织。

三、临床表现

常见的症状是上腹部疼痛、出血及食欲减退。位于幽门部的异位胰腺可以引起幽门梗阻的症状，较大的胃异位胰腺在上腹部可能扪及肿块。

四、诊断

原因不明的上消化道出血，应考虑到胃异位胰腺的可能。X线钡餐检查可在胃窦部见一圆形或半圆形边缘整齐的充盈缺损，中央有脐样凹陷，其内可见一小的钡斑，相当于胰管开口处，部分患者可见导管充盈的线状影称导管征，但并不多见，脐样征和导管征是异位胰腺的X线特征性表现。胃镜检查可见圆形隆起肿物，中央有脐样凹陷，表面被有正常的胃黏膜，由于异位胰腺组织多在黏膜下，活检时取材应较深，若能取得胰腺组织则可肯定诊断。

本病需与胃息肉等其他胃肿瘤鉴别，胃息肉多有蒂，常伴有低酸或无酸；而异位胰腺很少有蒂，无胃酸的改变。有学者曾遇到2例均在术中活检时确定诊断，均无恶变，仅做局部切除术，发作时有急性胰腺炎表现，但易被忽视，故在诊断时要注意这一点。最后确诊需依靠剖腹探查，肿块活检而定。

五、治疗

胃异位胰腺应行手术治疗。多数可以做局部切除，若疑有恶变时应在术中做冷冻切片检查，然后决定胃切除的范围。

（韩宏光）

第七节　胃癌

胃癌在全球范围内仍然是常见恶性肿瘤，居第四位。东亚、南美、苏联地区是胃癌的高发地区，日本是胃癌发病率最高的国家，中国是世界上发病和死亡病例数最多的国家。全球范围内，胃癌在第二次世界大战后发病率呈下降趋势，在北美地区胃癌是少见病。西方国家发病以近端胃癌为主，在其他地区远端胃癌仍然是胃癌的主要形式。国内胃癌分期偏晚，疗效一直不满意。近十余年来，随着经济水平的提高和肿瘤普查防治工作的推广，使早期胃癌的比例不断增加，同时通过综合治疗，进展期胃癌的疗效不断提高。目前我国胃癌的疗效已经有了很大的提高，早期病例的增加，外科手术进步以及手术后综合治疗的应用，都是胃癌疗效提高的重要因素。

一、胃癌相关手术解剖生理

1. 胃的形态分布　胃是人体内腔最大的消化管。可以将胃大、小弯分为3等分，连接起每个对应点，则可以将胃分为上、中、下3个部分。上部为胃底贲门，中部为胃体，下部为胃窦。根据原发病灶的部位，分别用C、M、A表示，如果病灶跨越两个部位，在原发病灶主要部位在前，次要部位在后。如MCA，表示原发部位主要在胃体，并且已经累及到胃窦和胃底部。从矢状面来定位，将胃的横断面分为4等份，即小弯、前壁、大弯、后壁。如胃体小弯侧累及胃窦及胃体后壁的胃癌，可表示为MA/小后。

2. 胃的韧带　覆盖胃前后壁的腹膜移行于大小弯，合成两叶形成系膜韧带。系膜韧带一方面起固定作用，同时其中也有血管、神经、淋巴管通过，了解他们与周围脏器和腹膜之间的联系，对于胃癌根治手术具有重要意义。胃的韧带主要有：

（1）胃膈韧带：是胃背侧系膜脾上部的衍生物，连系于胃贲门部与膈肌。在胃的附着线为胃底部大弯的近侧部和食管胃相连接处。胃膈韧带向右侧移行为膈食管韧带。胃膈韧带透明，无血管及淋巴结构。

（2）肝十二指肠韧带：是小网膜的右侧部，包绕进入肝脏的结构，如门静脉、胆总管、肝固有动脉，以及由肝总动脉进入胃的分支——胃右动脉。此韧带含有丰富的血管、淋巴网，是胃癌根治手术必须清扫的部位。但是，因为血管丰富，必须小心操作，否则出血较多。

（3）肝胃韧带：是小网膜的左侧部，此韧带内含胃左动、静脉，迷走神经干肝支和淋巴结。是淋巴结容易转移的部位，也是进行胃癌根治手术必须处理和清扫的部位。

（4）胃脾韧带：是胃背侧系膜脾部的衍生物，自胃大弯连接脾门，上接胃膈韧带，下连续于大网膜或胃结肠韧带，此韧带上部含有胃短动、静脉及胰脾淋巴结，下部含有胃网膜左动、静脉和淋巴结。

（5）胃结肠韧带：是大网膜的一部分，由胃大弯连接至横结肠前面。此韧带内含有胃网膜左动、静脉，胃网膜右动、静脉及淋巴结等。

3. 胃的血管　胃的血管丰富，并且相互之间有交通，形成血管网络。主要供应血管有胃左动脉、胃右动脉、胃短动脉、胃网膜左动脉和胃网膜右动脉。

（1）胃左动脉：起源于腹腔动脉，行走至贲门处分出食管支与食管动脉交通，向下分出前后两支胃降支，沿小弯的前后向右下走行，末端与胃右动脉吻合。

（2）胃右动脉：肝总动脉分出肝固有动脉和胃十二指肠动脉，前者又分出胃右动脉，向左上方行走，与胃左动脉吻合，形成小弯侧动脉弓。

（3）胃短动脉和胃网膜左动脉：由脾动脉分出，前者经脾胃韧带至胃大弯，主要分布于胃底外侧区，后者沿大弯右行，末端与胃网膜右动脉吻合。

（4）胃网膜右动脉：由胃十二指肠动脉分出，与胃网膜左动脉相互交通，形成胃大弯动脉弓。

（5）胃的静脉：回流静脉与同名动脉相伴行。起源于胃内丰富的静脉网，最后汇集成小静脉和动脉伴行，穿出胃壁形成胃静脉，在胃大小弯处分别汇入胃左静脉（冠状静脉）、胃右静脉、胃网膜左静脉、胃网膜右静脉、胃短静脉和胃后静脉，这些静脉与同名动脉伴行，并最终从不同部位汇入门静脉系统。胃的静脉主要经门静脉入肝静脉，个别静脉如胃左静脉的食管支和胃黏膜下静脉丛，可以经过食管静脉丛汇流入奇静脉，与上腔静脉交通。

除了以上动脉外，胃的供应动脉尚可以有食管动脉下行支、胃左动脉上行支、左膈下动脉、胃后动脉等。

4. 胃的淋巴引流　胃的淋巴引流在胃癌的转移中占重要地位，了解胃的淋巴分布对胃癌根治手术有重要意义。胃壁中都分布着丰富的毛细淋巴管，以黏膜下层最为丰富。因此，黏膜内的局限性肿瘤，可以通过黏膜下毛细淋巴管网，播散到胃的各部。另外，胃黏膜下毛细淋巴管网还可以通过与贲门腹段食管的黏膜下毛细淋巴管网构成丰富的吻合，因此，胃黏膜内的肿瘤可以侵犯食管。幽门则不同，十二指肠缺乏黏膜下层，向十二指肠播散的机会比较小。但胃和十二指肠的浆膜下毛细血管网则有较广泛的吻合，于是，同样构成胃肿瘤向十二指肠近端播散的可能。

胃的淋巴管和淋巴结总体上伴随腹腔动脉的4个主要分支分布。关于胃的淋巴引流分区，按照过去传统的看法，从理论上相应地把胃分为4个淋巴引流区。

（1）胃小弯区（胃左淋巴结）：由胃左动脉供血的胃区及其相应的淋巴引流区，包括腹段食管、贲门部、胃底的右半侧和靠近小弯侧的前、后壁。分别注入贲门前、后和贲门旁淋巴结、胃胰淋巴结、胃上淋巴结，其输出淋巴管最后注入腹腔淋巴结。

（2）肝曲、幽门部（胃右淋巴结）：由胃右动脉供血的胃区及其相应的淋巴引流区。包括幽门小弯侧的前后壁。大部分注入幽门上淋巴结，其输出淋巴管汇入肝总淋巴结，最后注入腹腔淋巴结。

（3）肝曲、胃网膜右部（胃网膜右淋巴结）：由胃右动脉供血的胃区及其相应的淋巴引流区。包括胃体大弯侧右半部和幽门部，大部分注入胃右下淋巴结，在沿胃网膜右动脉注入幽门下淋巴结，少部分直接注入幽门下淋巴结，其输出淋巴管再经幽门后淋巴结和幽门上淋巴结，最后经肝总淋巴结注入腹腔淋巴结。

（4）脾区（胃网膜左淋巴结）：由胃短动脉和胃网膜左动脉供血的胃区及其相应的淋巴引流区，包括胃底左半侧的前后壁，胃体大弯侧左半部的前后壁，分别注入脾淋巴结、胰脾淋巴结、胃左下淋巴结，最后注入腹腔淋巴结。

以上是胃淋巴引流的基本线路，但应该注意，胃的淋巴引流是一个网络结构，各淋巴引流区之间相互交通，以上引流区是人为划分的，胃的淋巴引流和癌转移并非按以上所列顺序进行。在施行手术时，应考虑这些淋巴转移规律，但是并非唯一途径。

5. 胃癌转移相关淋巴结的分组与分站　以上有关胃淋巴引流区的划分是很粗略的，缺乏定量和精细的划分，对于胃癌手术的指导意义显然是不够的。对胃癌转移相关的淋巴结进行准确的解剖定位意义重大，日本在这方面做了细致的工作，国内采用的相关标准基本沿用日本胃癌学会《胃癌处理规约》中的淋巴结编号和分站。

胃淋巴结的部位、名称、解剖定位：

第1组：贲门有淋巴结，位于胃左动脉上行支贲门右侧的淋巴结。与第3组淋巴结的界限是胃左动脉上行支进入胃壁第一支（贲门支），在贲门则为第1组，幽门侧为第3组，恰好位于第一支的淋巴结属第1组。

第2组：贲门左淋巴结，沿左膈下动脉分出贲门食管支位于贲门左侧及后侧的淋巴结。

第3组：小弯侧淋巴结，位于胃小弯，沿胃左动脉与胃右动脉走行部位的淋巴结。与第5组淋巴结的界限是胃右动脉向胃小弯分出第一支。在贲门侧者为第3组，幽门侧为第5组，恰好位于第一支的淋巴结属5组。

第4组：大弯淋巴结，沿胃网膜左右动脉走行的大弯淋巴结，分为以下2组，即沿胃网膜右动脉走行的是右组（4d），靠近胃短动脉和胃网膜左动脉的淋巴结是左组（4s）。4d组于第6组的界限是胃网膜右动脉的胃大弯第一支，恰好位于第一支的淋巴结属于第6组；4s与第10组脾门淋巴结的界限是胃网膜左动脉向大弯分出的第一支，恰好位于第一支的淋巴结属于4sb，沿胃短动脉走行的淋巴结属于4sa。

第5组：幽门上淋巴结，胃右动脉根部的淋巴结。

第6组：幽门下淋巴结，在幽门下大网膜内，常分为3个部分，即狭义的幽门下淋巴结；幽门后淋巴结；沿胃网膜右静脉注入肠系膜上静脉的淋巴结。

第7组：胃左动脉干淋巴结。

第8组：肝总动脉干淋巴结，可分为2个部分，位于肝总动脉干前面者称为8a，位于其后方者称为8p。

第9组：腹腔动脉周围淋巴结。

第10组：脾门淋巴结，脾门附近的淋巴结，与第11组淋巴结的界限是胰腺尾部末端。

第11组：脾动脉干淋巴结，沿脾动脉分布的淋巴结。

第12组：肝十二指肠韧带内的淋巴结。

第13组：胰腺后方淋巴结。

第14组：肠系膜根部淋巴结，分为肠系膜上静脉淋巴结（14v）和肠系膜上动脉淋巴结（14a）。

第15组：结肠中动脉周围淋巴结。

第16组：腹主动脉周围淋巴结，位于胰腺上下腹主动脉的周围。

第17组：胰前淋巴结，位于胰头前方，又可分为胰前上淋巴结（17a）和胰前下淋巴结（17b）。

第18组：胰下淋巴结，位于胰体尾下缘。

第19组：膈肌下淋巴结。

第20组：食管裂孔部淋巴结。

第21组：下段食管旁淋巴结。

第22组：膈肌淋巴结（表4-1）。

表4-1 日本胃癌学会（JGCA）淋巴结分期（1998年第13版）分组分站

肿瘤部位	N1	N2	N3
L/LD	3 4d 5 6	1 7 8a 9 11p 12a 14v	4sb 8p 12b/p 13 16a2/b1
LM/M/ML	1 3 4sb 4d 5 6	7 8a 9 11p 12a	2 4sa 8p 10 11d 12b/p 13 14v 16a2/b1
MU/UM	1 2 3 4sb 4d 5 6	7 8a 9 10 11d 12a	8p 12b/p 14v 16a2/b1 19 20
U	1 2 3 4sa 4sb	4d 7 8a 9 10 11p 11d	5 6 8p 12a 12b/p 16a2/b1 19 20
LMU/MUL/MLU/UML	1 2 3 4sa 4sb 4d 5 6	7 8a 9 10 11p 12a 14v	8p 12b/p 13 16a2/b1 19 20

注：将大、小弯3等份点依次连线将胃分为3个部分：上部（U）、中部（M）、下部（L）；如果肿瘤超过这部，则据累及比例从高到低依次排列，肿瘤中心所在部位居首；肿瘤累及十二指肠和食管分别标记为D或E；M：属于远处转移的淋巴结；E+：食管受累者的重新分站。

二、流行病和病因学

胃癌在中国的发病和死亡情况难以准确地统计。根据国家癌症预防控制办公室最新的资料，2000年我国胃癌的发病情况如下：男性年龄标准化发病率为41.9/10万，女性为19.5/10万。2005年男性年龄标准化发病率为37.1/10万，女性为17.4/10万。据估计，我国目前胃癌每年发病40万例，死亡30万例。居恶性肿瘤第3位。发病部位仍以胃窦为主。胃癌死亡率男女性别比值为1.5~2.5，男性高于女性。性别比值在不同年龄组段显著不同。在30~35岁前，性别比值接近1.0。而后性别比值逐渐加大，在60岁时为2.0，在65岁以后下降到1.5左右。

胃癌是慢性疾病，发病过程较长且复杂。胃癌发生与多种因素有关。但是对胃癌的发病机制还不完全清楚。

1. 饮食因素 可能是胃癌主要的致病因素。原因有：①含有致癌物：长期食用熏烤、盐腌食品的人群中胃远端癌发病率高，与食品中亚硝胺类化合物、真菌毒素、多环芳烃化合物等致癌物或前致癌物含量高有关。②含致癌物前体：亚硝酸盐在自然界中分布很广，并且可以在适宜的酸度（pH1~3）或细菌的作用下合成强致癌物亚硝胺类化合物。③已有比较充足的证据说明胃癌与高盐饮食及盐渍食品摄入量多有关：摄入高浓度食盐可使胃黏膜屏障损伤，造成黏膜细胞水肿，腺体丢失。食盐本身无致癌作用，由食盐造成胃黏膜损伤使其易感性增加或协同致癌可能为增加胃癌危险性的原因。世界各地的流行病学研究一致性表明：新鲜蔬菜、水果具有预防胃癌的保护性作用并显示剂量效应关系。经常食用新鲜蔬菜的人患胃癌的相对危险度降低30%~70%。含有巯基类的新鲜蔬菜，如大蒜、大葱、韭菜、洋葱和蒜苗等也具有降低胃癌危险的作用。有研究表明，吸烟、饮酒增加胃癌的发病风险。

2. 幽门螺旋杆菌 近些年来，幽门螺旋杆菌感染与人类慢性萎缩性胃炎、胃溃疡以致胃癌的关系受到高度重视。幽门螺旋杆菌感染被认为是胃癌的主要危险因素，相对危险性在1.8~3.6之间。研究还显示出幽门螺旋杆菌感染主要与发生在远端的肠型胃癌有关。

3. 遗传因素 胃癌在少数家族中显示有聚集性。遗传性弥漫型胃癌（hereditary diffuse gastric cancer）是一种少见的遗传性胃癌，占胃癌总数的3%~5%。这是一种常染色体显性遗传病，由CDH1基因的胚系突变所致，临床表现为弥漫型胃癌。

4. 慢性疾患——胃癌 特别是肠型胃癌的发病模式为多因素作用下的多阶段过程。一些胃慢性疾患，如慢性萎缩性胃炎、胃黏膜肠上皮化生和异型性增生与胃癌有发病学的联系。

（1）慢性萎缩性胃炎：以胃黏膜腺体萎缩、减少为主要特征，常伴有不同程度的胃黏膜肠上皮化生。

（2）溃疡与胃癌的关系：溃疡与胃癌的关系，即溃疡是否会癌变，溃疡癌变的诊断标准，以及癌变率多高，已争论多年。到目前为止，根据病理组织学检查所见，区分溃疡癌变或癌性溃疡仍是很困难或不可能的。根据长期随访研究及动物实验研究结果，目前多数学者认为慢性溃疡会发生癌变，其发生率为 0.5% ~2%。

（3）残胃与癌：残胃作为一种癌前状态，它与胃癌的关系也一直受到重视。残胃癌的定义尚不统一。一般主张，因良性病变做胃大部切除术后 10 年以上在残胃发生的癌。

三、临床表现

1. 症状 胃癌的早期常无特异的症状，甚至毫无症状。随着肿瘤的发展，影响胃的功能时才出现较明显的症状，但此种症状也并非胃癌所特有的，常与胃炎、溃疡病等胃慢性疾患相似。其主要症状为上腹痛或不适，其次为消瘦及食欲减退。早期胃癌的症状也为上腹不适或疼痛、食欲减退及消瘦。

胃癌病例可出现副癌综合征：①皮肤症状：如黑棘皮症、皮肌炎、环状红斑、类天疱疮、脂溢性角化病。②中枢神经系统症状：如痴呆、小脑共济失调。③其他症状：如血栓性静脉炎、微血管病性溶血性贫血和膜性肾病。

2. 体征 胃癌通常无明显的体征，上腹部深压痛，有时伴有轻度肌抵抗感，常是唯一值得注意的体征。上腹部肿块、直肠前触及肿物、脐部肿块、锁骨上淋巴结肿大等均是胃癌晚期或已出现转移的体征。临床上须仔细检查这些部位，因不但有诊断意义且对决定治疗方针颇为主要。根据北京市 1 686 例胃癌的临床资料，转移灶的发生率以左锁骨上淋巴结最为常见（9.9%），其余依次为直肠前陷窝（5%）、肝（4.7%）、腋下淋巴结（2%）、肺（1.4%）。查体时需重视以下部位：Sister Mary Joseph 结节或脐周淋巴结，当肿瘤沿镰状韧带播散到皮下时出现；Virchow 结节，即左锁骨上转移淋巴结；Irish 结节，即左腋前转移淋巴结，当近端胃癌播散到下段食管和纵隔内淋巴时可出现。

四、诊断

1. 内镜检查 内镜检查在胃癌的诊断中是必不可少的。癌症诊断的金标准是病理诊断。只有内镜检查可以获得组织进行病理学诊断。同时，内镜检查可以对肿瘤的部位进行定位，对确定手术方式提供重要参考。

活检是确诊胃癌的必要手段，依靠活检明确病理类型，早期胃癌胃镜结合活检确诊率可达 95%，进展期胃癌可达 90%。为了提高活检阳性率应注意：选择取材部位是获得阳性结果的关键。凹陷病变在凹陷边缘的内侧四周以及凹陷的基底，浅凹陷病变主要在基底，深凹陷病变主要在内缘钳取活检材料。隆起病变应在顶部与基底部取材。

染色法内镜检查：常规内镜结合活检诊断胃癌有困难时采用黏膜染色法，可提高胃癌的确诊率，有报道可达 98%；还可用于估计胃癌浸润深度与范围，按照染色的原理分对比染色，喷入的染料积集于黏膜皱襞间，显示出胃小凹的高低不平改变。染料被黏膜吸收而着色者为吸收染色，用于良恶性病变的鉴别；还有以染料为指示剂的功能染色，以了解胃酸分泌功能。

2. 超声内镜 这是判断胃癌浸润深度的重要方法，在胃癌的分期和新辅助治疗效果评判方面有重要意义。有条件的单位建议作为常规检查项目。超声内镜不仅可以显示胃壁各层的结构，还可了解胃与邻近脏器的病变，判断胃癌浸润深度、侵犯周围脏器如胰腺、肝脏情况，估计淋巴结转移范围对临床判断分型估计手术切除都有重要帮助。此外，对胃黏膜下隆起占位肿物的定位与定性也有作用。超声内镜评价肿瘤浸润深度和淋巴结情况的准确率为 80% 左右。

3. 胃癌的 CT 诊断 胃癌 CT 检查的重要作用在于进行肿瘤的分期判断，包括淋巴结状态、腹腔种植转移和肝等腹腔脏器的转移判断。这也是新辅助治疗疗效的重要手段。胃癌进行 CT 检查，应该常规进行增强扫描，同时口服对比剂扩张胃腔，有利于消除管壁增厚的假象，更好地显示病变的范围和观察管腔形态及管壁伸展性的变化，同时有助于判断胃肠道走行和显示胃肠道与周围结构的关系。正常胃壁厚度在 5mm 以下，胃窦部较胃体部稍厚。注意扫描层面与胃壁的相互关系，当胃壁与扫描面呈斜面或平行时，胃壁可出现增厚的假象，在贲门胃底区和胃窦部经常会遇到这种现象，当有怀疑时变换体位扫描即可排除。正常情况下处于收缩状态的胃窦，多为对称性表现，浆膜面光滑无外突，如腔内有液体或气体衬托，可见增厚的胃壁为均匀的对称性改变，与胃癌有所不同。增强扫描，胃壁常表现为三层结构，内层与外层表现为明显的高密度，中间为低密度带。内层大致相当于黏膜层，中间层相当于黏膜下层，外层为肌层和浆膜。胃癌在 CT 扫描可以表现为：①胃壁增厚：癌肿沿胃壁浸润造成胃壁增厚，主要是癌肿沿胃壁深层浸润所致。②腔内肿块：癌肿向胃腔内生长，形成突向胃腔内的肿块。肿块可为孤立的隆起，也可为增厚胃壁胃腔内明显突出的一部分。肿块的表面不光滑，可呈分叶、结节或菜花状，表面可伴有溃疡。③溃疡：胃癌形成腔内溃疡，周边表现为环绕癌性溃疡周围的堤状隆起。④胃腔狭窄：CT 表现为胃壁增厚基础上的胃腔狭窄，狭窄的胃腔边缘较为僵硬且不规则，多呈非对称性向心狭窄，伴环周非对称性胃壁增厚等。

4. 胃癌的 X 线诊断　X 线检查是胃癌的基本诊断方法之一。随着胃镜和 CT 技术的普及，此方法的重要性有所降低。但是对于胃癌的病变范围的判断，特别是近端胃癌，观察食管下端受侵的范围，确定手术方式有重要作用。最基本的是充盈法，钡剂充盈的程度以立位充盈时钡剂能使胃体中部适度伸展为宜，通常所需钡量为 200～300mL。充盈像主要用于观察胃腔在钡剂充盈下的自然伸展状态、胃的大体形态与位置的变化、胃壁的柔软度等，对于显示靠近胃边缘部位如大、小弯侧的病变有很重要的价值。目前最为常用的双对比法，把作为阳性造影剂的钡剂和作为阴性造影剂的气体共同引入胃内，利用黏膜表面附着的薄层钡剂与气体所产生的良好对比，可以清晰地显示胃内微细的隆起或凹陷。气体可作为胃腔的扩张剂，用于观察胃壁的伸展性。在钡剂附着良好的条件下，调整胃内充气量对于显示病变的细微结构和胃壁伸展度的变化有重要意义。

胃癌的基本 X 线表现包括充盈缺损、龛影、环堤等，可伴有胃壁的变形，如胃腔狭窄、胃角变形、边缘异常和小弯缩短。黏膜形态异常可表现为黏膜皱襞的粗大、僵硬、中断、破坏消失及不规则的沟槽影。

晚期病例可以出现腹腔转移的间接征象，如胃横结肠间距、胃底膈肌间距、肠间距增宽等征象，以及肠管移动度异常和腹腔积液等。

5. 肿瘤标志物　胃癌缺乏特异的肿瘤标志物，癌胚抗原（CEA）在 40%～50% 的病例中升高，甲胎蛋白（AFP）和 CA199 在 30% 的胃癌患者中增高。这些肿瘤标志物的主要意义在于随访而不是诊断或普查。

五、病理学

在组织病理学上，胃癌主要是腺癌（90%）以上，其中又可以细分为乳头状腺癌、管状腺癌、低分化腺癌、黏液腺癌、印戒细胞癌。少见类型包括腺鳞癌、类癌、未分化癌等。

在形态学上，胃癌有多种分类方法，下面介绍几种常用的分类方法。

1. 早期胃癌分型　1962 年日本内视镜学会提出早期胃癌的概念，后被国际上公认。定义为癌组织浸润深度仅限于黏膜层或黏膜下层，而不论有无淋巴结转移，也不论癌灶面积大小。

根据内镜分型与所见可以将早期胃癌分为 3 型。

（1）Ⅰ型：隆起型（protruded type）。明显突入腔内呈息肉状，高出黏膜相当黏膜厚度 2 倍以上，约超过 5mm。表面凸凹不平呈颗粒或结节状，有灰白色物覆盖，色泽鲜红或苍白，有出血斑及糜烂。肿物多，大于 1cm，基底为广基或亚蒂。

（2）Ⅱ型：浅表型（superficial type）。又分为三个亚型。Ⅱa 型：浅表隆起型，隆起高度小于 2 倍黏膜厚度，呈平台状隆起。形态呈圆形、椭圆形、葫芦形、马蹄形或菊花样不等。表面不规则，凹凸不平，伴有出血、糜烂，附有白苔，色泽红或苍白。周边黏膜可有出血。Ⅱb型：浅表平坦型，病灶不隆起也不凹陷，仅见黏膜发红或苍白，失去光泽，粗糙不平，境界不明显。有时与局灶性萎缩或溃疡瘢痕鉴别困难，应活检予以鉴别。Ⅱc型：浅表凹陷型，是最常见的早期胃癌类型，黏膜凹陷糜烂，底部有细小颗粒，附白苔或发红，可有岛状黏膜残存，边缘不规则，如虫咬或齿状，常伴有出血，周围黏膜皱襞失去正常光泽，异常发红，皱襞向中心集聚，呈现突然中断或变细，或变钝如杵状或融合成阶梯状凹陷。

（3）Ⅲ型：凹陷型（excavated type）。癌灶有明显凹陷或溃疡，底部为坏死组织，形成白苔或污秽苔，易出血，边缘不规则呈锯齿或虫咬样，周围黏膜隆起，不规则结节，边缘黏膜改变如Ⅱc型。

（4）混合型：有以上两种形态共存一个癌灶中者称混合型，其中以深浅凹陷型多见，其次是隆起伴浅凹陷者，其中以主要改变列在前面，如Ⅲ+Ⅱc型、Ⅱc+Ⅲ型、Ⅱa+Ⅱc等。

以上各型中，以Ⅱa、Ⅲ及Ⅱc+Ⅲ型最多，占早期胃癌2/3以上，年龄越轻，凹陷型越多，年龄增长则隆起型增多。隆起型面积多比凹陷型大，微小癌灶多为Ⅱc型。

2. 进展期胃癌分型　进展期胃癌的分型主要基于Borrmann分类，此分类与预后及组织学类型的联系较为密切，应用比较广泛。进展期胃癌分为以下4个类型。

（1）Ⅰ型：息肉样型。肿瘤主要向胃腔内生长，隆起明显，呈息肉状，基底较宽，境界较清楚，溃疡少见，但可有小的糜烂。在进展期胃癌中，这是最为少见的类型，占3%~5%。

（2）Ⅱ型：限局溃疡型。肿瘤有较大溃疡形成，边缘隆起明显，境界较清楚，向周围浸润不明显。该型占30%~40%。

（3）Ⅲ型：浸润溃疡型。肿瘤有较大溃疡形成，其边缘部分隆起，部分被浸润破坏，境界不清，向周围浸润较明显，癌组织在黏膜下的浸润范围超过肉眼所见的肿瘤边界。这是最为多见的一个类型，约占半数。

（4）Ⅳ型：弥漫浸润型。呈弥漫性浸润生长，触摸时难以确定肿瘤边界。由于癌细胞的弥漫浸润及纤维组织增生，可导致胃壁增厚、僵硬，即所谓"革袋胃"，若肿瘤局限于胃窦部，则形成极度的环形狭窄。该型约占10%。

多发性胃癌系指同一胃内有两个以上癌灶，它们之间在肉眼和组织学上均无联系，间隔以正常黏膜。多发性胃癌在胃癌中约占3%，发生于隆起型者比溃疡型多见。

3. Lauren分型　根据组织结构、生物学行为及流行病等方面的特征，Lauren将胃癌分为肠型及弥漫性。该分型目前在世界上广泛应用。

（1）肠型胃癌：此型相对常见，分化程度高，有腺管形成，与癌前病变、胃黏膜萎缩和肠上皮化生有关。统计显示肠型胃癌在远端胃癌中占多数，发病率稳定或下降。部分此型胃癌与幽门螺旋杆菌感染有关。在这种癌变模式中，环境因素的影响造成腺体萎缩继而胃酸缺乏，胃内pH升高。进而细菌过度增长，亚硝酸盐和亚硝基等细菌产物的增多将加剧胃黏膜萎缩和肠上皮化生，增加癌变危险。

（2）弥漫型胃癌：此型相对少见，年轻患者中多一些，组织学多表现为未分化的印戒细胞。因为细胞间缺乏粘合力易发生黏膜下播散，形成皮革胃。腹膜播散也很常见。通常无明显的癌前病变，也可能与幽门螺旋杆菌感染有关。A型血人具有易感性，有报道具有遗传易感性。发生在近端胃的弥漫型胃癌发病率在世界范围内有所升高，相同分期情况下，预后较远端胃癌差。

六、分期

准确的分期对制订合理的治疗方案、判断预后、评价疗效、科研协作至关重要。有两种方法：其一以术前的临床病理资料为准的cTNM分期，其二是以术中所见及术后病理检查结果为准的pTNM分期。目前常用的胃癌TNM分期主要有两种系统，一种是日本胃癌学会（JRS）制定的JCGA分期，另一种是由美国癌症联合会（AJCC）和国际抗癌联盟（UICC）制定的AJCC/UICC分期。2010年美国癌症联合会（AJCC）公布了最新的TNM分期标准（表4-2）。此版分期较第六版分期有较大的调整。这些变化体现在T_3和T_4的定义标准，N_1、N_2、N_3淋巴结转移的划分，以TNM为基础的分期组合上。

表 4 - 2　TNM/AJCC/UICC 第七版分期标准（2010）

原发肿瘤

T_X：原发肿瘤无法评价

T_0：切除标本中未发现肿瘤

T_is：原位癌

T_1：侵犯黏膜固有层，黏膜肌层或黏膜下层（T_1a：侵犯黏膜固有层或黏膜肌层；T_1b：侵犯黏膜下层）

T_2：侵犯固有肌层*

T_3：侵犯至浆膜下结缔组织，但没有穿透脏层腹膜（浆膜）或侵犯临近组织结构**

T_4：侵犯浆膜或临近组织结构***（T_4a：侵犯浆膜；T_4b：侵犯临近组织结构）

局部淋巴结

N_X：淋巴结无法评价

N_0：局部淋巴结无转移

N_1：局部转移淋巴结 1～2 枚

N_2：局部转移淋巴结 3～6 枚

N_3：局部转移淋巴结 ≥7 枚（N_3a：局部转移淋巴结 7～15 枚；N_3b：局部转移淋巴结 >15 枚）

远处转移

M_X：无法评价是否有远处转移

M_0：无远处转移

M_1：存在远处转移

分期系统

0 期	$T_{is}N_0M_0$		
Ⅰ A 期	$T_1N_0M_0$		
Ⅰ B 期	$T_1N_1M_0$	$T_2N_0M_0$	
Ⅱ A 期	$T_1N_2M_0$	$T_3N_0M_0$	
Ⅱ B 期	$T_1N_3M_0$	$T_2N_2M_0$	$T_3N_1M_0$	$T_{4a}N_0M_0$
Ⅲ A 期	$T_2N_3M_0$	$T_3N_2M_0$	$T_{4a}N_1M_0$
Ⅲ B 期	$T_3N_3M_0$	$T_{4a}N_2M_0$	$T_{4b}N_1M_0$	$T_{4b}N_0M_0$
Ⅲ C 期	$T_{4a}N_3M_0$	$T_{4b}N_3M_0$	$T_{4b}N_2M_0$
Ⅳ 期	T 任何 N 任何 M_1		

注：*：肿瘤可以穿透固有肌层达胃结肠韧带、肝胃韧带或大小网膜，但没有穿透这些结构的脏层腹膜，在这种情况下，原发肿瘤分期为 T_3，如果穿透这些韧带或网膜脏层，则分期为 T_4；

**：胃的临近结构包括脾、横结肠、肝脏、膈肌、胰腺、腹壁、肾上腺、肾脏、小肠及后腹膜；

***：经胃壁扩张至十二指肠或食管的肿瘤分期取决于包括胃在内这些部位的最大浸润深度；

组织分级如下：G_X：分级无法评价；G_1：高分化；G_2：中分化；G_3：低分化；G_4：未分化。

七、治疗

1. 早期胃癌　早期胃癌预后良好，5 年无病生存超过 95%。如何缩小手术范围改善患者生存质量是早期胃癌研究的热点，其中内镜切除技术是重要进展。理论上，没有淋巴结转移的早期胃癌可以采用内镜黏膜切除（endoscopic mucosal resection，EMR）或内镜黏膜下层切除（endoscopic submucosal dissection，ESD）技术，对于存在淋巴结转移的早期胃癌则应该采用根治手术。因此准确地判断淋巴结转移是关键。

内镜黏膜切除术和内镜黏膜下层切除的适应证：T_is 或 T_1a 肿瘤、组织类型为高分化或中分化、肿瘤小于 2cm 的隆起型病变、无溃疡形成。必须同时满足以上 4 个条件的情况方可施行此类手术。术后病理学要求对标本进行水平、垂直边缘的详尽检查，以及加强术后随诊工作。EMR 已经长期随访的资料所证实。而 ESD 则缺乏大宗病例的长期随访，其对预后的影响仍然需要进一步观察。

如何判断是否存在淋巴结转移是早期胃癌选择治疗方法的基础。黏膜内癌淋巴结转移率为 3% ~ 5%，黏膜下癌则为 20%。早期胃癌最合适的淋巴结切除范围还存在争论。目前即使采用内镜超声，淋巴结状态判断仍然不够准确。很多研究推荐根据肿瘤大小、浸润深度、肿瘤分化程度来确定淋巴结切除范围。日本胃癌学会早期胃癌的治疗指南建议：不适合于 EMR 的黏膜癌和直径小于 1.5cm 的黏膜下癌推荐 $D_1 + \alpha$ 手术；术前不能确定淋巴结状态的黏膜下癌和直径小于 2cm 的第一站淋巴结转移的早期胃癌推荐 $D_1 + \beta$ 手术；对于直径超过 2cm 存在淋巴结转移的早期胃癌采用 D_2 切除（$D_1 + \alpha$ 手术：在完全清除第一站淋巴结的基础上，同时清除第 7 组淋巴结。$D_1 + \beta$ 手术：在完全清除第一站淋巴结的基础上，同时清除第 7 组、第 8a 组、第 9 组淋巴结）。

鉴于国内内镜超声和高分辨率 CT 尚未普及，对于不适于 EMR 的早期胃癌，有学者建议行标准 D_2 根治手术。

2. 进展期胃癌　在胃癌的综合治疗方案中，手术一直占据着主导地位，关于扩大手术范围能否给患者带来更好的预后一直存在争论。目前统一的认识是将 D_2（淋巴结清除至第二站）手术作为标准术式。其实对于病期较晚（例如淋巴结转移已超出第三站）的患者，肿瘤已经不再是一个局部问题，仅仅通过局部治疗，即使扩大淋巴结清扫、多脏器联合切除等已证明无法给患者带来益处。单纯外科手术无法达到生物学意义上的根治，即便扩大切除和淋巴结清扫范围，仍然如此。能否根治性切除是胃癌患者最重要的预后因素，直接影响患者的预后。但对于进展期胃癌，特别是Ⅲ期胃癌患者，往往只能进行姑息性手术，预后难令人满意。积极寻求其他可能根治肿瘤的手段和提高手术切除率，尤其是 R0 切除率成为改善胃癌患者预后的主要目标。

（1）胃切除范围：远端胃大部切除的效果与全胃切除相当，而且并发症减少，生活质量提高。因此，对于远端胃癌推荐胃大部切除术。对于近端胃癌而言，近端胃大部切除和全胃切除在手术安全性、预后方面相似，且均会出现手术后营养障碍。因此，近端胃癌的手术方式仍然存在争论。术中冷冻切片检查切缘是近端胃癌手术重要的原则，有时需反复切除食管下端，以确保切缘阴性。目前大多数人更趋向于肿瘤位于胃底及中 1/3 胃体，Borrmann Ⅳ型是全胃切除的适应证。

（2）联合脏器切除：进展期胃癌脾门淋巴结的转移率为 15% ~ 27%。既往曾经认为，D_2 根治手术联合胰体尾、脾切除可改善患者预后。胰体尾或脾切除明显增加术后并发症和死亡率。目前已经可靠的证据表明保留胰、脾可使患者受益，临床医生需考虑：①癌肿是否直接浸润胰腺或脾。②如保留脾脏是否可增加脾门转移淋巴结的残留。③保留胰体尾的脾切除在技术上可行的。脾门淋巴结是否出现转移与肿瘤的部位以及浸润深度相关。从日本的资料来看，远端胃癌、中近端胃癌淋巴结转移率分别为 0 ~ 2% 和 15%，皮革胃为 21%。研究证明，胃癌的淋巴结转移不存在于胰腺的实质内，而存在于脾动脉周围的结缔组织中。行包括该动脉在内的淋巴结清除，即可达到清除 No.10、11 淋巴结的目的。因此，对于胃中、上部癌侵及胰体尾或 No.10、11 淋巴结转移明确者，应行脾及胰体尾切除术。癌肿未侵入胰腺，疑有 No.10、11 淋巴结转移者，主张保留胰腺的脾及脾动脉干切除术。不可作预防性胰体尾或脾切除。

（3）淋巴结清扫范围：淋巴结转移是胃癌最重要的预后因素。一般认为，检出的淋巴结越多，N 分期越准确。为了获得准确的分期，胃癌手术要求至少检出 15 枚淋巴结。根据淋巴结的清除范围，可以分为 D_1、D_2、D_3。未能完全清除胃周淋巴结者称为 D_0。

肿瘤淋巴结的数目与淋巴结的清除范围并非直接对应。根据解剖学及组织病理学检查，D_1 淋巴结清除可以平均获得 15 枚淋巴结，D_2 淋巴结清除平均获得 27 枚淋巴结，D_3 清除平均获得 43 枚淋巴结。清除淋巴结可以改善生存这是全球共识。但是东西方对于淋巴结的清除范围存在争论。这些争论包括：胃癌淋巴结的清除范围标准 D_2 还是 D_1？扩大清除是否可以改善生存？

1）D_2 还是 D_1

来自东方国家的系列单中心研究显示，D_2 淋巴结清除是一个独立预后因素，并发症和死亡率低，而且可以改善生存，特别是对于Ⅱ期和ⅢA 期胃癌。在日本胃癌学会的《指南》中，D_2 清除被列胃癌治疗标准。欧美国家的随机对照研究显示，D_2 手术的围术期并发症和死亡率高，因此并不能改善生存。

MRC 的前瞻随机对照研究，400 例患者随机分为 D_1 和 D_2 手术两组。两组患者的围术期死亡率分别为 6.5% 和 13%，并发症发生率分别为 28% 和 41%。两组比较 5 年生存并无差别（35% 和 33%）。多因素分析显示，老年、男性、胰脾切除是独立的不良预后因素。研究认为对于相同分期的胃癌，D_2 手术并不能改善生存。

荷兰胃癌研究组的随机对照研究被广泛引用。8 位质量控制医生接受日本胃癌专家的培训，然后帮助参加研究的外科医生。711 例患者随机分为 D_1 和 D_2 清除两组，D_2 手术组的术后死亡率（10% vs 4%）、并发症（43% vs 25%）和住院时间（25 天 vs 18 天）明显高于 D_1 清除组。死亡和并发症的危险因素包括：D_2 清除、脾切除、胰腺切除、年龄超过 70 岁。两组 5 年生存没有显著差异（30% vs 35%）。亚组分析显示，只有 N_2 期病例可能受益。

因此在西方学者看来，D_2 手术有较高的并发症和死亡率，并不能改善患者预后。这些研究的死亡率显著高于亚洲的研究。在东方学者看来，胃癌在西方是少见病，参加临床研究的手术医生缺乏足够的训练。D_2 手术的学习曲线在 25 例左右，这些医生实际胃癌手术平均不足 5 例。D_2 手术组中胰腺、脾切除病例多于 D_1 手术组，分析认为这是 D_2 手术组的较高死亡率和并发症与脾、胰腺切除有关。对荷兰研究进一步进行分析，排除胰腺和脾切除病例，可以看到 D_2 组的生存收益。

IGCSP（Italian Gastric Cancer Study Group）进行了一项多中心随机前瞻临床研究，证实了技术熟练医生行保留胰腺 D_2 手术的安全性和有效性。手术并发症在两组没有显著差异（D_1 组 10.5% vs D_2 组 16.3%），再手术率相似（D_1 组 2.6% vs D_2 组 3.4%）。手术后死亡率 D_1 组为 1.3%，D_2 组无手术死亡。因此，不论在西方还是东方，在技术熟练的外科医生，D_2 手术的是同样安全的。

2）扩大清除是否可以改善生存

2006 年有台湾学者进行了 D_1 和 D_3 淋巴结清除的单中心随机对照研究。手术医生在参加临床研究前至少进行过 25 例 D_3 手术。D_3 和 D_1 组的 5 年生存率分别为 59.5% 和 53.6%。5 年局部复发率分别为 40.3% 和 50.6%。基于这个结果，认为技术熟练的外科医生，D_3 清除有可能改善生存。

日本学者进一步比较了 D_2 和 D_2 + PAND（para‑aortic nodal dissection）手术对生存的影响。日本 JCCG9501 研究证实后者的术后并发症略高于前者，两组分别为 28.1% 和 20.9%（$P = 0.07$）。吻合口漏、胰漏、腹腔脓肿、肺炎 4 种并发症近似，两组的死亡率均为 0.8%。扩大切除组并无生存优势（70.3% vs 69.2%）。但扩大切除组出血多，所需要手术时间更长。因此，国内推荐 D_2 淋巴结清除，不推荐扩大淋巴结清除。

3. 晚期胃癌　晚期胃癌不可治愈。化疗对部分患者有姑息治疗效果。只有少数几个单药对化疗有肯定的疗效。这些药物包括氟尿嘧啶、丝裂霉素、依托泊苷和顺铂，有效率大致为 10%～20%。几种新药及其联合方案显示对胃癌有效，这些药物包括紫杉醇、多西紫杉醇、伊立替康、表阿霉素、奥沙利铂。研究表明，与最佳支持治疗相比，联合化疗可以改善患者的生活质量。以下是有关晚期胃癌的重要的随机前瞻多中心 Ⅲ 期临床研究。

V325 试验将 445 例未经治疗的晚期胃癌随机分为两组，一组用 DCF（多西他赛、顺铂、氟尿嘧啶）方案治疗，每 3 周一次。另一组用 CF 治疗（顺铂、氟尿嘧啶）。DCF 治疗的无进展时间明显长于 CF 组。两组分别为 5.6 个月和 3.7 个月。DCF 组的 2 年生存率为 18%，CF 组为 9%。DCF 组的中位生存期优于 CF 组（9.2 个月 vs 8.6 个月，$P = 0.02$）。根据此结果美国 FDA 于 2006 年批准 DCF 方案用于未经化疗的晚期胃癌。此方案的问题是严重不良反应多，特别是 3/4 级粒细胞减少。在此基础上，出现了多种改良方案，如改为每周用药；或分别以紫杉醇、奥沙利铂、卡培他滨替代多西紫杉醇、顺铂、氟尿嘧啶；或改为以多西他赛为主的两药联合方案。

REAL‑2 试验将 1 043 例经病理证实的胃癌或胃食管结合部癌随机分为 4 组，分别用 ECF（表柔比星、顺铂、氟尿嘧啶）、EOF（表柔比星、奥沙利铂、氟尿嘧啶）、ECX（表柔比星、顺铂、卡培他滨）、EOX（表柔比星、奥沙利铂、卡培他滨）进行治疗。中位随访期 17.1 个月。4 种方案的有效率分别为 41%、42%、46%、48%。此研究证实奥沙利铂可以替代顺铂，卡培他滨可以替代氟尿嘧啶，而质量安全性得以提高。

ML17032 试验是另一个重要临床研究。此研究比较了用 XP（卡培他滨、顺铂）方案和 FP（氟尿嘧啶、顺铂）方案治疗晚期胃癌的疗效。结果显示 XP 方案有较高的有效率（41% vs 29%），两组的总生存期接近（10.5 个月 vs 9.3 个月），中位无进展生存期亦相似（XP 方案 5.6 个月 vs FP 方案 5.0 个月）。

FLAGS 研究比较了另一种口服制剂 S - 1 的疗效。1 053 例患者随机接受 CS（顺铂、S - 1）或 CF（顺铂、氟尿嘧啶）治疗。两组疗效相似，但前者耐受性更好。

分子靶向药物目前已经用于晚期胃癌的治疗。目前曲妥珠单抗（抗 HER2 抗体）、贝伐单抗（抗 VEGF 抗体）和西妥昔单抗（抗 EGFR 抗体）均已有与化疗结合的治疗临床试验。TOGA 试验是第一个随机前瞻多中心Ⅲ期研究，评价曲妥珠单抗结合顺铂与氟尿嘧啶化疗治疗 HER - 2 阳性胃癌病例。研究结果显示对于 HER - 2 阳性的进展期胃癌，抗体结合化疗优于单用化疗。试验中 594 例 HER - 2 阳性晚期胃癌随机分为两组，接受曲妥珠单抗结合化疗或化疗。抗体组没有意外不良反应，安全性相似。联合抗体组的中位生存时间为 13.5 个月，化疗组为 11.1 个月，研究者认为具有显著性差异。

4. 新辅助治疗　进展期胃癌是一种全身性疾病。手术是一种局部治疗手段，综合治疗可以提高进展期胃癌患者的生存。胃癌近年来最重要的治疗进展是新辅助治疗的应用。人们根据术后辅助治疗的经验提出来术前辅助治疗的概念，亦称新辅助治疗，包括新辅助化疗、新辅助放疗和新辅助放化疗。

新辅助治疗的理论依据：手术切除原发肿瘤可能会刺激剩余肿瘤细胞的生长。肿瘤周围组织术后血供改变影响化疗药浓度及放疗效果。新辅助化疗可以降期，提高手术切除率；减少术中播散的可能性；降低肿瘤细胞活性；消除潜在的微转移灶，降低术后转移复发的可能。术前通过可测量病灶及术后标本准确判定临床缓解率和病理学有效率。通过术前辅助治疗了解肿瘤对治疗的反应情况，有助于确定患者术后治疗方案。

目前已有可靠的证据证明，新辅助化疗能够使局部进展期胃癌患者降期，提高切除率和改善预后，毒副反应可耐受，并不增加围手术死亡和并发症。新辅助化疗最重要的支持证据是 MAGIC 研究。503 例患者随机分为围手术期化疗加手术组和单纯手术组。围手术期化疗组的根治性手术切除率显著高于单纯手术组（79% vs 69%）。研究显示化疗可以降期。手术后病理检查发现，围手术期化疗组病例在 $T_{1 \sim 2}$（51.7% vs 36.8%）、$N_{0 \sim 1}$ 淋巴结转移（84.4% vs 70.5%）比例显著高于单纯手术组。并发症和死亡率相似。围手术期化疗组 5 年生存率显著高于单纯手术组（36% vs 23%）。北京大学肿瘤医院研究证实，采用 FOLFOX 方案的新辅助化疗可降低肿瘤分期，可使局部进展期胃癌的提高切除率至 70%。2006 年国家科技部批准了有关胃癌新辅助化疗的多中心Ⅲ期临床研究，这是一个全国多中心的临床研究。这个研究将对国内胃癌的治疗起重要推动作用。

适应证：目前新辅助治疗已经被推荐为进展期胃癌的标准治疗。适用于手术前分期评估为 T_3 以上或淋巴结有转移病例。目前推荐方案为 ECF（表阿霉素、顺铂、氟尿嘧啶）及其改良方案。但总体说来，FOLFOX（奥沙利铂、氟尿嘧啶）方案或 XELOX（奥沙利铂、卡培他滨）方案效果更好，而且毒性小。新辅助治疗应该尽可能选择毒性小的方案，减少对手术的影响。化疗时间不宜过长，一般推荐 2 ~ 4 个周期。

5. 腹腔镜技术　微创外科是外科的趋势和发展方向。在胃癌的诊治方面，其代表是腹腔镜和机器人手术。因为胃癌手术复杂，腹腔镜在胃癌中的应用起步较晚，发展相对较慢。目前国内外在此领域的报道日益增多，这是胃癌外科的发展趋势。在欧美国家，目前已经有机器人用于胃癌手术实践，但其普及与推广还有很长的路要走。

腹腔镜在胃癌治疗中的作用包括诊断和治疗两个方面。在诊断中可作为常规检查方法的有效补充，进行准确的诊断和分期，以避免不必要的剖腹探查。胃癌手术的难度在于淋巴结的清扫，D_2 淋巴结清除是手术规范的要求。尽管理论上，只要经过足够的训练，腹腔镜技术完全可以做到与开腹手术同样的效果，但是在实践中这个学习过程是困难的。由于报道资料有限，而且随访时间太短，难以对该手术疗效和安全性得出任何结论，需要长时间的随访资料来评价此技术在胃癌应用中的价值。因此，治疗方面腹腔镜技术目前主要推荐用于早期胃癌的手术。

（韩宏光）

第五章

胃其他疾病与综合征

第一节　胃和十二指肠异物

胃和十二指肠内可能发现的异物是多种多样的，但基本上可以分为 3 类：①自食管吞入的异物；②在胃肠道内逐渐形成的毛粪石；③经由胃肠壁穿入腔内的异物。

一、吞入异物

胃肠道内的异物绝大多数是吞入的，它可能是无意的，也可能是有意的，前者大都发生在婴儿和儿童，因为不少儿童有将各种物件含在嘴里的习惯，偶一不慎，就可以吞入胃内；后者多数见于成人，有的是精神失常者，有的是企图自杀者，也有不慎吞入者。Chalk 及 Foucar（1928）曾报道有一位精神病患者经剖腹取出异物共达 2 533 件之多，确实惊人。

吞入的异物种类繁多，不胜枚举，最常见者当为别针、缝针、发夹、钱币、纽扣、圆钉、螺丝钉、小玩具、假牙等。一般地说，凡能通过食管、贲门的异物，大都也可以通过整个胃肠道。但据统计约有 5% 的异物会在胃肠道的某个部分被嵌住，特别是幽门、十二指肠及回肠末端等处。曾有 1 例因不慎将金属汤匙吞入胃内的患者，因未能及时就诊，导致出现腹膜炎时才来医院，X 线片发现异物在右上腹幽门部位，手术探查发现金属汤匙将幽门前壁割裂开一个近 3cm 裂口而引起腹膜炎。凡异物是长形、尖头或锐利者，肠道的某处有炎症或狭窄等变异时，异物即易在该处被嵌住。

1. 症状　多数异物吞入胃肠道后既不发生症状，也能通过肛门自行排出。有许多异物即使较长时期存留在胃内也可不产生症状，但有时却可引起上腹部不适，特别是较敏感的患者知道有异物存留在胃内以后。偶尔异物可以引起阻塞症状如绞痛、呕吐等，也可以穿破胃肠道而发生腹膜炎，有的吞食缝针者可自行穿出胃肠壁，不发生腹膜炎。异物长期嵌顿在某部者，可以引起溃疡出血，尖锐的异物还可以直接刺破黏膜引起大量出血。

2. 诊断　多数病例可以单纯根据病史获得诊断，孩子的家长常诉说孩子口里含弄的某物突然丢失，较大的儿童还能清楚地说出口中含着某物，因某种情况而使他把异物吞入胃中。吞入的异物如不发生阻塞或穿破等并发症，常无明确的体征可以作为诊断的依据，而最后的诊断常需通过 X 线检查方能确定，包括异物的大小形态、所在的部位、有无自行通过的可能及可能被嵌住的部位等。

3. 治疗　必须根据患者吞入异物的性质和有无并发症而定，因多数异物均能自行排出，故对吞入的异物一般可以密切观察和采取保守疗法。Gross 曾报道过 337 例，其中有 323 例吞入的异物能自行排出。有学者收集胃、肠道内异物 45 例，8 例异物自行排出体外，其中 1 例吞食 27 枚 4～6cm 的各号缝针者，入院后在医院内观察期间，6d 内全部自行排出体外。在异物尚未排出前，应每天检查腹部，并辅以 X 线透视，观察异物在肠道内的移动情况及有无并发症的产生。每次大便应仔细检查，以明确异物是否已经排出。异物较为尖锐者，最好住院观察。特殊的饮食和泻剂非属必要。对已经吞入胃内的异物，特别是估计难以自行排出的异物，可采用纤维胃镜检查，并试用特制的钳子夹出异物，而一般小的、圆滑的异物，可不必用此方法。

较大的异物，特别是尖锐的异物有时需通过手术取出。手术指征：①异物在某一部位被嵌住达1~2周及以上，经X线反复检查无进展者；②异物已产生肠道的梗阻现象，或者将要发生或者已经发生穿破症状者；③较大、较长、较尖锐，或者分叉状的异物；④有胃肠道出血者；⑤吞入的异物已累积很多者。

术前应进行下列准备：①剖腹前应再行X线透视，以确定异物的位置有无移动；②插入胃管，抽出胃内容物；③有出血、穿孔及腹膜炎等并发症者，应予输血、补液及注射抗生素等术前准备。

手术切口应根据异物的位置而定，无论是在胃内或肠内的异物，均以直接切开胃肠壁将异物取出为佳，注意避免腹腔污染。数量多的异物（大都在胃内）摘出时应注意将异物取尽，最好在手术的同时进行X线检查。有出血、穿孔及腹膜炎等并发症者，除了取出异物以外，尚需对此并发症进行相应的治疗。

二、毛粪石

毛粪石，无论人、畜，均能在胃肠道内逐渐形成一种毛粪石，是由不同成分的毛发、植物纤维和某种矿物等组成。由头发构成的毛球较多见，约占文献报道的毛粪石病例的55%，且90%是女性，特别是神经质的女孩常有咬嘴及咽下头发的习惯，最容易发生此病。毛球主要是由多量的长短不一的头发组成，同时尚可能混有羊毛、毛线和植物纤维等，由于其中含有各种食物的腐败性分解物，其颜色大都是暗绿色或黑色，且常有异常的恶臭。

植物球是由各种植物的皮、籽、叶、根和纤维等结团而成，约占毛粪石的40%，其中最常见者是在食柿后形成，也有因食椰子、芹菜和南瓜等纤维而形成者。食生柿后最易形成植物球，是因为生柿中含大量的柿鞣酸，与胃酸作用即变成一种甚为黏稠的胶状物，就可以把植物的纤维和皮、籽等复合在一起，形成植物球。

结石是最罕见的一种，仅占毛粪石的3%~5%。其中最奇特者是油漆工人因有吮吸漆水（一种虫胶之酒精液）之习惯，可以在胃中因松香或树脂的逐渐沉积而形成巨大的结石。某些药物如胃肠造影时服下的钡剂，溃疡病患者服下的碳酸镁或铋剂，也可能在胃内形成结石。

1. 症状　因毛粪石的性质、对胃刺激程度及有无并发症如溃疡、梗阻等症状而有不同，不少病例可以长期没有症状。典型的症状则表现为上腹部的肿块，伴有不同程度的疼痛、恶心、呕吐、食欲缺乏及消瘦。一般饮食不振、上腹部压闷、消瘦和体重减轻等是缓慢发生的，以后再逐渐发生恶心呕吐、上腹疼痛等症状。腹痛可以是轻微的，也可以有剧烈的阵痛，有些患者可以有便秘或腹泻，口臭及舌苔厚腻等现。

最主要的体征是在上腹部常可摸到一个大而硬的、表面光滑的、能自由活动的肿块。

X线检查也常有典型的表现，可以看到胃内有一个巨大的充盈缺换，该充盈缺损有显著的移动性，而胃大、小弯的边缘仍齐整无缺。

2. 诊断　只要能想到有毛粪石存在的可能性，大都可以做出正确诊断。

病史甚为重要，毛球的患者多为神经质的女孩，有喜吃毛发的习惯，植物球患者多有吃生柿或其他植物性食物的历史，结石患者则有吮吸漆水或吞食某种药物的历史。有典型的临床症状及X线表现者，特别是能摸到有活动性肿块或有特殊的钡剂充盈缺损者，诊断更可以确定。

毛粪石患者有时可以伴发有巨大的胃或十二指肠溃疡。有的因患者有显著的贫血消瘦及上腹部的肿块，故常怀疑是晚期胃癌。在胃液分析和大便检查时，能看到毛发的丝和植物性的纤维，则有助于诊断和鉴别诊断。

3. 治疗　以胃切开术为主，虽然有些植物球偶尔在服用稀盐酸后能够溶化碎解，有些则在剧烈呕吐及按摩后可能消失，但这些疗法并不可靠，有时且属有害，不如手术疗法佳。

术前应该适当地洗胃，手术时应注意勿使胃内容物污染腹腔，特别是毛球患者，其胃内腐臭之物。且污染腹腔，易致严重的腹膜炎。毛球有时也可以通过幽门伸至十二指肠内，在摘除时也应该注意将整个毛球完全摘除。植物球有时不止一个，手术时也应注意检查整个胃肠道，避免有所遗留。

毛粪石伴有胃与十二指肠溃疡者，一般将毛球摘出后溃疡即可自行痊愈。Walk 曾以文献收集了 13 例毛球患者，经单纯摘除后其伴发的溃疡均获痊愈。若溃疡并有出血、穿孔和狭窄等并发症者，则应做相应的处理。

三、穿入的异物

有时因外伤或溃疡等原因而使异物通过胃肠壁进入胃与十二指肠腔内，如枪伤或其他穿刺性外伤后，异物可以存留在胃肠道内；手术时偶然不慎，也可以有异物直接遗留在胃肠道内，或者是先遗留在腹腔内，以后再逐渐穿破肠壁进入胃肠道内。最多见者是胆囊与胃肠道粘连后，有胆石蚀破入胃与十二指肠，由于十二指肠与胆道十分接近，胆石破入十二指肠的机会尤多。Lapeyre Joyeux 及 Carabalona（1951）曾收集 404 例胆囊十二指肠瘘，1/4 是胆总管十二指肠瘘，1/7 为胆总管结肠瘘，其余则为胆道胃瘘或多发性瘘。多数病例的结石能自肠道自行排出，但 10% 左右的病例有阻塞现象，梗阻的部位可以在十二指肠或幽门，但多数是在回肠的末端。

穿入的异物的临床表现是随异物的性质、进入的方式以及有无溃疡、梗阻、穿孔及腹膜炎等并发症现象而异。X 线检查是最主要的诊断方法。

治疗应以手术取出异物为主，如有并发症存在时应考虑同时缝补穿孔、切除或修补瘘管等。

（韩宏光）

第二节　胃扭转

胃扭转，在国外是一种罕见的病症。自 Berti（1866）在尸解时发现此种病变以后，Berg（1897）首先对此罕见病变行手术治疗，而 Gosing 和 Ballinger（1964）认为自 Berg 以后文献报道的病例仅仅 200 例，事实上当然不止此数，因不少慢性胃扭转多不需治疗。国内陈国熙曾报道 1 例（1956），钱礼报道 2 例，其中 1 例有横膈疝（1960），王一川等（1963）报道急慢性胃扭转 40 例，此种经验实为难得，何以该地病例特多，亦值得研究。

1. 病因　本病可以发生在任何年龄，但一般文献报道以年老者为多，男女之发病率大致相当；唯王一川等报道 40 例，从 20～40 岁者占 70%，男女之比为 3：1。胃扭转最重要的原因是胃下垂，即胃的支持韧带有异常松弛，因为只有胃体特别长，其韧带特别松弛时才有可能发生扭转。Payy（1909）曾报道在 500 例的横膈疝中有 12 例胃扭转，Bockus 亦认为大多数的不完全扭转或慢性扭转，是与横膈膨出、葫芦形胃、胃溃疡或胃癌、胃周围炎症粘连、胃肝韧带或胃结肠韧带之撕裂、左膈神经截断等病理状态同时存在，故上述诸种病理都可以认为是胃扭转的诱因，而急性胃扩张、急性结肠气胀、暴饮暴食、剧烈呕吐胃的逆蠕动等，常是引起本病的直接因素。

2. 病理　Singleten（1940），Weshell 和 Ellis（1971）主张将胃扭转作如下分类。

（1）扭转的种类：按照扭转轴心的不同，胃的扭转可以分为 2 种。

1）系膜轴扭转：是最常见的一种。其扭转的方向大都是自右向左，随着纵轴（与贲门幽门线相垂直）旋转。结果移动度较大的幽门常向左向上，转到胃底部的前面；胃的前壁则自行折起而后壁则被扭向前。幽门管常因此发生梗阻，贲门也可以有梗阻，右侧的结肠也常被拉到扭转的左侧，形成一个急性弯曲而发生梗阻。更多的系膜轴扭转是慢性或完全性的。

2）器官轴扭转：不常见。胃体是沿着贲门幽门线扭转，通常是胃的后壁从下向上翻转到前面，偶尔也可以相反地扭转。结肠、胰腺和脾脏等也常会发生移位。

（2）扭转的程度

1）全部扭转：整个胃除了与横膈相贴的部分以外，都向前向上扭转，而胃的大弯位于肝脏与横膈之间，而胃的后壁则面向前。由于胃贲门部具有固定性，完全的胃扭转很少超过 180°。不超过 180° 的扭转，有时可以没有贲门或幽门的梗阻现象，也可以不发生绞窄。

2）部分扭转：仅胃的一部分发生扭转，通常是胃的幽门部。部分扭转偶尔可以扭转到 360°。

（3）扭转的性质

1）急性扭转：有急腹症的临床表现。

2）慢性扭转：症状持续反复发作，常伴有胃内病变，如胃溃疡等。

3. 症状 急性胃扭转的临床表现与上腹部的其他急腹症，如溃疡病急性穿孔、急性胰腺炎或急性肠梗阻等颇为相似，与急性胃扩张亦需仔细鉴别。一般急性胃扭转均有骤发的上腹部疼痛，并向后背部放射；常伴有频繁的呕吐，但呕吐物中不含胆汁，上腹部常有显著的胀满，而下腹部则大都平坦。如扭转为急性完全性的，则除了腹痛和腹胀之外，往往恶心得很厉害，而呕吐反而呕不出，有时胃管也插不下。因胃部的血管分布异常丰富，由扭转而致胃血管栓塞和胃壁坏死者很少见；除非病程的末期，休克的症状也可像肠系膜血管栓塞那样显著。由于钡剂不能服下，故 X 线检查在急性期一般帮助不大，正确的诊断只有通过剖腹探查方能获得。

有部分胃扭转而无梗阻者，其症状大都较为轻微，颇似某种慢性病变，如溃疡病或慢性胆囊炎等，此时 X 线检查可能有益，因为引起胃扭转的病因大都能获得诊断，如葫芦形胃等；然而许多部分扭转的病例也与急性扭转一样，只有在手术时才能获得确诊。

4. 治疗 急性胃扭转必须施行手术治疗，否则将导致死亡。

首先需要剖腹探查。在剖开腹腔时，最初看到的大都是在横结肠系膜后面的紧张的胃后壁。由于解剖关系的紊乱，外科医师常不能很容易认清其病变的情况，此时最好通过胃壁的穿刺将胃内大量的血液和气体抽尽，然后将胃壁予以缝合。在胃体复位以后，可以再根据情况做相应的处理，有其他并发症者（如肿瘤或横膈疝），可以予以切除或修补。未能找到特殊的病因病理者，可以考虑行胃固定术，将胃横结肠韧带和胃脾韧带较致密地缝合到前腹壁腹膜上，自脾下极起到胃幽门上，以防止扭转再次复发。如患者情况危急，不能耐受进一步手术者，也可行单纯的复位，或者仅行空肠造瘘术以维持患者的营养。

部分胃扭转，并有葫芦形胃等病变者，可以行胃部分切除，或者单做胃空肠吻合术。术后应持续进行胃肠减压以保持胃内空虚，补液、输血、吸氧及维生素 C 等补充也属必需。

（王士平）

第三节 胃憩室

胃憩室由于 X 线检查、尸体解剖及剖腹手术的日渐普及，胃肠道憩室病例的发现也日益增多，其已不算是外科或病理方面的罕见病变。Feldmann（1957）在 10 923 例胃肠道的 X 线检查中，发现 328 例有各部位的憩室，其中食管占 2.8%，胃 0.9%，十二指肠 31.4%，空肠回肠 0.9%，其他的为结肠，故胃肠道各部分的憩室是以结肠为最多，十二指肠次之，食管再次之，而胃及空肠回肠最少。虽然胃与十二指肠的憩室有若干相同点，但各有其特点。

1. 病因 胃憩室是一种比较罕见的病变，其发生率在钡餐造影病例中占 0.04% ~ 0.40%。发病年龄 80% 是在 20 ~ 60 岁之间，但某些先天性病变可见于婴幼儿。患者以女性为多，女男之比为 2∶1。胃憩室依其病因可作如下分类。

（1）真性憩室：憩室之壁含有胃壁的各层组织，另外并无任何器质性病变可以解释其病因，故这种憩室是属先天性的。Sinclair 曾为 1 例 4 个月的婴儿成功地手术治疗胃底部的憩室，这可以证明此种憩室是属先天性的。

（2）获得性憩室：憩室壁也含有胃壁的各层组织，但有其他病变可解释憩室是后天性的。它可分为：①推式憩室是因胃内压力有局限性的增高而形成；②拖式憩室是因胃外的粘连牵拉而形成。

（3）假性憩室：胃壁因某种病变而有肌层或黏膜下层的部分破损，致该处胃壁逐渐软弱而向。外形成的憩室。

2. 病理 先天性憩室是因胃壁的肌层有局限性的先天薄弱所致，因大弯和小弯的肌层组织在贲门部位较为薄弱，故先天性憩室以发生在贲门附近者为多（Keith），特别是在小弯后壁近食管裂孔处。

拖式憩室是因胃外有坚固的粘连牵引所致，多数是粘连到胆、胰腺、脾脏及结肠等处，可能是由上述器官先有病变而引起了胃的继发性变化。拖式憩室在机制上可能最为重要：由于外伤或其他暴力而致胃内压增加，黏膜及黏膜下层组织将自胃壁的某一薄弱点中突出，此种病变一经发生，以后因胃有经常而反复的胀满，憩室便逐渐增大。至于假性憩室，则是因胃壁的炎症、肿瘤和溃疡等病变而致胃壁的薄弱，再加有胃内压的增高形成。这些后天性憩室大都发生在胃的前壁、幽门部及后壁等处，但很少在大弯或小弯部位发生。

胃憩室大多是单个的，但也可以有两个或两个以上的憩室同时存在，大小 1～7cm。其入口一般都比较小，但有时也可以较大，能容纳一个手指，入口小者容易有食物潴留，进而发生其他并发症，如憩室炎、憩室周围炎、穿破、出血及恶变等。

3. 诊断　不少胃憩室因没有症状可能未被发现，另有若干病例是因为其他原因行 X 线胃肠检查时偶然发现。憩室本身的症状不典型，大都因憩室不能排空而致食后上腹部不适和疼痛，有时有食欲缺乏，其次为呕吐，偶尔有出血。憩室患者有时并发胃与十二指肠溃疡，上述症状往往被认为是因溃疡病所致。

通过 X 线检查、胃镜检查或手术可以确诊，通常 X 线检查可为临床诊断提供线索，而胃镜检查则是确定诊断的可靠手段。然而 Codiner（1953）曾指出，位于胃前、后壁的憩室在患者直立位检查时极易被忽略，故检查时应使患者取各种不同的位置，如直立、平卧、头低位等，特别是左前斜位不可少。胃憩室与较大的胃溃疡有时鉴别困难，下列各点可资区别（表 5－1）。

表 5－1　胃溃疡与胃憩室的 X 线鉴别

项目	胃溃疡	胃憩室
部位	多在幽门窦及小弯处	多在贲门部
形态	1. 溃疡壁的龛影形态一般不变	1. 憩室的形态在检查时可能稍有变动
	2. 壁龛的底宽，边缘多不规则	2. 蒂窄而顶宽，形如香蕈，轮廓整齐
	3. 壁龛中没有黏膜，其周围的黏膜也常有浸润等现象	3. 憩室中可见有黏膜的形态，周围的黏膜也多正常，无浸润现象
潴留	钡剂在壁龛中不会滞留很久	常见在憩室中有钡剂潴留 6～24h 之久，有时可见憩室中的液气平面
压痛	壁龛部位常有压痛	憩室部位不常有压痛

在诊断憩室患者时，尚应注意其究竟是一个单纯的憩室，还是有炎症，同时还应注意有无溃疡、肿瘤或胃炎等情况存在。在拖式憩室时，还应追查其他器官的原发病变性质。

4. 治疗　单纯的憩室如无症状，也不伴有胃或其他脏器的病变者，可以不需治疗。

有轻度症状者可用内科疗法，如给易消化而少渣滓的溃疡饮食、碱性药物和解痉药以及体位引流等。

有下列情况者适用外科治疗：①症状剧烈，内科治疗不能奏效者；②有并发症：如穿孔、出血等症状者；③有胃壁的其他病变：如溃疡及癌肿，或者是幽门部的拖式憩室伴有其他器官的病变者；④目前虽无症状，但憩室的蒂小而底大，将来肯定会续发憩室炎者，应早行切除术。

外科治疗的方式应根据憩室的位置以及有无其他并发症而定。

（1）贲门部憩室：左旁正中或经腹直肌切口。切开胃脾韧带并将胃底部向内侧翻转，即可暴露位于胃后壁的憩室，将憩室自周围的粘连中予以游离，直至其颈部已能清楚显露出，随即可以进行切除。其残端可先用"0"号铬制肠线行连续的内翻缝合，再用间断的丝线行浆肌层缝合予以加强。术后保持胃肠减压 2～3d 即可完全恢复。估计手术较困难的病例，也可以通过胸及经横膈的切口得到良好的暴露。

（2）大弯部憩室：应将憩室连同周围的胃壁行"V"形切除，然后将胃壁予以双层缝合。

（3）幽门部憩室：最好做胃的部分切除术，较之憩室的单纯切除疗效为佳。如做单纯切除时，应注意将胃壁内翻缝合，否则容易复发。

（王士平）

第四节　胃损伤

1. 病因　胃损伤由下列诸多原因所致。

（1）由于外来的暴力：①非穿刺性损伤：毒打、脚踢、电击伤等。②穿刺性损伤：如枪伤、刺伤等。③手术损伤：因手术时不慎所致。

（2）由于内在的因素：①机械性损伤：如因插入胃镜、胃管或吞下异物等引起者。②化学性损伤：因吞下腐蚀性的药物所致。③自发性破裂：因胃肠腔内有过多的积液、积气而致胃肠壁被胀破。

自发性的胃破裂是极为罕见的。Lemmon 及 Paschal（1941）曾自文献中收集了 31 例自发性胃破裂的病例，且报道了 1 例因吸小苏打而引起的自发性胃破裂，并认为胃出口的痉挛或狭窄致胃内的气体或积液不能溢出，是造成破裂的重要因素。负重挣扎、用力过猛或剧烈呕吐等均可能引起胃壁的过度紧张而造成破裂。破裂的部位大都在小弯，因胃壁在该处最薄；破裂的症状与胃十二指肠溃疡穿孔完全一样，并需要紧急剖腹探查。

下面将较详细介绍因外来暴力而引起的胃损伤及其病理变化。

（1）非穿透性损伤：上腹部遭受钝性损伤时，胃的损伤并不太常见，因为它不像肝、脾组织易于碎裂，不像十二指肠及十二指肠空肠曲较固定，而且它又受着肋骨的保护。只有当胃内充满食物或气液体时、胃的前壁及大弯与腹壁腹膜有较多的接触时、充盈的胃不能自由移动时，胃破裂的可能性就大为增加。

在钝力作用（毒打、脚踢、倾跌、撞击等）下，腹壁可以完全没有形态上的损害，而胃壁则显示不同程度的损伤。胃的浆肌层（大都在小弯）有裂伤者，可以完全没有明显的临床症状；胃壁被挫伤而在胃壁内形成血肿者，当时也可以没有症状，但这种血肿一旦感染形成脓肿时，胃壁即可发生坏死穿破，引起继发性腹膜炎。严重的损伤造成胃壁全层破裂者，危险性最大，此时，肝、脾、结肠、肋骨等大都也可能同时损伤。爆炸时形成的气浪或水波，其压力之大往往也可引起胃壁的部分或全层破裂。偶尔，患者在剧烈呕吐或干呕之后，可因食管贲门黏膜裂伤而继之以呕血，称为 Mollary Weiss 综合征，为一种罕见的上消化道出血。

（2）穿透性损伤：胃的穿透性损伤常与其邻近器官的损伤同时存在，而胃本身的损伤也常不止一处，往往是穿透伤。Ogilvie（1944）报道的 628 例腹部战伤，其中胃损伤 22 例，死亡率为 50%。Wolff（1955）分析了 416 例胃穿透伤，其发生率占全部腹部损伤的 13.2%，其中 90% 的病例伴有其他的腹内伤，尤其以横膈损伤为多见（47.10%）。死亡率为 40.6%，高于结肠、小肠和肝、脾损伤的死亡率。

胃穿透性损伤死亡率甚高，是因为胃损伤时常并有其他脏器的损伤之故。单纯的胃损伤情况较好，因胃壁对损伤的耐受性较强，胃内容物也不像结肠和小肠的内容物含有很多细菌。

（3）手术性损伤：手术时胃壁受意外的损伤，最多见于脾切除术。在切断胃脾韧带时，胃大弯部的胃壁可能被钳住而遭到切破。在胆道重复进行手术时，由于本身的病变及前次的手术，往往使胃与十二指肠等连同横结肠与大网膜粘连在一起，甚至与腹壁也难于分离，因此手术时误伤胃和十二指肠等的可能性也很大，这些意外如能当时即被发现，则胃壁的损伤一般不难予以缝补，通常也不会引起严重后果；但若不能及时被觉察并未认真缝补者，将形成腹膜炎或瘘管。

2. 症状　胃损伤的症状与腹部一般的损伤较难区分，其主要症状为疼痛、休克或出血等，而主要体征则为腹膜的刺激现象。

在非穿透性损伤时，腹壁的疼痛、压痛和肌肉的紧张，可以由于单纯的腹壁损伤，亦可由于内脏胃的损伤所致。但在腹壁的损伤中，一般不会出现休克的症状，腹壁压痛和肌紧张亦随着时间的推移而逐渐好转和减轻；然而如有腹内脏器损伤时，脉搏将逐渐加快，压痛及肌紧张将累及伤处以外的腹壁。由于在胃损伤的同时，经常伴有肝、脾及其他内脏的损伤，在受伤后不久多有严重的内出血和弥漫性腹膜炎的症状。

如为穿透性损伤，则通过腹壁伤口的检查大都可以估计腹内损伤的情况。根据创伤的部位、创道的方向、流出的胃肠内容物的性质，一般可以估计何种内脏受伤。

需进一步获得正确的诊断可以进行 X 线检查，如腹腔内（特别是横膈下）有游离气体存在时，即表示腹中某种空腔脏器已有破裂。如有胃损伤时，可以插入胃管立即进行胃减压，抽出的胃内容物如含有血液，则胃的损伤更为确定。

3. 治疗　对于穿透性腹部损伤，包括胃的损伤，几乎无一例外地应该尽早进行剖腹探查。非穿透性胃损伤，凡有胃壁全层破裂可能者，特别是并有其他脏器的损伤者，亦应立即进行手术治疗。仅有胃部损伤的可能性，又无其他内脏损伤的症状者，可在严密观察下给予保守治疗，一旦有手术指征，应立即行手术治疗。

（1）术前准备：在患者等待手术时应努力进行术前的准备治疗，并应正确估计休克的程度，是否继续出血。术前治疗包括下列措施。

1）输血、输液：是治疗出血性休克的最好疗法。输血量应较大，且应在手术时及手术后继续进行至血压稳定为止。输葡萄糖溶液或生理盐水是不能输血时的应急之法，但盐水之输入应予注意，切勿过多以免引起组织水肿。输入血或血浆代用品，如血定安等，可以减少输入全血的量。

2）插入胃管：将胃内容物迅速抽完，以免增加腹腔污染概率。胃的冲洗和自胃管注入流质的方法应被禁止。

3）对腹部的创口，予以消毒和急救处理。

（2）手术步骤：患者有胸部并发损伤者，先处理胸部创伤；有横膈、肝和脾等合并损伤者，以胸腹联合切口的暴露最佳。单纯腹部损伤可采用下列方式处理：在全麻或硬膜外麻醉下，剖腹探查，清除腹腔内的积血、积液、食物残渣后，首先找到出血点并予以处理，然后再依次详细检查腹内脏器。每一个可疑的地方都不应遗漏，因为受伤的可能不仅是胃，而邻近的脏器也可能受损，且胃的损伤也可能不止一处，如胃前壁有损伤者应打开胃结肠韧带检查后壁。小的穿孔可单纯用荷包缝合法包埋修补；条状的裂伤应将创缘加以修整后用双层缝合法；当裂伤在幽门部，则依上法缝补后，应考虑行胃－空肠吻合术，但有吻合口溃疡形成的可能，故严重的损伤可以考虑行胃次全切除术。若有多脏器的损伤，均应按主、次、先后进行处理，手术结束前彻底清理腹腔，放置引流物引流腹腔。

（3）术后处理：与腹部的消化道穿孔损伤相同。①半坐位，体位引流。②针对性使用抗生素。③连续胃肠减压，直至肠蠕动恢复。④继续静脉输血、输液，注意水、电解质平衡。⑤早期活动，早期下床，多做深呼吸，以避免肺部并发症。⑥必要时可进行肾囊封闭或静脉封闭，以保护大脑皮质，避免肠麻痹。

（王士平）

第六章

十二指肠疾病

十二指肠炎（duodenitis）是指各种原因所致的十二指肠黏膜的急性或慢性炎症变化。可分为原发性和继发性 2 种：原发性十二指肠炎又称非特异性十二指肠炎，此类最为常见，原因不明。继发性十二指肠炎则由肝脏、胆管和胰腺等器官病变所致，应激、药物、寄生虫和细菌感染等亦可导致继发性十二指肠炎；克罗恩病可侵犯十二指肠，形成肉芽肿性炎症；溃疡性结肠炎亦可累及十二指肠。通常临床上所指的十二指肠炎为原发性十二指肠炎，其发病率占胃镜受检者的 10.0% ~ 30.3%，男性多于女性，男女之比为 4 : 1，发病年龄以青壮年多见。现将肠炎的分类简单介绍如下。

1. 按炎症范围分类

（1）局限性：十二指肠炎、空肠炎、回肠炎、末端回肠炎。

（2）弥漫性：胃肠炎、小肠结肠炎。

2. 按病程分类　急性、慢性、复发性。

3. 按病理学分类　卡他性（浆液性）、出血性、出血坏死性、出血化脓性、伪膜性。

4. 按病因分类

（1）感染性肠炎

1）全身性细菌感染（伤寒、副伤寒、结核等）。

2）肠道细菌感染（细菌性痢疾、霍乱、沙门菌肠炎等）。

3）细菌中毒性肠炎（葡萄球菌肠炎）。

4）病毒感染（肠道柯萨奇病毒及其他病毒感染引起的肠炎）。

5）原虫、蠕虫感染性肠炎（阿米巴、钩虫、蛔虫、鞭毛虫等）。

6）真菌感染性肠炎（肠念球菌病）。

（2）肠道菌群失调性肠炎。

（3）非感染性肠炎

1）克罗恩病。

2）溃疡性大肠炎。

3）变态反应性肠炎（食物或药物过敏等）。

4）中毒性肠炎（尿毒症、药物中毒）。

5）放射性肠炎。

6）血循环障碍性肠炎（缺血性肠炎）。

7）梗阻性肠炎。

8）伴肠淋巴管扩张的肠炎。

9）热带性口炎性腹泻。

10）肠道多发性憩室并肠炎。

11）内分泌疾病并肠炎。

12）慢性肝炎急性发作或肝硬化并肠炎。

13）胶原性疾病并肠炎。

第一节　非特异性（原发性）十二指肠炎

一、病因和发病机制

非特异性（原发性）十二指肠炎，早在1929年就有报道，但近年来随着内镜的快速发展，发现的患者越来越多，一组1 400例十二指肠炎活检标本中，病灶发生在球部占35.2%、Vater乳头占26%、降部17.4%、纵形皱襞部12.6%。由于本病发生率增高，故日益受人重视。

原因尚不十分清楚，但已被证明它是一种独立的疾病，因为患者的PAO、BAO、MAO均低于十二指肠溃疡者，而且从不发生穿孔，愈合后不留瘢痕，长期随访表明大多数不发展成十二指肠溃疡病。发病因素为综合性，可能与刺激性食物、药物、饮酒、应激、放射线照射、黏膜对胃酸的抵抗力下降、幽门螺杆菌（Helicobacter pylori，HP）感染可能均为十二指肠炎的发病因素。

1. 胃酸分泌过多或对酸的敏感性增加　应用抗酸或抑酸药物可使十二指肠炎患者的症状缓解，病理改变减轻或消失；十二指肠胃上皮化生和布氏腺（brunner's gland）增生在十二指肠炎中较为常见，而这些病理改变被认为是对高胃酸的适应性改变。因此，有人认为胃酸分泌过多是本病的原因。但有人观察到十二指肠炎患者胃酸分泌正常，因而反对这种看法。应用抗酸或抑酸药物可使十二指肠炎患者的症状缓解。胃酸分泌正常提示十二指肠黏膜对正常胃酸的抵抗力下降或对酸的敏感性增加是十二指肠炎的发病因素之一。

2. 幽门螺杆菌感染　研究发现，活动性十二指肠炎的十二指肠HP感染率可达90%以上。十二指肠炎时常有胃上皮化生，胃上皮化生为HP在十二指肠黏膜定植创造了条件，胃上皮化生愈严重者，其HP检出率愈高。胃内有HP感染的患者，HP便可播散致十二指肠胃上皮化生区，引起十二指肠炎症。HP产生的毒素、相关代谢产物及酶等诱发局部的炎症和免疫反应，造成十二指肠黏膜的损伤。空泡毒素（VacA）蛋白和细胞毒素相关基因（CagA）蛋白是HP毒力的主要标志，VacA蛋白可使细胞产生空泡变性，而CagA蛋白的确切功能尚不清楚。

3. 神经内分泌失调　神经内分泌失调可导致胃十二指肠的分泌、运动和黏膜血流的调控异常，引起胃十二指肠黏膜的损害。

二、病理

病理可见黏膜充血、水肿、糜烂、出血、血管扩张，有时绒毛变平、腺体减少，黏膜层及黏膜下层炎性细胞浸润（急性期多为多核细胞浸润，慢性期则多为淋巴细胞及单核细胞浸润）、胃上皮化生等。有人按病理表现分为浅表型、间质型和萎缩型。①浅表型：此型最常见，占50%~80%，炎性细胞浸润限于绒毛浅层，绒毛变性、缩短和间隙减少。上皮细胞核致密，胞质有空泡。李氏腺和布氏腺正常。②间质型：炎性细胞浸润限于靠近黏膜肌层的腺体间质内，伴有淋巴滤泡增生。③萎缩型：炎性细胞浸润至黏膜全层，黏膜层变薄，上皮绒毛萎缩、变平和间隙消失，李氏腺减少或消失。

三、临床表现

非特异性十二指肠炎多见于青壮年男性。一般是慢性经过，常有间歇性急性发作的特点，患者可毫无症状，也可有上腹痛、反酸、嗳气、上腹饱胀不适、恶心、呕吐等症状，甚至有呕血和黑便，也可以呕血和（或）黑便为首发症状，出血量大者需要输血治疗。临床症状亦可与十二指肠溃疡相似：空腹痛，进食或服用抗酸或抑酸药物可使腹痛缓解。无特殊体征。

四、辅助检查

1. 实验室检查

（1）胃液分析：胃酸和胃液分泌量正常或较高，部分病例的胃酸水平可与十二指肠溃疡相似。

（2）十二指肠引流液分析：十二指肠炎时，十二指肠液（D胆汁）可浑浊，有黏液，显微镜检查可见较多炎性细胞和上皮细胞，胃酸分泌低者还可见较多细菌。通过对十二指肠引流液的分析还有助于排除寄生虫感染及肝、胆和胰腺的疾病。

2. X线检查　上消化道钡餐检查可因球部激惹、痉挛等而出现球部变形、皱襞变粗，充盈不良并易于排空，X线钡餐对本病诊断的阳性率不高，由于内镜的问世，该检查已很少使用。

3. 内镜检查　十二指肠炎大多发生于球部，内镜下表现可有：黏膜充血、水肿、糜烂，点状或斑片状出血；黏膜粗糙，绒毛模糊不清，颗粒状或有增生的小结节；皱襞肥大，黏膜下血管显露，球部变形等。因病变程度不同，内镜下表现有很大差异。内镜下对十二指肠炎进行分类的方法很多，目前还没有统一的分类方法，有人把其分为糜烂型、萎缩型及增生型，有人则分为萎缩型、颗粒型、糜烂型和正常型。Joffe等则根据十二指肠炎的严重程度进行分级。0级：正常十二指肠黏膜；1级：黏膜充血水肿，皱襞肥厚；2级：黏膜发红（包括接触性出血）；3级：点状出血；4级：糜烂，糜烂常与点状出血伴发，即所谓的"椒盐征"或"香肠样"十二指肠。

五、诊断和鉴别诊断

十二指肠炎的临床表现缺乏特异性，本病的诊断主要依靠内镜下所见和活体组织学检查确诊。本病应与十二指肠溃疡、十二指肠腺增生、十二指肠周围炎、寄生虫感染及结核和Crohn病等引起的十二指肠炎鉴别。

六、治疗

由于十二指肠炎的病因尚不十分清楚，其发病机制亦各异，所以对每一病例应根据具体情况给予适当的处理。

1. 一般治疗　生活要有规律，要避免过度劳累和精神紧张，避免进食刺激性食物、饮酒及浓茶、咖啡等饮料。

2. 药物治疗

（1）抑制胃酸分泌的药物

1）H_2受体拮抗剂（H_2 receptor antagomsts，H_2RA）：H_2RA能阻止组胺与其H_2受体相结合，使壁细胞胃酸分泌减少。常用的H_2RA有4种，即西咪替丁（cimetidine）、雷尼替丁（ranitidine）、法莫替丁（famotidine）和尼扎替丁（nizatidine）。西咪替丁作用最弱，法莫替丁作用最强。每日常用剂量为西咪替丁800mg、雷尼替丁300mg、法莫替丁40mg、尼扎替丁300mg，分2~3次给药。不良反应一般很少，主要为乏力、头痛、嗜睡和腹泻；偶可引起血清肌酐和转氨酶增高，但停药后可逆转。

2）质子泵抑制剂（proton pump inhibitor，PPI）：质子泵抑制剂作用使壁细胞胃酸分泌终末步骤中的关键酶即H^+-K^+-ATP酶不可逆地失去活性，因此其抑酸作用强而持久。目前有4种PPI已用于临床，即奥美拉唑（omeprazole）、兰索拉唑（lansoprazole）、潘托拉唑（pantoprazole）和拉贝拉唑（rabeprazole）。常用剂量为奥美拉唑20mg、兰索拉唑30mg、潘托拉唑40mg和拉贝拉唑10mg，每日一次口服，若用于根除HP治疗，剂量加倍。

3）其他抑制胃酸分泌的药物：还有抗胆碱药物哌吡氮平和促胃泌素受体拮抗剂丙谷胺。

（2）保护黏膜的药物：黏膜保护剂主要有胶体次枸橼酸铋（colloidal bismuth subcitrate，CBS）、硫糖铝（sucralfate）和前列腺素类（prostaglandins，PGs）药物。CBS能与炎症渗出物和黏蛋白形成一复合体，促使黏膜分泌表皮生长因子和产生内源性前列腺素，促进上皮分泌黏液和HCO_3^-等对黏膜起保护作用；CBS同时亦有杀灭HP的作用，它能包绕细菌使其失去贴附上皮的能力，铋离子进入细菌内使之死亡。CBS 很少有不良反应，为了避免铋在体内积蓄，不宜连续长期服用。硫糖铝的黏膜保护作用与 CBS 相似，但不能杀灭 HP。硫糖铝不良反应少，能引起便秘。前列腺素类药物如米索前列醇具有促进上皮 DNA 合成，抑制胃酸分泌，增加胃十二指肠黏膜黏液及碳酸氢盐的分泌和增加黏膜血流量的作用。腹泻是其主要不良反应，因可引起子宫收缩，孕妇忌用。

（3）根除 HP 治疗：目前尚无单一药物能有效根除 HP，故采用多药联合应用的治疗方案。根除 HP 大体有分别以 PPI 和 CBS 为基础的两大类方案，以 PPI 或 CBS 加上克拉霉素、甲硝唑（或替硝唑）、羟氨苄青霉素（或四环素）、庆大霉素等抗生素中的两种，组成三联疗法，药物一般分两次服用，7d 为 1 个疗程。PPI + 铋剂 + 两种抗生素的四联疗法多用于治疗失败者。根除 HP 的具体方案见表 6 – 1。

表 6 – 1　根除 HP 的三联疗法方案

PPI 或 CBS	抗生素
奥美拉唑 40mg/d	克拉霉素 500 ~ 1 000mg/d
兰索拉唑 60mg/d	羟氨苄青霉素 1 000 ~ 2 000mg/d（或四环素 500mg/d）
潘妥拉唑 80mg/d	甲硝唑 800mg/d（或替硝唑 500mg/d）
或雷尼枸橼酸铋（400mg/d 替代 PPI）	
CBS 480mg/d	任选两种
任选一种	

（4）其他：如有胃动力学改变，可服用甲氧氯普胺（metoclopramide）、多潘立酮（domperidone）、西沙比利（cisapride）行对症处理。

3. 手术治疗　有人提出对药物治疗无效的原发性十二指肠炎可行迷走神经切断术、幽门成形术或高选择性迷走神经切断术。

（王士平）

第二节　十二指肠结核

肠结核（tuberculosis of intestines），目前在消化系统疾病中仍比较多见。主要发生在回盲部与回肠末端，可以发生于肠管的一处，也可以发生于多处肠管。有学者曾遇到 1 例 48 岁的男性患者，因反复发生不全性肠梗阻，经保守治疗无效，腹胀日益严重，被迫剖腹探查，发现结肠、空肠及十二指肠多处病灶，仅结肠就有 9 处肿块样病灶，肿块之间的肠管肉眼均属正常，术中快速活检诊断为"肠结核"。单个的十二指肠的结核实属少见，往往与腹腔内其他脏器的结核并存。确诊仍存在一定困难，而在十二指肠外科方面有一定的意义。Lockwood 等统计文献资料、总结报告 145 例十二指肠结核，目前国内尚无明确的详细统计资料。有学者 40 余年来仅发现 3 例十二指肠结核，其中 2 例并发肺结核，3 例均并发腹腔内其他脏器的结核。

一、病因、病理

十二指肠结核大多并发肺结核，而直接由胃结核蔓延而来。十二指肠结核也可以是多发性肠结核的一部分，也可以通过血行播散而单独发病。国外资料统计分析结核病灶大多发生于十二指肠的第一部，而国内报告的 24 例手术患者资料中，十二指肠降部以下的结核有 22 例，2 例为球部结核。十二指肠降部结核的患者发病率低，诊断较困难，往往在术前，甚至术中被误诊为恶性肿瘤，而行胰十二指肠切除术，导致严重的后果，实为经验教训，应该术前在内镜下做活检，或者术中做快速冷冻切片检查，以明确诊断，为手术制订合理的方案。

肠结核按病理形态结合临床表现，大致分为两大类：溃疡型与增殖型，有时这两种类型不同程度的混合存在，不能截然分开，故亦可以称为混合型。一般以增殖型为主，而增殖型又有 5 种不同的病理改变：①肠管狭窄，长度为 2 ~ 10cm；②肠壁增厚；③肉芽组织呈息肉状改变突向肠腔；④病变深入破坏肌层；⑤不同程度的纤维结缔组织瘢痕形成。所以十二指肠结核主要是引起肠腔狭窄与梗阻。而溃疡型系指增殖型十二指肠结核的肠黏膜有多个环形结核性溃疡。另外尚有十二指肠周围淋巴结结核。

二、临床表现

十二指肠结核发病率低，一般多见于 20 ~ 40 岁的女性。国内 24 例报道中，仅 4 例为男性。而有学者提供的 3 例中，一男二女，大约 60% 的患者有活动性肺结核病史。主要临床表现如下。

1. 全身情况　消瘦、贫血、体重减轻、低热、乏力、盗汗等一般结核中毒症状。

2. 胃肠道　食欲减退、消化不良、稀便或腹泻和（或）便秘，也有腹泻与便秘交替出现的现象。

3. 上腹部隐痛　持续性隐痛，有时是阵发性，表现为上消化道不全性梗阻或完全性梗阻，进食后可能有呕吐，呕吐物是否含胆汁，要根据十二指肠梗阻的部位而定。一般巩膜与皮肤无黄染；有的表现为类似的溃疡症状，如上腹部胀痛，心窝部烧灼感和反酸、嗳气等。

4. 体检　上腹部较固定的轻压痛，一般无肿块触及，有时可见胃蠕动波、振水音等梗阻表现。

5. 化验　血沉增快；胃液的结核杆菌检查可能阴性；结核菌素纯蛋白衍生物（Purifled Protein Derivative of Tuberculin，TB – PPD）实验结果强阳性，提示体内有结核菌感染；血清抗 PPD 抗体可以部分阳性。

6. X 线钡餐检查　胃及十二指肠球部扩张，病变部位肠腔狭窄，管壁僵硬，蠕动减弱或消失，肠管呈条索状，肠壁的正常黏膜消失，结构紊乱，或有息肉样突起的充盈缺损。其附近或肠系膜可能有多处钙化病灶。

7. 内镜检查　十二指肠镜可以发现病变肠段黏膜充血、水肿、球形溃疡，溃疡边缘可呈鼠腹状，可伴有大小及形态各异的炎性息肉，可有肠腔狭窄，如果活检能找到干酪坏死性肉芽肿和（或）结核杆菌，则可确诊。

三、诊断与鉴别诊断

十二指肠结核多见于女性患者，中青年居多。病史为慢性演变过程，呈进行性加重，或并有肺结核和（或）浅表淋巴结结核史，综合上述临床表现，尤其结合钡餐与十二指肠内镜病灶活检，诊断可以成立，但应与胃溃疡、十二指肠溃疡、十二指肠非特异性肠炎、克罗恩病、十二指肠的良、恶性肿瘤等疾病鉴别。

四、治疗

十二指肠结核一般在无并发症的情况下，首先应采取内科药物治疗与全身治疗，但外科所见的十二指肠结核，多半已出现上消化道不全或完全梗阻，故需要采用手术治疗。

1. 全身治疗　加强营养，高热量、高蛋白、高维生素饮食，尤应补充维生素 A、维生素 D 和钙剂。不全性肠梗阻者应该予高热量的半流质和流质饮食。

2. 抗结核治疗　以联合用药，药量要足，疗程较长为原则，一般采用 3 种药物联合治疗：异烟肼每日 300mg，利福平每日 450 ~ 600mg，乙氨丁醇每日 750mg 或吡嗪酰胺 750mg，疗程 1.5 ~ 2 年及以上。近年来经常采用 6 个月或 8 个月的短程化疗方案。

3. 对症治疗

（1）并发腹腔积液：使用利尿剂。腹腔积液量大，有压迫症状者可放腹腔积液，每次以 1 500mL 左右为宜。放腹腔积液时应严格无菌，预防混合感染。

（2）并发感染：应根据药物敏感试验，选择抗生素，一般采用先锋霉素类药物为主的广谱抗生素。

（3）胀痛：可用颠茄、阿托品等其他抗胆碱能药物。

4. 手术治疗　外科所见十二指肠结核患者，大多已出现严重并发症，如上消化道不全性梗阻或完全性梗阻、急性穿孔、大出血、慢性肠穿孔、伴脓肿和（或）肠瘘形成等，故一般均已有手术治疗的适应证。

（1）术前准备：①术前必须充分地进行抗结核治疗，至少 7d 以上；②纠正全身营养情况，适当补充全血、血浆、清蛋白、氨基酸、各种维生素等；③纠正水电解质紊乱与酸碱平衡失调；④对一些并发症应进行即时处理，对症治疗等。

（2）手术探查：从右中上腹经腹直肌切口进腹探查，可见十二指肠周围有轻度粘连，其附近有许多肿大的或钙化的淋巴结。行 Kocher 切口游离十二指肠第一、二段后，再探查十二指肠肠腔内的息肉样肿物，或呈索条状，有时不易与恶性肿瘤区别。切开十二指肠的扩张部分，可见肠腔内有结核性肉芽肿和（或）有数个环形结核性溃疡，鉴别困难时应取病灶组织及附近淋巴结行冷冻快速切片病理检查以明确诊断，同时应探查小肠与结肠以防遗漏梗阻等病灶。

（3）手术方法：应以解决上消化道梗阻等严重并发症为目的，根据患者的全身情况而选择不同的手术方案。

1）胃空肠吻合，迷走神经切断术。

2）胃次全切除，胃空肠吻合术。

3）十二指肠扩张段与空肠侧侧吻合术（襻式或 Y 型吻合）。

胰十二指肠切除术除非特殊的情况下，不要施行该手术。

（王士平）

第三节　十二指肠局限性肠炎（十二指肠克罗恩病）

克隆（Crohn）病，曾沿用过多种病名，如局限性回肠炎、节段性肠炎、末端回肠炎、肉芽肿性肠炎、透壁性肠炎等，直至 1973 年世界卫生组织（WHO）才将其定名为 Crohn 病（Crohn disease），是一种原因不明的消化道炎性疾病，全胃肠道均可罹病，但好发于末端回肠（80% 以上）和右半结肠。十二指肠克罗恩病（duodenal Crohn）可与胃和（或）其他部位肠道克罗恩病同时存在，也可以单独存在。

1761 年 Morgagni 报道 1 例回肠炎，认为是首例克罗恩病，以后 Combe 等人相继报道 10 例，1932 年 Crohn 等人对该病作了较为全面、系统地阐述，1952 年以后 Well 等人更进一步阐述了 Crohn 病可累及结肠与消化道任何部位，甚至可累及消化道以外的器官。十二指肠克罗恩病较少见，占 Crohn 病发病率 2% ~4%，1959 年 McGarity 报道 1 例并收集文献资料共 25 例，以后经常有临床病例报道，国内尚无确切的统计数据。日本厚生省（卫生部）收集统计消化道各部位克罗恩病共 256 例，其中胃占 0.4%，十二指肠占 1.0%。

一、流行病学

Crohn 病分布于世界各地，但有明显的地区性与种族差异。以欧美各国多见，发病率为 0.2/10 万 ~11.6/10 万，白种人多于黑种人，犹太人多于非犹太人 3 ~6 倍。在亚洲、非洲、中东等国家其发病率较低，但日本统计 1984—1991 年间，其发病率由人口的 1.86/10 万上升到 5 850/10 万；中国目前无确切的统计数据，但有学者在临床上发现 Crohn 病在 20 世纪 60 年代和 20 世纪 70 年代少见，但 20 世纪 80 年代后明显上升，已不是一种少见病了，近年来发病率更加上升，可能与对本病的认识和诊断水平的提高有关。近 5 年来有学者在临床上每年至少可遇到 5 ~8 例，但累及十二指肠的仅见 5 例，胃 2 例、食管 1 例、膀胱 1 例，绝大多发生在小肠，其次是结肠。男女性别无明显差异，大约男：女为 1：1.4。任何年龄均可发病，但青壮年占半数以上，20 岁以下者占 1/4 ~1/3，大于 50 岁者占 3/20。

二、病因

病因至今尚不清楚，可能与下列因素有关。

1. 感染　过去认为病理变化酷似结核病，但已证明与结核无关；现有人认为与真菌、病毒、某些细菌感染有关，但未能获得证实。

2. 免疫　Crohn 病患者体液免疫和细胞免疫均有异常，半数以上患者的血中可以找到肠抗体。利用免疫荧光酶标准，在病变组织中能发现抗原抗体复合物和补体 C3，大多数病例的周围血中亦可见免疫复合物（CIC）和 C2、C4 的升高，其滴度高低与病变的活动性成正相关。该病伴有肠外表现，如关节炎，也与免疫复合物沉积于局部引起的损害有关。患者的淋巴细胞在组织培养中能杀伤正常结肠上皮细胞，即具有细胞毒作用，切除病变的肠段，细胞毒作用随之消失，这提示 T 淋巴介导的细胞毒作用。利用单克隆抗体方法可以证明患者 T 抑制细胞和正常人不同；白细胞移动抑制试验可呈异常反应，提示存在细胞介导的迟发超敏现象；结核菌素试验反应低下；二硝基氯苯（DNCB）试验为阴性，这些均支持细胞免疫功能下降。

3. 遗传　本病存在一定的遗传因素，北美犹太人患病者较黑人为多，临床观察阳性家族史者达 10% 以上。但家庭成员患本病时不能排除相同环境、饮食、卫生习惯带来的影响。

三、病理

十二指肠克罗恩病基本病理变化与回肠克罗恩病相似，呈节段性或跳跃性，其间为未被累及的正常肠管，病变的肠段与正常肠段分界清楚。受累的肠管病理变化分为急性炎症期、溃疡形成期、狭窄期和瘘管形成期（穿孔期）。急性炎症期肠壁水肿、充血，呈紫红色，浆膜层有纤维性渗出物，相应的肠系膜亦肿胀、充血；淋巴结肿大，并具有炎症反应。慢性期肠壁因纤维组织增生而显著增厚、僵硬，外形似水管样，可致单发或多发的肠管狭窄而引起梗阻。黏膜面的典型病理改变：溃疡、卵石状结节、肉芽肿、瘘管和脓肿，另外黏膜下层尚有阻塞性淋巴管炎、淋巴管扩张及纤维增生。

四、临床表现

1. 症状与体征　比较多样，与病变的部位、范围、程度、并发症等有关，典型的 Crohn 病多在青壮年时缓慢起病，病程常达数月或数年，长短不等的活动期和缓解期交替出现，在反复发作中病情逐渐发展加重。少数急性起病，酷似急性阑尾炎、急性肠梗阻等急腹症。临床上主要表现：①消化道症状：腹痛（80%～90%）、腹泻（80%～90%）、腹部肿块（30%左右）、腹胀、恶心、呕吐、血便等；②全身症状：发热（5%～40%）、贫血、乏力、消瘦、食欲下降等；③消化道外症状：关节炎、虹膜睫状体炎、皮肤溃疡、结节性红斑、肝脏肿大等。十二指肠 Crohn 病有并发胰腺炎的报道。Crohn 病根据病理变化与临床表现可分为许多类型，如肠炎型、阑尾炎型、腹膜炎型、肠梗阻型、肠出血型、假瘤型、瘘管型、混合型等。十二指肠 Crohn 病与回肠 Crohn 病的临床表现与类型有所不同，以肠梗阻型最多见，其次是溃疡型与混合型。

2. 实验室检查　与其他肠道疾病相似，实验室检查无特异性，但有一定的帮助。克罗恩病活动期可常有贫血、血沉增快；大便检查可见白细胞、OB 试验常为阳性；低蛋白症，血液免疫球蛋白 IgG、IgA、IgM 常增高；C 反应蛋白也可增高。

3. X 线钡餐检查　是诊断 Crohn 病的重要手段，尤其是十二指肠气钡双重对比造影、低张十二指肠造影更能发现早期病变，有助于诊断。

早期由于黏膜炎症水肿，表现为肠黏膜皱襞增粗和（或）变平与消失，病变的肠段形态较固定，此时十二指肠无明显狭窄，有时可见病变的肠段之间有正常或扩张的肠段；继之由于肉芽组织增生，故呈现铺路石样或息肉样充盈缺损，溃疡形成则有龛影表现；后期可出现十二指肠腔不规则狭窄，呈线样征。

4. 腹部 B 超、CT、MRI、核素扫描　选择性血管造影等检查对其并发症的发现，如脓肿、出血、内瘘以及随诊观察治疗效果有一定帮助。

5. 内镜与活组织检查　内镜包括胃十二指肠、小肠、结肠等纤维镜，乙状结肠镜，超声内镜，电视腹腔镜等，对于十二指肠 Crohn 病以十二指肠纤维镜最常用，对发现微小和早期病变有重要价值，可以直接窥视与活组织检查。可见黏膜呈颗粒状、结节状或铺路石状，多数浅表的溃疡和（或）线状溃疡，十二指肠强直、狭窄或蠕动减弱等非特异性炎症病变。有的患者同时存在胃窦部 Crohn 病时，可发现胃窦部皱襞增厚、狭窄与蠕动减弱。

五、诊断与鉴别诊断

十二指肠 Crohn 病诊断困难，术前确诊率很低，不易与不典型的十二指肠溃疡、球后溃疡、十二指肠炎、结核以及其他原因引起的十二指肠梗阻性疾病相鉴别，应主要根据临床表现与实验室检查、X 线钡餐检查，内镜与活体组织检查，综合分析作出诊断。

Crohn 病（CD）的诊断标准，德国 Deutscte 对 CD 的诊断标准见表 6 - 2。

表 6 - 2　CD 的诊断标准

检查所见	病史	体检	内镜与放射学检查	细胞学	B 超	CT
临床症状 >3 个月	+					
肠外并发症	（+）	+				
肛周围损害	（+）	+	+			
节段性小肠或大肠病变			+			
累及末端回肠			+		（+）	（+）
黏膜的裂隙性溃疡			+	+		
肠壁增厚、腹内脓肿					（+）	（+）

注：＋＋、（＋）时可疑 CD、＋＋＋以上可相当肯定。

日本对 CD 诊断标准：①肠壁非连续或区域性病变。②肠黏膜鹅卵石样征象或纵行溃疡。③肠壁全层性炎症改变。④类肉瘤样非干酪样肉芽肿。⑤裂隙、瘘管。⑥肛门部病变（难治性溃疡、不典型肛瘘或肛门裂）。

凡具有上述病变①、②、③项者为可疑，再加上④、⑤、⑥项中任何一项则可诊断，如具有第④项同时有①、②、③项中任何两项者亦可诊断，但必须除外肠结核、溃疡性结肠炎、缺血性肠炎。

六、治疗

迄今为止对本病无满意的根治方法，应以内科治疗为主，但对于某些并发症的处理，需要外科手术治疗。

1. 内科治疗

（1）营养支持疗法：虽然不能根治 Crohn 病，但对改善营养状况、控制腹泻等有重要作用。补充足够的营养、热量、蛋白质，纠正贫血、负氮平衡、维生素与微量元素缺乏，纠正水电解与酸碱平衡等为内、外科治疗打下基础。

1）胃肠内营养支持（EN）：给予高热量、高蛋白、低脂肪、高维生素、低纤维素、易消化的营养素食物，既可补充营养，也可减少粪便的量，对治疗本病是十分重要的。

2）胃肠外营养支持（PN）：输注血、血浆、清蛋白、脂肪乳剂、复方氨基酸溶液等静脉高营养疗法，以减轻胃肠道负担。

（2）药物治疗：主要在急性活动期适当用药，以控制炎症，缓解症状，改善全身情况，为手术创造条件。

1）抗菌药：①水杨酸偶氮磺胺吡啶（sulfasalazine，SASP）：活动期 2～4g/d，必要时可加大剂量，有缓解作用，一般维持量 0.5～2.0g/d。应注意白细胞减少、溶血性贫血、周围神经病以及胃肠道反应、肝肾功能损害。近年来已有多种新型的水杨酸类药物应用如颇得斯安、美沙拉秦等。②甲硝唑：0.8～2.0g/d，可维持 3～4 个月。③其他：如头孢三代类药物、氨基糖苷类、喹诺酮类等抗生素药物。

2）肾上腺皮质激素与 ACTH：常用于上述药物治疗不佳，急性重症发作期或暴发型者，但应慎重使用。常用药物。①泼尼松（prednisone）：40～60mg/d 口服，病情控制后逐渐减量至 10～15mg/d，维持 2～3 个月。②氢化可的松：200～300mg/d 静滴。③促肾上腺皮质激素（ACTH）：25～75U/d 静滴，疗程7~14d，病情控制后改用口服制剂。

3）免疫抑制剂：这类药物不良反应多，且较为严重，抑制骨髓：白细胞与血小板减少等，用药应慎重。只用在上述药物治疗无效的慢性活动性病变者。常用药物有①硫唑嘌呤：2.5mg/（kg·d）；②6-硫基嘌呤（6-MP）：0.5~2mg/（kg·d），3~6个月无效可改用甲氨蝶呤（methotrexate，MTX）每周一次，10~25mg肌内注射或静滴；③其他：环孢霉素、左旋咪唑等。

2. 外科治疗　约80%的十二指肠Crohn患者需要手术治疗，以解除十二指肠梗阻、上消化道大出血、穿孔、瘘管、脓肿等各种并发症的威胁。梗阻、大出血、穿孔等往往需施行急症手术，下列术式可供选择。

（1）十二指肠梗阻者：①胃-空肠吻合+选择性或高选择性迷走神经切断术；②十二指肠（扩张段）-空肠吻合术（Roux-en-Y或襻式）；③若患者病情危重不能耐受上述手术者，或施行上述手术困难者，可考虑采用胃或十二指肠的造口术+空肠造口术，其目的是引流消化液和提供肠道营养途径。

（2）十二指肠穿孔或大出血者：患者病情往往十分严重，不能耐受大手术，因此对于胰十二指肠切除、十二指肠憩室等手术应极其慎重考虑，绝不可轻易实施。有些术式可以选择联合运用：十二指肠造口引流术、胃隔断术、局部血管缝孔出血术、穿孔修补术、十二指肠局部切除术、十二指肠-空肠吻合术、胃-空肠吻合术等，总之应根据患者的全身情况，灵活运用，以达到手术的目的。

（王士平）

第四节　十二指肠白点综合征

十二指肠白点综合征（duodenal white spot syndrome，DWSS）是近来日本学者根据内镜所见，提出的这样一种新疾病的概念，但国内多数报道认为不应列为一种独立的综合征，该综合征系指十二指肠黏膜呈现不同于十二指肠溃疡病的、散在的粟粒样大小的白点或（和）白斑，其实是十二指肠炎的一特殊表现形式，应称为"白点型十二指肠炎"较为适合，但最近国内文献已开始应用这一名称。

一、病因与病理

DWSS的病因可能与胰液中的胰脂肪酶不足有关，促使脂肪消化、吸收、转运功能障碍，致脂质潴留于吸收上皮细胞或黏膜固有膜层而呈现白色病变以及脂肪泻等表现。其白色病变处的病理组织学检查均有炎症存在，主要表现为淋巴细胞、浆细胞、单核细胞及嗜酸粒细胞浸润，绒毛末端呈灶状透亮空泡分布，绒毛排列紊乱，增粗变短，隐窝扩大，尤其是肠黏膜吸收上皮细胞内有大量脂肪潴留，随之病情加重，可有细胞核和细胞器受挤压现象，而产生亚显微结构退行性变，电子密度减低，线粒体变性、增多，密集分布在细胞核周围。粗面内质网扩张呈囊状或球状，光面内质网代偿性增多。个别染色质有凝集现象。

二、临床表现与诊断

本病以青壮年为多见，男性多于女性。

1. 临床表现　不规则性上腹部疼痛不适，恶心、食欲缺乏、嗳气、食欲缺乏等消化不良症状。有时出现典型的脂肪泻，大便恶臭表现有油腻状光泽。

2. 实验室检查　除老年患者可有血脂增高外，多无明显异常。

3. 内镜检查　内镜下十二指肠的黏膜白点多位于球部，特别是前壁及大弯侧，后壁较少，也有些可见于上角部和降部。白色斑点呈稀疏散在分布或密集成簇，圆或椭圆形，直径1~3mm，多数平坦，部分轻度凹陷或微隆起呈斑块状，表面乳白色或灰白色，有时被胆汁染成黄色，通常无分泌物覆盖，边界清楚，表现光滑，质地稍硬。病变周围的十二指肠黏膜可有花斑样和充血、粗糙不平，失去正常绒毛样外观。内镜检查不应满足于一处病变的发现，应仔细观察不遗漏伴随病变，从而作出准确的诊断。

三、治疗

治疗原则同十二指肠炎，对胃酸偏高而有腹痛者可给予 H_2 受体阻滞剂，甚可采用质子泵抑制剂。盖骨平、氢氧化铝凝胶等碱性药物可缓解症状。女性可使用抗生素和铋剂。

（王士平）

第五节　十二指肠溃疡概论

十二指肠溃疡是十二指肠最常见的疾病，近20年来在疾病的病理病因上有较大进展。

一、十二指肠溃疡的病因学和病理生理学

十二指肠溃疡是由多种因素引起的穿透黏膜层的缺损，深至肌层，治愈后形成瘢痕。自20世纪80年代以来对于十二指肠溃疡的认识有新突破。①十二指肠溃疡主要为幽门螺杆菌感染和与非甾体抗炎药（NSAID）有关的两大类；②另有一些特殊因素引起的十二指肠溃疡：与HP有关的溃疡；与NSAID有关的溃疡；应激性溃疡；特殊类型的消化性溃疡；酸分泌过多；其他感染；十二指肠梗阻或穿孔（先天闭锁，环状胰）；血管供血不足；辐射影响；化疗影响；罕见类型等。这些新理论也引发了十二指肠溃疡治疗上的一系列变革。

Schwartz 在 1910 年提出"消化性溃疡是一种自身消化的产物，是胃液的消化能力超过胃和十二指肠黏膜防御能力的结果"。

1. 病因学　在过去约20年的时间里，十二指肠溃疡被认为是一种多因素所致的疾病。溃疡的发生是由于一种或多种有害因素对黏膜的破坏超过其抵御损伤和自身修复的能力。直到近期，十二指肠溃疡仍被认为是一种终生疾病。不过，近来这种认为多种生物和环境因素仅对易感者发生有害作用的看法已逐渐被取代，目前人们认为有两大环境因素对大多数溃疡病患者的发病具有重要意义：幽门螺杆菌（HP）感染与阿司匹林（ASA）或其他NSAID类药物的使用。大多数家族性发病的原因可能为幽门螺杆菌在家族成员间的交叉感染，而非遗传易感性。

溃疡发病中第3种重要的危险因素是吸烟，并且吸烟与幽门螺杆菌感染或ASA及其他NSAID类药物对黏膜的损伤有协同作用。在美国，其他因素——如高胃酸分泌状态（如 Zollinger - Ellison 综合征）、低纤维素膳食、膳食中亚油酸及其他多聚不饱和脂肪酸含量不足、黏膜病毒感染（如单纯疱疹病毒、巨细胞病毒等）、可卡因或"crack"的使用以及情绪或精神应激等，可能在少数患者的发病中起重要的或辅助性的作用。因而，在大多数病例，溃疡病的预防或"治愈"均有赖于根除幽门螺杆菌（及其相关的慢性活动性B型胃炎）或避免使用ASA及其他NSAID类药物。

在未服用ASA及其他NSAID类药物的十二指肠溃疡患者中，90%以上均有幽门螺杆菌感染引起的慢性活动性胃炎。仅5%～10%的十二指肠溃疡患者无明确的幽门螺杆菌感染的证据，据推测，这部分溃疡的发生可能与ASA/NSAID类药物或其他损伤因子有关。幽门螺杆菌感染或ASA及其他NSAID类药物准确地致溃疡的机制目前尚无定论。

虽然它们均是彼此独立的致病因素，但在溃疡病尤其是溃疡并发症的发生中可能存在协同作用。由于人群中无症状的溃疡很常见，许多看上去无溃疡的患者可能患有无症状的隐性溃疡。如果给予这些人ASA/NSAID类药物，则会影响溃疡的修复和愈合。药物的镇痛效应可掩盖溃疡的早期症状，从而使发生并发症的危险性增大，这种镇痛作用可以解释为什么应用ASA/NSAID类药物的患者中，内镜检查发现明确的胃十二指肠病变的患者仅有15%有消化不良的临床表现。

正常的十二指肠黏膜保护机制，可维持表面上皮和黏膜的完整性，上皮前、上皮、上皮后的3道防线保证了黏膜的完整性。这些防御和修复过程可重新形成基底膜并允许上皮细胞重新生长，因此十二指肠溃疡是一种创伤失败的愈合。

因此十二指肠黏膜保护机制是由多种因素综合而成，持续受到一种或多种内源性或外源性攻击因子

的危害、幽门螺杆菌感染和应用 ASA/NSAID 类药物可以打破这种保护机制，损伤十二指肠黏膜，当黏膜修复和愈合失败时，溃疡就会发生。

长期大量服用 ASA/NSAID 类药物的人群，尤其是老年妇女，与十二指肠溃疡的发病关系密切，这可能与 ASA/NSAID 类药物抑制环氧化酶有关。环氧化酶是前列腺素合成的关键酶，因此前列腺素依赖性的黏膜防御和修复机制被打破了。

2. 十二指肠溃疡病理过程　十二指肠溃疡的形成经历了糜烂、急性溃疡、慢性溃疡的发展过程。

（1）糜烂：糜烂是黏膜层的浅凹陷，其深度未穿过黏膜肌层。肉眼呈红色点状浅凹陷，直径一般小于0.5cm。糜烂可发生于十二指肠各部，可分为急性糜烂和慢性糜烂，并发出血则为出血性糜烂。镜下观察，糜烂深浅不同，浅者仅及腺颈部，深者达黏膜肌层，但未穿过该层。糜烂底部有少量坏死组织，糜烂底部和边缘有多数中性粒细胞浸润。一般糜烂愈合后不留瘢痕。

（2）急性溃疡：急性溃疡是指穿道黏膜肌层，深至黏膜下层的溃疡。可由糜烂发展而来，直径一般小于1cm，边界清楚。镜下见黏膜及黏膜肌层已全部破坏消失，溃疡底部附着少量坏死组织，表面有少量纤维素及多数中性粒细胞渗出，可伴有出血；溃疡边缘黏膜充血，有中性粒细胞和淋巴细胞浸润。

（3）慢性溃疡：十二指肠溃疡好发于十二指肠球部，前壁最多，占50%；其次为后壁，占23%；下壁22%；上壁最少，占5%。15%的十二指肠溃疡为多发性，可伴发胃溃疡。肉眼观察溃疡底部，较清洁，有少量渗出物及坏死组织附着。溃疡出血时在溃疡底部可见凝血块。镜下观察溃疡底有4层组织构成：炎性渗出物层，有中性粒细胞及纤维素细胞；其下为一层无结构的凝固性坏死组织，坏死组织层下为肉芽组织和瘢痕组织。

3. 幽门螺杆菌与十二指肠溃疡　幽门螺杆菌是世界范围内常见的感染，胃内感染率最高，可引起黏膜的结构和功能变化，可导致慢性活动性胃炎、十二指肠溃疡甚至胃癌。一旦受到感染，可能终生存在。这种微生物可以通过口－口途径由感染的胃内容物中在人与人之间传播。在发展中国家，社会经济地位低、人群集聚的团体及有感染患者的家庭，幽门螺杆菌感染的发病率高。文化、风俗习惯、卫生条件以及生活的紧密接触可能是传播的因素。自从1983年 Warren 和 Marshall 从人胃分离出幽门螺杆菌以来，幽门螺杆菌与胃和十二指肠疾病关系的研究日益深入。目前认为，幽门螺杆菌是慢性活动性胃窦胃炎的病因。然而，从现有的资料尚不能确立其与十二指肠溃疡的病因关系，但是，许多证据提示幽门螺杆菌感染与十二指肠溃疡的发生关系密切。

（1）支持幽门螺杆菌为十二指肠溃疡致病因素的主要证据

1）十二指肠溃疡患者幽门螺杆菌检出率高：据统计，十二指肠溃疡患者幽门螺杆菌检出率为90%～100%。当排除其他的致溃疡因素如 NSAID 或卓艾综合征时，幽门螺杆菌感染可能是几乎所有十二指肠溃疡发生的重要条件。前瞻性研究表明，幽门螺杆菌感染者易于发生消化性溃疡。流行病学资料显示，幽门螺杆菌感染者发生消化性溃疡的危险性是未感染者的20倍。

2）十二指肠溃疡的发生和活动性十二指肠炎与胃炎的存在密切相关：已经证明幽门螺杆菌是慢性 B 型胃炎的病因，几乎所有的十二指肠溃疡患者均有幽门螺杆菌胃炎。慢性胃窦炎患者发展为溃疡的危险性比无胃炎者高10～20倍。胃部幽门螺杆菌感染引起局部炎症，从而削弱胃黏膜的保护机制，导致胃溃疡发生；幽门螺杆菌感染十二指肠上皮化生处，使黏膜防御机制遭受破坏，进而在与其他致溃疡因素的共同作用下，引起十二指肠溃疡。

3）抗幽门螺杆菌的药物如铋剂、甲硝唑、奥美拉唑等可促进溃疡愈合。

4）幽门螺杆菌感染治愈后，溃疡复发率显著降低，这是支持其为溃疡病因的强有力的证据。研究表明，十二指肠溃疡愈合后幽门螺杆菌阴性者1年溃疡复发率为2.6%，而幽门螺杆菌持续阳性者1年复发率达58%；一项长期随访结果显示，63例十二指肠溃疡患者经抗 Hp 治疗后7年中，38例幽门螺杆菌阴性患者仅1例复发，而25例幽门螺杆菌持续感染者有5例复发。对于消化性溃疡并发出血患者，溃疡愈合后幽门螺杆菌仍阳性者再出血率为40%，而阴性者未发现再出血。

（2）幽门螺杆菌的发病机制

1）炎症和酸分泌反应：幽门螺杆菌的产物以上已有叙述，炎症反应的几个方面也已有评估。当中性粒细胞暴露于培养幽门螺杆菌的上清液中，中性粒细胞被激活，引起氧化反应，可溶性的幽门螺杆菌表面蛋白质可激活单核细胞和巨噬细胞合成 IL-1 和 TNF，且分泌超氧离子。感染患者的白三烯 B 和 TNF-α 的水平上升。幽门螺杆菌还可合成血小板激活因子而产生严重的病理变化。在感染患者，食物、蛋白胨和蛉蟾肽引起的胃窦 G 细胞促胃液素的释放增加，在细菌消除后可恢复正常。幽门螺杆菌感染患者基础胃酸分泌增加，幽门螺杆菌阳性的十二指肠患者高峰胃酸及促胃液素释放肽刺激引起的胃酸分泌增高。具有蛋白质 VacA 和 CagA 的幽门螺杆菌感染，可能是患有溃疡病的一个标志。幽门螺杆菌导致胃窦炎症，引起黏膜促胃液素水平上升而生长抑素水平下降，这与生长抑素细胞密度与生长抑素 mRNA 表达减少有关，在幽门螺杆菌清除后可恢复正常。在体外单核细胞的产物和 TNF-α 可引起促胃泌素的释放，促胃泌素的释放是通过生长抑素细胞的抑制还是通过炎症产物的直接效应还有待进一步研究确定。

2）十二指肠内的胃上皮化生：由幽门螺杆菌引起的胃和十二指肠黏膜（胃上皮化生区）免疫病理改变使黏膜更易受其他因素的影响，如胃酸和十二指肠碳酸氢盐分泌的减低。

3）胃酸分泌的增加和十二指肠碳酸氢盐分泌的下降是否由幽门螺杆菌感染所致尚不太清楚。但有研究显示，幽门螺杆菌感染的十二指肠溃疡患者中，存在基础和刺激后的胃泌素和基础胃酸分泌增加。幽门螺杆菌感染治愈数月后，胃泌素水平和酸分泌降至正常。幽门螺杆菌感染可破坏胃黏膜 G 细胞，生长抑素产生减少，导致 G 细胞分泌胃泌素过多；高胃泌素血症使壁细胞总数增加，胃酸过多分泌。

尽管幽门螺杆菌感染很重要，但是它与遗传易感性、环境因素及感染因素相互作用，改变了黏膜的防御机制，最终发生了十二指肠溃疡。

4. 胃酸与十二指肠溃疡 "消化性"溃疡的定义建立在溃疡病患者的胃液中的酸和消化能力异常之上。然而，对于主要的两类十二指肠溃疡即与幽门螺杆菌感染以及与 NSAID 类药物有关的十二指肠溃疡来说，胃酸分泌异常只是一个次要因素。发现幽门螺杆菌之前，学术界一直认为"无酸无溃疡"。活动性十二指肠溃疡患者无论用何种方法刺激胃酸分泌，均比正常对照高。测量胃酸分泌非常困难，但是到目前为止大多数研究表明，十二指肠溃疡患者胃酸呈高分泌状态，少数学者认为十二指肠溃疡患者胃酸分泌减少。

（1）正常人及溃疡患者胃酸分泌情况：正常人平均每日胃酸分泌量为 1 000 ~ 1 500mL，盐酸浓度为 40mmol/L；十二指肠溃疡患者胃酸分泌量常在 1 500 ~ 2 000mL，盐酸浓度也升高，为 40 ~ 80mmol/L，明显超过正常范围。正常人十二指肠球 pH 为 4.5；十二指肠溃疡患者因为胃排空加快，使球内 pH 下降至 2.9。

1）基础及夜间分泌：基础胃酸分泌（BAO）正常人 <5mmol/h，如 >10mmol/h 则认为是高酸分泌，十二指肠溃疡患者约 2/3 BAO 超过 10mmol/h。根据 Dragstedt 的材料，十二指肠溃疡患者的 BAO 显著高于正常人。另外 24h 监测法观察正常人胃内的 pH，结果显示，十二指肠溃疡患者的 pH 显著低于正常对照组。BAO 最高分泌率时间为 14 ~ 23 点。

2）进食对胃酸分泌的影响：食物也可以刺激胃酸分泌，约 60% 的十二指肠溃疡患者对食物的刺激较敏感。不仅餐后，即使在饭间酸分泌水平也高而且持续时间长，用 pH 监测法也可以证实此种现象。对食物的种类反应也不尽相同，蛋白质含量高的食物刺激强，脂肪含量高的食物则反应弱。

（2）胃酸增高有以下几种原因

1）壁细胞数量增加：正常人壁细胞大约男性为 1.09×10^9，女性为 0.82×10^9；平均泌酸为 20mmol/h。十二指肠溃疡患者的泌酸细胞比对照组多 1 倍，约为 1.8，泌酸量也多一倍。但胃溃疡患者壁细胞数量平均为 0.8×10^9，与正常人相近。

2）驱动胃酸分泌的其他机制：基础胃酸或两餐间酸分泌的增加，可以说明 MAO 和壁细胞数的增加：BAO 与 MAO 的比值曾被看作是壁细胞数量对 BAO 分泌所起的作用，当 BAO/MAO 大于 0.3 时，可能反映对 BAO 分泌的"驱动性"增加。在少数十二指肠溃疡患者比值增高；部分 MAO 正常的十二指肠溃疡患者，其 BAO/MAO 也比正常人高 1 倍，这提示十二指肠溃疡患者虽其壁细胞数正常，但促 BAO 分泌的紧张度增加。胃酸分泌是一个复杂的过程，神经、内分泌、旁分泌及自主分泌均影响胃酸分泌的增加或减弱，对十二指肠溃疡患者胃酸分泌起驱动作用。另外，酸分泌增加，也可能由于酸分泌机制对内源性分泌调控物质的敏感所致。

3）促胃泌素：人的促胃泌素在血循环中是以 G_{17} 或 G_{34} 为主。G_{17} 的浓度在胃窦部最高，而 G_{34} 在十二指肠最高。在十二指肠溃疡患者促胃泌素的形式无异常增加现象，其他形式的促胃泌素十二指肠溃疡与正常对照相同。有人用 8 个不同剂量的促胃泌素，2 700～6 000ng/（k·h）溶于生理盐水分别给 20 位十二指肠溃疡患者及 20 位非十二指肠溃疡患者进行静脉注射，每个剂量 30min 注完，观察胃酸分泌水平，结果达到 MAO 时促胃泌素的半数有效量在非十二指肠溃疡组为（148.2±30.3）ng，而十二指肠溃疡组仅（60.5±9.6）ng 明显少于非十二指肠溃疡组，因而说明十二指肠溃疡患者的酸分泌过高是壁细胞对促胃泌素敏感所致。而 pH 变化对促胃液素分泌无影响。十二指肠溃疡患者壁细胞对食物引起的内源性促胃泌素敏感。

5. 胃蛋白酶与十二指肠溃疡　通过免疫化学可将胃蛋白酶原分为 2 型，胃蛋白酶原 I 型见于酸分泌黏膜的主细胞和黏液细胞，由 5 种同工酶组成。胃蛋白酶原 II 型由 2 种同工酶组成分布在胃体和胃窦。血清中存在上述 2 种胃蛋白酶原，可用放射免疫学方法检出。

胃酸加上胃蛋白酶的消化作用远较单纯胃酸为强，提示胃蛋白酶的"自我消化作用"在溃疡的形成中起十分重要的作用。证明控制胃蛋白酶在溃疡形成中的作用最好方法是使用胃蛋白酶拮抗剂，但应考虑到胃蛋白酶原只有在高盐酸浓度下才能变成有活性的胃蛋白酶，而且胃蛋白酶的消化活性与胃内 pH 密切相关；此外，胃蛋白酶在 pH 超过 4 以上时失活，胃蛋白酶的这种 pH 依赖性可以部分解释只有当胃内 pH 大于 4 时，难治性消化性溃疡和消化性食管炎才能愈合。尽管胃蛋白酶的消化作用在溃疡的形成机制中可能起着重要的损害作用，但要准确地估计其在溃疡形成中的确切地位还有困难。首先，胃蛋白酶以多种同工酶的形式存在；其次，体外检测胃蛋白酶原并不能预测其在体内的致溃疡能力；再次，促分泌素刺激分泌的胃液致溃疡的能力大于盐酸加上胃蛋白酶。因此，内源性胃蛋白酶的致溃疡能力要大于体外剂量相当的胃蛋白酶。此外，胃液中致溃疡的因子除胃酸和胃蛋白酶外，还有其他的损害因素如胆盐等。

胃溃疡患者胃蛋白酶原浓度增加 30%～50%，胃蛋白酶原的浓度增加是十二指肠溃疡发病的高度危险因素；当血清胃蛋白酶原的浓度超过 130ng/L 时，十二指肠溃疡发病的危险性为正常人的 3 倍。高浓度的胃蛋白酶原 I 预示溃疡难治和易于复发。十二指肠溃疡胃蛋白酶原浓度增高还可视为胃液分泌增多的一种标志物。胃蛋白酶原 II 浓度增加患溃疡的危险性也增加 3 倍。胃蛋白酶的变化可用于估计胃窦和胃泌酸黏膜炎症的程度和范围。

高胃蛋白酶原与幽门螺杆菌感染相关。幽门螺杆菌感染时，胃蛋白酶原 I、II 均升高，幽门螺杆菌感染治愈后，血清胃蛋白酶原 I 的浓度下降。由于幽门螺杆菌感染具有家庭聚集性，十二指肠溃疡也存在家庭聚集，而且伴有高胃蛋白酶原 I 血症。然而，有研究认为胃蛋白酶原 I 与幽门螺杆菌感染无关。来自 6 个 MENI 综合征家庭的 20 例高甲状旁腺素血症成员的调查表明，7 例胃泌素增高的患者中，6 例有高胃蛋白酶原血症（7 130μg/L），而 13 例患者中仅 1 例胃泌素正常者胃蛋白酶原 I 升高，提示高胃蛋白酶原血症与高胃泌素有关，而与高甲状旁腺素血症无关。由于胃泌素瘤引起的消化性溃疡与幽门螺杆菌感染无关，有理由推测胃蛋白酶原增高是由持续高胃泌素血症引起。以前的资料表明，注射五肽胃泌素 4h，能引起血中胃蛋白酶原浓度增高。因此，引起血清胃蛋白酶增高至少有 2 个可能的因素：即感染和胃泌素增高。由于感染本身可引起高胃泌素血症，高胃泌素与胃蛋白酶原的相互关系有待进一步证实。与正常人相比，消化性溃疡患者胃蛋白酶对蛋白和黏液的消化能力增强，其消化活力增加主要源于胃蛋白酶原 I。而且，十二指肠溃疡患者的胃蛋白酶活力在 pH4～5 的范围内明显较正常者稳定。胃蛋白酶活力增加，特别是在高出值范围内稳定，强烈提示胃蛋白酶参与消化性溃疡的形成。然而，迄今尚无足够的分析资料和样本量支持这一假说，胃蛋白酶与消化性溃疡的关系以及胃蛋白酶增高的机制有待进一步阐明。

6. 胃十二指肠炎与十二指肠溃疡　绝大多数消化性溃疡伴有弥漫性胃窦炎，只有服用 NSAID、胃泌素瘤和应激性溃疡例外。由于 NSAID 的滥用在临床上不易识别，一些不伴胃窦炎的消化性溃疡多由

NSAID 所引起。与消化性溃疡相伴的胃炎可发生于胃溃疡和十二指肠溃疡。胃窦炎以多个核细胞浸润为特征，在十二指肠溃疡中，胃窦炎为轻到中度；而胃溃疡时胃窦炎较严重，偶伴胃窦腺体破坏、萎缩及小肠上皮化生。

十二指肠溃疡伴发的胃炎主要累及胃窦，不易与"正常人"B 型胃炎区别，此种胃炎与 A 型胃炎和伴有自身免疫性恶性贫血的胃底腺胃炎不同。胃溃疡以伴胃窦炎为主，同时也伴有中等度胃体炎。与胃溃疡和 B 型胃炎相比，十二指肠溃疡时酸分泌黏膜炎症累及较少。胃炎的范围和分布可以预测胃溃疡发生的部位。无溃疡的 B 型胃炎患者，酸分泌黏膜炎症随着年龄增长而加重；与此相反，十二指肠溃疡患者酸分泌黏膜的炎症随年龄进展较慢。溃疡患者酸分泌黏膜炎症的范围和进展影响溃疡病的自然病史。十二指肠溃疡酸分泌黏膜炎症较少的原因尚不清楚，可能是高胃酸保护了酸分泌黏膜；另一可能的机制是由于酸分泌黏膜受累轻，对胃酸分泌影响较小，使患者易于患十二指肠溃疡。酸分泌黏膜炎症较轻可能是非手术远端胃溃疡或溃疡型胃癌发生率较低的原因。

十二指肠炎在正常人群少见，但常见于十二指肠溃疡患者，其发生率各家报道不一。十二指肠胃化生是十二指肠溃疡另一常见伴发疾病，其组织学的特点为肠绒毛上皮细胞被胃型表层黏膜细胞代替，这种胃型表层黏膜细胞从形态和黏液染色上都具有胃黏膜细胞特征。正常人的十二指肠黏膜活检显示，胃化生率为 20% ~ 30%，胃型细胞成串出现；十二指肠溃疡患者的组织病理学研究显示，胃化生率达 70%；一组 158 例十二指肠溃疡手术标本中，十二指肠炎和胃化生率均高达 88%。十二指肠炎和胃化生常并存，无胃化生时，十二指肠炎少见，十二指肠炎的发生率随十二指肠胃化生的程度增加而增高。十二指肠炎可以广泛累及十二指肠，但更多见于十二指肠溃疡周围。对已愈合的十二指肠溃疡研究发现，胃化生亦常在邻近溃疡的部位发生。

有研究表明胃化生与高胃酸分泌有关，慢性萎缩性胃炎由于胃酸分泌减少，十二指肠胃化生少见；十二指肠溃疡手术后随着胃酸分泌减少，十二指肠胃化生的发生率也降低。化生多发生于十二指肠第一段，原因与此段酸度高有关。除胃泌素瘤外，十二指肠远端很少发生胃化生。胃化生在一些胃酸高分泌状疾病时分布较广泛，这些结果支持胃化生的发生率和分布与高胃酸关系密切的观点。目前尚不清楚是胃酸或其他损害因素直接导致十二指肠胃化生，抑或先引起十二指肠炎，后者再导致胃化生。有研究表明，十二指肠在损伤与修复的过程中暴露于幽门螺旋杆菌、胃酸或炎症中可致胃化生。

二、十二指肠溃疡的黏膜防御和修复的异常

1. 十二指肠黏膜自身具有三道防御和修复机制

（1）第一道防线——黏液和碳酸氢盐：十二指肠黏膜是由腺体紧密排列而组成的一层较厚的组织，内衬于肠腔。它由表向里依次由单层柱状上皮 - 表面上皮细胞、固有膜层和黏膜肌层 3 层构成。表面上皮细胞可分泌黏液和碳酸氢盐，覆盖于十二指肠黏膜表面及小凹表面，厚约 $500\mu m$，不流动，构成十二指肠黏膜抗损伤的第一道防线，减缓肠腔内 H^+ 向黏膜内反渗，并保护黏膜免受食物中的坚硬物质和消化过程中的机械剪切力等机械性损伤，同时还能保护黏膜免受腔内胃酸、胃蛋白酶、胆盐、酒精等有害物质的损害。

黏液是由上皮细胞和胃腺颈黏液细胞分泌的具有黏滞性的糖蛋白凝胶，其主要成分为高分子量的黏液蛋白。直接从十二指肠黏膜表面分离的新鲜黏液，是较弱的黏弹性凝胶。

黏液构成一个不流动的液层，碳酸氢盐在其黏膜面缓慢扩散，中和从腔内向上皮细胞表面缓慢反渗而来的 H^+，而产生一个腔内至表面上皮的 H^+ 梯度，此梯度的形成有赖于碳酸氢盐的分泌速率和它在黏液中扩散的速率，H^+ 通过黏液的速率和黏液的厚度有关，而后者又与其自身的更新速度和代谢速率有关。上述影响因素的任一变动，均可影响假定的 pH 梯度，从而影响此屏障的有效性。

此保护屏障学说亦有几点限制：①非酸性的损伤物质，该碱性屏障理论上不能提供有效的保护；②抵御酸的能力有一定限度，极高浓度的腔内胃酸可使靠近腔面的上皮细胞迅速酸化；③根据胃溃疡和十二指肠溃疡的部位，说明存在局部的黏膜保护缺失区，而不仅是黏液 HCO_3^- 屏障缺陷。因此，该屏障可能是黏膜自身保护的第一道防线。

（2）第二道防线——十二指肠黏膜细胞屏障：十二指肠黏膜细胞，可以维持肠腔与黏膜之间巨大的 H^+ 浓度差，从而防止溃疡的发生，并构成十二指肠黏膜第二道防线。十二指肠黏膜屏障，迄今没有解剖定义。一般地，屏障功能障碍是指电镜所见的细胞间紧密连接（tight junctions）损伤。屏障功能受损是指黏膜上皮细胞膜改变，而细胞膜的脂质成分对于维持正常屏障功能十分重要，下列发现支持上述观点：①胆盐引起的氢、钠、钾离子的净移动增加可释放磷脂和胆固醇进入胃腔；②使用磷脂和胆固醇饱和胃内容物，可以防止上述现象的发生。

（3）第三道防线——十二指肠黏膜血流：血流是任何器官自身防御的必要成员。早在1853年 Virchow 即提出慢性胃十二指肠溃疡可能是胃动脉闭塞所致。临床资料显示，溃疡多发生于小弯侧尤以角切迹附近以及十二指肠第一段 4cm 范围内的前后壁上，推测这些部位的血管为终末的动脉，栓塞后不易建立侧支循环以代偿。

2. 黏膜血流的作用

（1）维持酸碱平衡：毛细血管内皮细胞和壁细胞的距离极近，内皮细胞内的碳酸酐酶进行的 CO_2^- H_2CO_3 转换增加 HCO_3^- 进入毛细血管，因此，碱化的血液则能沿血流方向进入更表面的胃腺及大多数表浅的毛细血管网，同表面上皮细胞的距离亦更近。分泌功能活跃的胃黏膜处理酸的能力强于非分泌的黏膜，亦可能是因"碱潮"中的 HCO_3^- 转入了黏膜毛细血管，这样就有充足来源的 HCO_3^- 分泌入黏液层或细胞内中和反渗的 H^+。

上述现象能在离体胃黏膜增加 HCO_3^- 的浓度时观察到；相反，如果降低 HCO_3^- 浓度或抑制碳酸酐酶，则黏膜处理 H^+ 的能力明显下降，因此，黏膜内微血管的完整性对于黏膜功能的完成极为重要。当酸分泌活跃，而腔内 pH 较低，毛细血管网将碱潮转入表面上皮，以增强它处理酸的能力。当存在局灶性缺血区时，毛细血管增强表面上皮处置酸的能力削弱，而其他部位持续分泌酸，并有充足的血循环供给处置酸的 HCO_3^-，缺血区无足够的 HCO_3^- 供应，从而受 H^+ 的腐蚀而形成溃疡。

（2）提供代谢需要的氧：胃黏膜的防御机制是因代谢活跃。胃上皮代谢主要进行有氧代谢，需要氧的持续供应以保证有氧代谢的进行以及以 ATP 的形成储存能量。ATP 水平的降低与黏膜防御损伤的能力减弱密切相关，而胃黏膜几乎不能进行无氧代谢，缺氧即快速消耗大量储存的 ATP。失血性休克减少黏膜表浅微血管的血流，细胞色素呼吸链的氧化还原能力削弱，而失血性休克引起的这种改变在胃底较胃窦明显得多，因此溃疡多位于胃底。

（3）清除黏膜内的刺激物：黏膜微循环的结构利于清除组织间质内的损伤性物质，黏膜下密集的空网状毛细血管，能快速将 H^+ 和其他毒性物质转入厚壁的静脉并直接汇入体循环。较弱的酸如阿司匹林和其他非固醇类抗炎药以及其他快速扩散的物质如乙醇，能迅速由黏膜吸收进入体循环。当胃灌注不良时，则这些物质在胃上皮细胞内积聚，产生细胞溶解的恶果。

（4）参与细胞保护：细胞保护指细胞具有在损害性物质入侵的情况下，维持组织或细胞自身完整性的能力，而又以适应性细胞保护最多见，即用轻微的刺激物预处理胃黏膜后，黏膜抵御各种致坏死的物质的能力明显增强。黏膜血流参与了细胞保护是基于以下事实提出的：以 2mol/L NaCl 预处理胃黏膜后，再用 100% 乙醇，黏膜不会出现损伤，同时发现 2mol/L NaCl 应用后，黏膜血流量大幅度增加。介导血流增加的介质曾认为是前列腺素，但使用吲哚美辛阻断黏膜前列腺素的合成后，仍有适应性细胞保护现象，推测尚有其他介质参与。

3. 防御因子

（1）细胞再生：胃表面上皮的再生率在胃肠道器官的表面上皮中占首位。新的上皮细胞取代脱落入胃腔的表面上皮细胞，新的上皮细胞起源于黏膜颈细胞。黏膜颈细胞位于胃腺颈部，在胃小弯胃腺的交界处。

正常情况下，胃的全部上皮层每 2~3 天更新 1 次，而其他中空器官的上皮细胞每 10~12 天更新 1 次，所以胃表面上皮细胞更新最快。非常迅速的更新率代表了胃黏膜的重要生理性修复过程。当遇到有害物质导致的损伤时，胃黏膜的更新率还可加速。

（2）整复：整复指的是在损伤后数分钟内缺损的胃黏膜重新上皮化的过程。整复与黏膜颈细胞更新率增加不同，因为后者需要较长时间。迄今为止，整复仅在实验室得到证实，但是其可能代表了生理过程。任何情况下，如果短期暴露胃黏膜于刺激性溶液中，可以诱发整复发生。倘若损伤仅限于表面上皮细胞，损伤边缘的上皮细胞显示迅速的形态学转化，从其正常的方形转化为扁平形、长形或鳞状上皮形外观，这些细胞覆盖脱落的胃黏膜，直到黏膜内层再上皮化。如果黏膜固有层受到酸的损害，整复过程将同时受损。

（3）第三层修复机制：急性创伤愈合，愈合需要多种组织、细胞的相互作用及细胞因子、生长因子的共同参与。首先通过炎症趋化，多形核白细胞和巨噬细胞进入溃疡部位，在酶的作用下将溃疡底的坏死物质移走，继而在溃疡底部形成肉芽组织。溃疡边缘的黏膜结构发生改变，腺体呈囊状扩张且顶端向溃疡底部倾斜，形成一"过渡带"或"愈合带"。在生长因子作用下，溃疡边缘的黏膜上皮细胞增殖、分化并向溃疡中心移行，逐渐以单层上皮细胞覆盖溃疡基底；扩张的腺体及再生的上皮细胞逐渐"萌芽"形成管状结构，分化成腺体，最终转变为正常成熟的腺体或绒毛。上皮的再生过程包括细胞的增殖、移行和分化，最终脱落到胃腔内。抑制细胞再生过程的因素将直接影响黏膜的保护和修复。类固醇激素可抑制细胞再生的全过程包括增殖和移行，因此可延迟溃疡愈合；吲哚美辛可减少增殖带内细胞的增殖并可增加上皮层细胞的丢失，因而可导致溃疡，而使溃疡愈合延迟。

三、非幽门螺旋杆菌感染的十二指肠溃疡

此类溃疡类型主要与非类固醇类消炎药的使用有关，非类固醇消炎药可通过局部、系统或肝肠循环运输到胃及十二指肠的黏膜下。虽然每种路径都可能是重要的，都可以在几天内产生十二指肠溃疡的综合表现，但毫无疑问系统路径是造成溃疡发生的主要路径。虽然这种结论仍然有争议，但它确实与溃疡发生有关，原因是非类固醇消炎药导致的内源性 PG 减少，因此，PG 依赖性的黏液防御和修复机制被打乱了。所有非类固醇消炎药都抑制环氧合酶催化 PG 前体，来自花生四烯酸的过氧化物的形成过程，而花生四烯酸来自细胞膜的磷脂。在动物模型中，PG 抗体也可导致胃溃疡。但类似 PG 的抗体不起作用，进一步支持内源性 PG 是黏膜防御过程中的重要因素。

NSAID 损害胃和十二指肠黏膜与以下机制有关。

（1）NSAID 引起溃疡的机制与黏膜前列腺素合成减少有关：所有的 NSAID 均能抑制环氧化酶的活性，从而阻止细胞膜前列腺素前体磷脂转化为前列腺素。支持 NSAID 引起溃疡是由于内源性前列腺素缺乏的证据有：使用抗前列腺素单克隆抗体能令人惊奇地导致消化性溃疡，而针对无活性的前列腺素类似物的单克隆抗体则不能引起溃疡；NSAID 相关的内镜下溃疡能被前列腺素预防，其功效优于 H_2 受体拮抗剂，尽管后者有更强的抑酸作用，可见前列腺素不只是通过抑酸作用预防溃疡的发生；体外和动物模型研究证实，NSAID 能抑制胃和十二指肠黏膜前列腺素的生成。此外，NSAID 能增加胃黏膜对其他损害因素（如胆盐）的敏感性，表明 NSAID 引起的前列腺素减少能削弱黏膜抵御损害因素的能力。

（2）NSAID 能抑制胃黏液的合成和胃十二指肠黏膜碳酸氢盐的分泌，削弱黏液 – 碳酸氢盐屏障。

（3）NSAID 还能抑制溃疡边缘的细胞增生，阻碍黏膜修复与溃疡愈合。NSAID 这种作用机制还不十分清楚，有研究表明，黏膜营养物质如胃泌素和表皮生长因子能预防 NSAID 诱发的黏膜损害，同时伴有黏膜细胞 DNA 的合成增加。

（4）NSAID 与黏膜表面活性磷脂作用生成两性离子磷脂，导致活性磷脂溶解，降低黏膜疏水性。

（5）NSAID 减少胃和十二指肠黏膜血流，以溃疡和糜烂处为甚。晚近有研究显示，NSAID 损害胃和十二指肠黏膜与一氧化氮生成抑制有关，系与前列腺素无关的另一重要的机制。

（6）NSAID 能增加胃张力，使胃壁微循环阻力增加，阿托品和前列腺素 E_2 能预防此效应。

（7）NSAID 可增加基础和刺激后胃酸分泌，但这种效应具有个体差异。

（8）NSAID 损害胃十二指肠黏膜与中性粒细胞与血管内皮黏附和激活有关：使用阿司匹林或其他 NSAID 数分钟内，就出现中性粒细胞黏附于血管内皮，这种黏附作用由特异性糖蛋白黏附分子介导。中性粒细胞黏附血管内皮的结果一方面影响黏膜血流供应，使黏膜易于遭受到有害因素如胃酸的损伤。另一方面，激活的中性粒细胞释放组织损伤介质，如白细胞三烯 B_4（LTB_4）、氧自由基和蛋白酶。前列

腺素 E（PGE）和前列环素（PGI$_2$）具有抑制 NSAID 诱导的中性粒细胞黏附、趋化和分泌作用。而 NSAID 抑制组织 PGE 和内皮细胞 PGI$_2$ 的合成。阿司匹林和其他 NSAID 能影响血小板的凝血功能，促使糜烂黏膜出血。

区分 3 种非类固醇消炎药造成的损伤是很重要的。①浅表损伤：包括腐蚀和点状的黏膜内损伤。②"内镜可查出的溃疡"：10% ~25% 服用非类固醇消炎药的人患有此病。③"临床溃疡"和显著的出血、穿孔，或梗阻患者：1% ~2% 的概率发生于服用非类固醇消炎药 1 年左右的患者中，黏膜内损伤较为常见但没有太大临床意义，腐蚀不像溃疡，面积小而浅表，一般不超过黏膜层本身，因此不引起穿孔或大量出血。服用非类固醇消炎药引起浅表性胃损伤偶尔可因面积过大引起慢性出血或急性出血而导致缺铁性贫血。服用非类固醇消炎药的患者大便潜血阴性的原因常被归咎于胃的腐蚀，但由于那些没有服用非类固醇消炎药的患者也可出现类似症状，所以需要彻底地检查来判定是否有其他损伤。非类固醇消炎药也可导致患者的肠损伤、溃疡和网状狭窄，伴随有慢性失血、梗阻或穿孔。大多数非类固醇消炎药致病因素的临床调查和类固醇消炎药溃疡的治疗实际上包括内镜型和临床型溃疡。

据报道，有 40% 的患者使用非类固醇消炎药时伴有出血、穿孔等综合征，虽然非类固醇消炎药的危险程度的大小仍有争议，但在一项对于一次阿司匹林的控制试验中，每天 1g 阿司匹林摄入可以使十二指肠溃疡患者入院治疗的风险升高。这种风险在服药开始后的几天内升高，可能在治疗的前 3 个月最高，并且在几年内持续存在。溃疡的风险在每天服阿司匹林片剂（32.5mg）时也可以升高，即使是儿童剂量的 ASA 片剂也可以使黏膜 PG 合成量减少，但这种说法尚未得到确认。

非类固醇消炎药溃疡在老年妇女中较多见，可能是因为这一群体的 NSAID 摄入量在逐渐增加和由于疾病造成对溃疡的耐受力下降。然而，每天服用 1g 阿司匹林与每天服用安慰剂的对照组随机实验表明，年龄也是溃疡综合征的独立风险因素。非类固醇消炎药连用皮质醇其风险将大大增加。

四、十二指肠溃疡的高危因素

流行病学资料提示，十二指肠溃疡是一个多病因因素的结果。

1. 止痛剂　非甾体类抗炎药（NSAID）可对胃黏膜造成损伤。近年来，有很多研究支持 NSAID 可引起胃溃疡、穿孔，胃、十二指肠溃疡出血及因溃疡病死亡。有越来越多的证据提示 NSAID 与老年溃疡穿孔关系密切。在英国和德国的报道也发现老年人十二指肠溃疡的死亡率上升，其部分原因可能与止痛剂服用的增加有关。尽管引发十二指肠溃疡的危险性小，但因十二指肠溃疡产生并发症的危险并不比胃溃疡少，提示 NSAID 可能使已有的胃或十二指肠溃疡产生并发症。

2. 吸烟　如果吸烟是一个病因因子，那么 19 世纪初以来十二指肠溃疡的急剧增加可能与之有关。因为纸烟是 James Bonsack 1880 年首先在美国制造的，1883 年 Bonsack 烟草制造机被引入英国，几年后传入欧洲其他国家，导致 20 世纪上半个世纪欧美国家吸烟者的增加。近年来出现的消化性溃疡男女性别比例的下降也与女性吸烟的增加相符。与之相似，近 30 年来在西方国家溃疡发病率的下降也与近年来吸烟人数的普遍下降相吻合。据报道，吸烟可以导致基础和最大胃酸分泌量增加，并可以使十二指肠液反流。

3. 应激　如果应激作为消化性溃疡的病因因子，则 20 世纪初西方国家工业化和城市化开始时溃疡发病率的增加则可能与此有关。同时也可以解释一些地区如香港，十二指肠溃疡穿孔的增加，而这些地区止痛剂的服用总的来说较少。它也可解释十二指肠溃疡患病率的季节差异男女性别比的地区和时间差异以及不同地区十二指肠溃疡与胃溃疡比例的差别，也与卧床休息能治愈溃疡相符合。

4. 饮食纤维　以大米为主食的中国南方和印度南部地区的十二指肠溃疡发病率高于以面粉为主食的北部地区，提示饮食纤维作为十二指肠溃疡的病因因子。在印度孟买，十二指肠溃疡愈合后 5 年内继续食用大米，溃疡复发率为 14%，而那些改为旁遮普邦饮食者（含有未很好加工的麦子）5 年间溃疡复发率达 81%。患十二指肠溃疡的瑞典人食用加有麦秆的高纤维饮食与低纤维饮食相比，6 个月溃疡复发率低。继后，用可溶的燕麦秆进行实验，又否定了这一观点。然而，最近在英国进行的一项病例对照研究发现，尽管蔬菜纤维与溃疡有些联系，但饮食总的纤维与十二指肠溃疡并无联系。

5. 饮食亚油酸 一些西方国家近30年来消化性溃疡发病率的下降，Hollander和Tamawski推测这一下降可能与亚油酸的摄入增加有关。亚油酸是食物中一个重要的前列腺素E的前体。他们测定了十二指肠溃疡与对照组脂肪组织的脂肪酸谱，显示脂肪组织的亚油酸在溃疡病患者明显降低，而脂肪组织的脂肪酸谱又能很好地反映饮食摄入亚油酸的量，这一发现支持亚油酸与消化性溃疡关系的假说。

五、十二指肠溃疡的遗传因素

在十二指肠溃疡的发病机制中，遗传因素对本病的易感性起到较重要的作用，其主要依据是：①患者家族的高发病率；②遗传基因标志（血型及血型分泌物质、HLA抗原、高胃蛋白酶原）的相关性。十二指肠溃疡患者的同胞中十二指肠溃疡发病率比一般人群高2.6倍；更值得注意的是十二指肠溃疡在单合子双胎同胞发病的一致性为50%，在双合子双胎同胞发病的一致性也增高。

1. 十二指肠溃疡与血型的关系 1953年Aird等发现O型血者发生十二指肠溃疡的可能比其他血型者高35%左右。O型血者在十二指肠溃疡患者中占56.5%，在对照人群中占45.8%，并且溃疡伴出血、穿孔并发症者也以O型血者较多见。据我国对十二指肠溃疡病例统计，血型O者也显著高于对照组，与国外报道的基本相符。

血型物质ABH分泌于唾液及胃液中，据国外资料记载，无血型物质分泌者患十二指肠溃疡的危险性比有血型物质分泌者高1.5倍，

2. 消化性溃疡与HLA抗原的关系 HLA是一种复杂的遗传多态性系统，基因位点在第6对染色体的短臂上。至今已发现多种疾病与某些HLA抗原有相关性。国外资料中已报道HLA－B5、HLA－B12及HLA－BW35与十二指肠溃疡呈相关性，但有的文献中的结果为无相关性。

3. 十二指肠溃疡与某些遗传综合征 有人发现某些罕见的遗传综合征如多发性内分泌腺瘤1型（胰岛细胞分泌胃泌素腺瘤、甲状旁腺腺瘤、垂体前叶腺瘤、系统性肥大细胞增多症及其他罕见综合征）与十二指肠溃疡相关，特别是系统性肥大细胞增多症是一种常染色体显性遗传疾病，患者中约40%同时罹患十二指肠溃疡。

综上所述，消化性溃疡虽然和上述血型、血型分泌物质、HIL－A抗原相关，但非强相关，其他资料的家系调查结果不能证实本病的遗传是按照简单的孟德尔定律支配的方式。有鉴于此，目前较普遍的假说是十二指肠溃疡是一组由多种基因遗传即遗传的异质性（genetic heterogeneity）的疾病，在这种遗传物质的基础上，可能有非遗传的或外界因素参与此病的发生。

六、十二指肠溃疡的流行病学

十二指肠溃疡的发病高峰年龄是20～30岁。自20世纪70年代以来，在各年龄段溃疡发病率均有增高的趋势。十二指肠溃疡好发于男性，但女性发病率有逐年增高的趋势。自20世纪70年代后期，美国女性溃疡病发病率几乎与男性相当，国内的材料尚未见有如此显著的变化，出现这种变化的原因可能与女性就业的增加、吸烟等因素有关，但目前尚无肯定的证据。

在地域分布上，十二指肠溃疡的内镜检出率以广州、武汉较高，而东北较低，这些检出率的差异可能与南北方饮食结构的差别、气候等因素有关。在长江以南地区以食大米为主，而北方则以面食为主，故溃疡发病率低，但重庆、上海亦较低，原因尚不清楚。1992年英国London大学的Tovev发表了他1981年和1984年两次访问中国的资料，也发现在以食大米为主的地区十二指肠溃疡的发病率高，但没有印度的南北差别显著。在印度北方，主要食用麦子，但他们加工比较粗，故认为是与未精制麦子中含的植物油具有保护作用而使印度北方十二指肠溃疡的发病率较低有关。

七、十二指肠溃疡病的临床表现

1. 典型表现 消化性溃疡主要临床症状为上腹疼痛或消化不良。位于上腹部中线偏右，疼痛的部位较为局限。患者常常将疼痛描述为"咬蚀样"（gnawing）或"饥饿样"。典型的十二指肠溃疡患者的疼痛常具有明显的节律性，可因进食食物或服用抗酸药而缓解，常在餐后1～3h（饮食刺激胃酸持续分

泌 3~4h，而食物完全从胃排空约 2h）发生。患者常在凌晨 1：00~3：00 点于睡眠中疼醒，尤其是对那些睡前吃零食者。疼痛可向右季肋区或右背部放射，若无并发症很少发生放射性疼痛。持续的后背痛常预示后壁溃疡的穿透。

溃疡病疼痛的另一个主要特点是它的周期性，即间隔数周到数月常可复发。加重期腹痛常每日发作，持续数周后缓解，直至下一次复发。发病多在秋末春初。由于进食常可缓解疼痛，十二指肠溃疡患者常喜欢吃零食，其体重常略高于正常人。

十二指肠溃疡患者，如腹痛明显加剧并扩散至全腹部，常提示溃疡已经穿孔，常随之很快出现肠鸣音消失及大面积的反跳痛。同样，疼痛失去正常的节律而转变为持续性疼痛常提示穿透可能。

体格检查可发现十二指肠溃疡患者压痛点常位于上腹正中偏右 2.5cm 或更多。

慢性十二指肠溃疡均可引起瘢痕形成，从而影响胃的排空，这种情况称为胃出口梗阻，可引起恶心、呕吐，呕吐后上腹不适或疼痛可暂时缓解。胃出口梗阻的呕吐可于餐后立即发生或数小时后出现。需指出的是，恶心、呕吐在无并发症的十二指肠溃疡极少见。粪便潜血可为阳性，少数患者可因急、慢性消化道出血而出现贫血。

某些患者特别是十二指肠溃疡患者，可出现"口腔内涌水症状"（water - brash），即口腔内突然充满清亮、无色、无味的液体（如唾液）。这与胃食管反流导致的胃内容物流入口腔不同（胃内容物有色且有酸苦味），不应将二者混淆。胃食管反流症状如反酸、胃灼热等在溃疡病患者中并不少见，尤其见于那些并发不同程度胃排空障碍的患者。不过，胃灼热乃是胃食管反流的表现，而非十二指肠溃疡的表现。

2. 非典型表现　十二指肠溃疡患者中非典型病例十分常见。事实上，"典型表现"仅见于少数病例，而非衡量的尺度。因此，单纯依靠病史和体格检查来诊断或鉴别十二指肠溃疡并不可靠。许多患者没有明确的腹痛，或疼痛定位模糊。患者可完全没有症状，或仅主诉"消化不良"或隐隐的消化不良症状，这些症状非常不特异，很大部分并非溃疡所致。

不足 1% 的十二指肠球部溃疡及稍高比例的球后及空肠溃疡的发病与潜在的高胃酸分泌状态有关，例如 Zollinger - Ellison 综合征、胃窦旷置综合征、系统性肥大细胞储积症、粒细胞性白血病、甲状旁腺功能亢进或小肠切除术后。临床提示可能存在这种病变的表现有：腹泻、体重下降、胃内 pH 持续接近 1.0。有明确的高胃酸表现而无其他症状时，还需测定空腹血清胃泌素及血钙辅助诊断。这些检查在临床实践中用得很少，且如果没有对胃酸分泌进行仔细研究，常很难作出解释。

八、十二指肠溃疡的诊断与鉴别诊断

（一）实验室检查

1. 幽门螺旋杆菌感染的诊断　大致上可分为侵入性和非侵入性方法两类。侵入性方法是指经内镜检查活检作快速尿素酶试验、幽门螺旋杆菌培养以及组织学检查等。非侵入性诊断方法包括血清抗幽门螺旋杆菌抗体的检测、^{14}C – 或 ^{13}C – 尿素呼吸试验。

近年来，随着分子生物学技术的进步和广泛应用，利用分子生物学的方法检测幽门螺旋杆菌 DNA 的方法也逐步开展。目前用于检测幽门螺旋杆菌的分子生物学方法较多，主要的目的有两方面，一是检测幽门螺旋杆菌的 DNA 序列的存在，另一方面是对幽门螺旋杆菌进行细菌分型。利用聚合酶链反应（PCR）技术可检测幽门螺旋杆菌的尿素酶基因片段和幽门螺旋杆菌特异性抗原基因片段。鉴于 PCR 技术的高度敏感性，因此通过该方法检测幽门螺旋杆菌具有极高的敏感性。有研究表明，利用 PCR 技术检查幽门螺旋杆菌尿素酶相关的基因片段的灵敏度可达 10~100 个幽门螺旋杆菌或 0.01~0.1pgDNA。除了检测胃黏膜组织中的外，PCR 技术还可用于唾液、牙斑、胃液以及粪便中的幽门螺旋杆菌的检测。幽门螺旋杆菌的限制性片段长度多态性（RFLP）分析、幽门螺旋杆菌质粒、幽门螺旋杆菌核糖体指纹图技术有助于鉴别分离菌株的亚型，任意引物扩增多态性（RAPD）分析法也能较好地分辨幽门螺旋杆菌菌株的亚型。这些方法对临床上判断抗幽门螺旋杆菌治疗后幽门螺旋杆菌的再次感染是复发还是交叉感染很有帮助。

2. 胃液分析　高酸是十二指肠溃疡的临床特征。十二指肠溃疡时 BAO 和 MAO 多明显升高，尤以 BAO 升高为主，多数十二指肠溃疡患者在消化间期，特别是夜间分泌（基础分泌）比正常人多。健康成年人平均每日胃液分泌量为 1 000～1 500mL，盐酸浓度 40mmol/L。十二指肠溃疡患者胃液分泌量往往超过 2 000mL，盐酸浓度为 40～80mmol/L，酸的排出量可超过正常人 3～20 倍。十二指肠球病变部的 pH 显著低于正常人。BAO 超过 5mmol/h 时有诊断意义。男性十二指肠溃疡患者 MAO 多超过 40mmol/h。PAO＜15mmol/h 者少见。当溃疡愈合后酸分泌恢复正常。胃液分析虽不能作为确诊本病的依据，但如在五肽胃泌素刺激下仍无酸可排除本病。

（二）X 线钡餐诊断

现多采用钡剂和空气双重对比造影技术及常规钡餐检查相结合来诊断十二指肠溃疡。仰卧位双对比造影可以发现后壁溃疡，但有时充气的胃窦可将球部掩盖，特别是胃位置较高或呈横位（牛角型）时，病变容易被掩盖，应采用半立或立位显示较好。大约 50% 的溃疡发生于前壁，仰卧位双对比造影不易发现病变或仅显示"环形影"，容易与隆起性病变相混淆，俯卧位双对比造影可显示病变，但常因胃窦的重叠而显示不佳，俯卧位压迫法有助于病变的显示。

1. 龛影为十二指肠球部溃疡诊断的直接征象　其龛影一般较小，常为绿豆或黄豆大，直径很少超过 1cm。十二指肠球部溃疡时龛影的显示受球内钡剂量、体位等的影响，有人统计 597 例十二指肠球部溃疡中，能显示龛影者 101 例，占 17%。球部龛影多见于球部偏基底部，正面观呈圆形、椭圆形、多角形、环圈形和点线形，边缘大部光整，加压检查龛影周围有形态规则、柔顺的透明区，为溃疡周围炎症、水肿造成；侧面观为突出于腔外的半圆形、乳头形及锯形龛影。龛影代表溃疡的大小、形态、位置，球后壁溃疡处于近地壁（靠近台面），由于低洼积钡，大多显示为圆形或椭圆形龛影；球前壁溃疡处于远地壁（远离台面），由于溃疡腔内钡剂排空，溃疡面涂布薄层钡剂，X 线与溃疡侧壁相切，即可显示出线形环圈影，也称之为"环圈征"，此时环状影的外缘锐利而内缘模糊，据此可与隆起性病变进行鉴别。球溃疡切线位可见龛影突向腔外呈乳头状或长方形，穿透性溃疡的龛影比较大而深，一般超过 0.5cm，在立位时甚至可见液平面，巨大的穿透溃疡，其龛影直径可达 2～3cm，易误认为是球部本身。巨大溃疡多在后壁，常深入胰腺，周围有宽的透亮带，必须在钡餐进入十二指肠球后或降部时，才能显示这个透亮带的全貌。活动期溃疡，由于周围组织充血水肿，X 线可显示环形透亮晕，切线位有时可见 Hampton 线和项圈征；愈合期溃疡，由于纤维组织增生，龛影周围黏膜皱襞呈放射状集中。但是有些浅小溃疡不能发现龛影，所以，钡餐检查未发现龛影，不能排除溃疡的存在。

2. 黏膜皱襞的改变　新鲜溃疡时，龛影周围因伴有炎症、水肿，可见黏膜皱襞增粗、变平及模糊，以至消失于水肿透明区中；修复期因纤维组织增生、收缩，形成以龛影为中心的黏膜皱襞纠集征象，即呈现"车辐状"皱襞形态。

3. 变形　球部变形是十二指肠溃疡的重要表现，产生变形的原因主要有功能性和器质性两类。溃疡周围水肿，肠壁向腔内呈局限性突出；环状肌或纵形肌痉挛收缩，球部某一侧产生切迹；瘢痕收缩，球部浆膜炎性粘连和牵拉。球变形的形态各异，主要有：球一侧（以大弯侧多见）的切迹样凹陷；球呈两叶、三叶及花瓣样变形；球呈假憩室样变形，当溃疡偏球之基底部时，可于大弯或小弯侧形成的变形更为复杂，形成多个憩室变形等；严重的瘢痕收缩可造成球狭小，并伴有幽门梗阻。

4. 其他征象　①激惹征：由于球部有溃疡和炎症存在，钡剂在球部不能停留，一到达球部立即排空；②幽门痉挛：较久不能开放；若形成瘢痕狭窄，则产生幽门梗阻；③胃窦痉挛：胃窦变狭窄；④胃分泌增多形成空腹潴留；⑤局部压痛：球部有明显固定压痛，可作为诊断参考。

（三）胃镜诊断

胃镜检查是十二指肠球溃疡形态学诊断最可靠的方法，它可以对十二指肠球部溃疡的部位、大小、深浅、形态、数目及活动性等作出明确的诊断。

十二指肠球部溃疡最多见于前壁，其次为大弯，再次为后壁、小弯。其形态基本与胃溃疡相同，但有以下特点：一般较小，约 80% 溃疡小于 1cm；多发性、线状、霜斑样及对吻性溃疡较多见；常引起幽门及球部变形或狭窄；溃疡一般为良性，无须常规活检。

X线钡餐造影和胃镜检查为十二指肠球溃疡确定诊断的最有效方法，X线钡餐造影的优点为：①比较便宜；②它为非侵入性检查；③患者痛苦小；④发生吸入性肺炎和心律失常的可能性较小。胃镜的优点是：①在发现糜烂及比较浅的溃疡方面更敏感；②能取得活检组织，送病理学检查；③在球变形等X线钡餐观察有困难时，胃镜可以直接观察有无溃疡。

（四）鉴别诊断

其他可引起相似的上腹痛综合征的疾病有：慢性胆囊炎、胃食管反流性疾病、慢性胰腺炎、胆管梗阻、胃癌、胰腺癌、残胃炎等，极少数的横结肠病变也可引起类似的表现。大多数情况下，这些疾病的其他特征常可提示其存在。但即使排除了上述所有疾病，仍有50%以上的反复发作的上腹不适或消化不良症状不能用内镜或影像学检查的结果来解释。这些患者的诊断常常被归入"非溃疡性消化不良"。

当溃疡病患者的疼痛加重时，需考虑穿孔或穿透的可能。溃疡病患者中剧痛虽不常见，但有时可类似于急性心肌梗死、主动脉夹层、胆管或输尿管绞痛、急性胰腺炎、胆囊炎或憩室炎、肠系膜梗死等所致疼痛。仔细查体（包括腹部压疼的位置）常有助于缩小鉴别诊断的范围。

（王士平）

第六节　十二指肠溃疡病的手术治疗

十二指肠溃疡（duodenal ulcer，DU）约占整个消化性溃疡的80%，是一个遍及全球的慢性疾病。治疗的方法、药物各种各样，随着医学事业的发展，DU需要外科治疗者逐渐减少，绝大多数DU患者可经内科严格的正规治疗得到痊愈，仅1/5的DU患者需外科手术治疗。

十二指肠溃疡手术治疗的目的是：解除DU的症状，使溃疡愈合和防止溃疡复发，主要是使溃疡病的并发症得到解除和痊愈。

一、手术治疗DU的理论基础

1. 胃大部分切除术治疗DU的理论基础和存在的问题　根据胃酸分泌的生理，胃大部切除后，胃窦部已不存在，促胃泌素的来源已大部分消除，体液性胃酸分泌显著减少；同时，大部分胃体已切除，分泌胃酸的壁细胞数量也减少很多，神经性胃酸分泌也有所降低。所以，胃大部分切除术后，多数患者的胃液可达到空腹无游离酸或低游离酸的程度，从而除去了溃疡形成的直接原因。另外，胃大部分切除术切除了溃疡的常发部位，即邻近幽门的十二指肠第一部、幽门管和胃窦小弯侧，使之不可能再在这些部位复发溃疡；同时切除溃疡的病灶（不是绝对必要的）；幽门切除后胃内容物在胃内停留的时间缩短，碱性十二指肠液反流入胃机会增多，可以中和残胃分泌的胃酸而有助于防止复发。因此，胃大部分切除术治疗十二指肠溃疡优良率达85%～90%，手术死亡率仅1%左右。

胃大部分切除术治疗DU存在的问题：①不能切除分布于胃体、胃底部分泌胃酸的壁细胞；同时亦不能消除神经性胃酸分泌，因而术后仍有一定的溃疡复发率。②对手术掌握不当时，手术并发症和后遗症多以及手术的失误。③幽门切除后反流的碱性十二指肠液可引起残胃黏膜发生碱性反流性胃炎。

2. 胃迷走神经切断术治疗DU的生理基础　已经证明，人类不进食期间迷走神经兴奋所引起的胃酸分泌与消化性溃疡密切相关。切断迷走神经后，消除了神经性胃酸分泌，同时也消除了迷走神经兴奋所引起的促胃泌素释放，从而达到促进DU愈合的目的。

3. 手术治疗DU时胃切除范围　一般认为DU的切除范围需要比胃溃疡多一些；术前胃酸分泌高的患者应比分泌低的多切一些；年老、体弱和女性患者切除范围可小一些；重体力劳动和习惯于食量大的人应切除少一些。切除范围的最低限度不应少于50%～60%，小于这个限度的切除可能留下一部分胃窦黏膜，溃疡复发率较高。

二、胃部分切除术

胃部分切除术最常用于慢性 DU 和胃溃疡的治疗。该手术已经历 100 多年的临床应用，确实收到了良好的治疗效果，手术方式主要有两种即毕罗Ⅰ式（Billorth Ⅰ式），毕罗Ⅱ式（BilloIth Ⅱ式），还有胃 - 空肠 Roux - en - Y 吻合术以及空肠间置术。毕罗Ⅰ式与毕罗Ⅱ式的两种术式效果基本接近，可根据外科医师的经验来进行选择。毕罗Ⅰ式吻合更符合生理需要，术后恢复好，并发症少，但该术式切胃的量受到限制，故复发率往往高于毕罗Ⅱ式。毕罗Ⅱ式引起的生理紊乱较大，故只多用于治疗复杂的 DU，而不附加迷走神经切断术。

三、胃迷走神经切断术（gastric vagotomy）

迷走神经干切断术（truncal vagotomy）用于治疗 DU，1943 年经 Dragstedt 提出后，因其手术简单，手术死亡率和并发症发生率低于胃部分切除术，故曾被临床广泛采用。后经技术上的不断改进，发展为选择性胃迷走神经切断术（selective vagotomy）和高选择性胃迷走神经切断术（selective proximal vagotomy），即单纯切断胃壁细胞群的迷走神经支配。选择性胃迷走神经切断术，是 1984 年由 Franksson 和 Jackson 把此方法用于临床，保留了腹腔支与肝支，只切断了支配整个胃的迷走神经，故称为全胃迷走神经切断术。1967 年 Holle 及 Hart 提出选择性近端胃迷走神经切断术的设想，1970 年 Johnston 与 Willian 提出高选择性迷走神经切断术这一名称并用于临床，同年 Amdrop 与 Jenson 命名为壁细胞迷走神经切断术。对于有并发症的 DU，应根据情况选择性地附加其他手术，才能取得良好的效果。

四、几种常用于较困难的十二指肠残端处理方法

临床上行 DU 手术治疗时，常可遇到十二指肠巨大溃疡、穿透性溃疡等无法切除的溃疡病例，选择一种恰当的方法来处理十二指肠残端，以有效预防十二指肠残端破裂、漏的发生。常用方法有：

1. 幽门窦旷置术或称 Bancroft - Plenk 手术　对前壁或后壁靠近幽门的溃疡，当周围有广泛的粘连不易分离时，不宜强行切除溃疡。强行切除不但耗费时间，易损伤周围器官，且十二指肠断端不易关闭，即使勉强缝合，术后亦易发生残端破裂。对此类患者可行幽门窦旷置术。

2. Benett 的 Bancroft 改良法　此法的操作及注意事项与 Bancroft - Plenk 法基本相同，只是在前壁将胃窦、幽门及十二指肠球部切开，使溃疡暴露，以便在直视下止血。此法主要适用于需做 Bancroft 手术，但又有溃疡出血之患者。

3. Nissen 法　对于十二指肠后壁之较大的穿透性溃疡，特别是已穿至胰腺组织者，可采用此方法关闭断端。首先沿溃疡之近缘切断十二指肠，然后将十二指肠断端之前壁与溃疡之远侧缘行间断缝合，使肠腔封闭，再将溃疡之近侧边缘与十二指肠前壁之浆肌层行间断缝合，这样即可使溃疡被隔离于肠腔之外，且为肠壁所遮盖，有利于愈合。

4. Graham 法　与 Nissen 法一样适应于 DU 向胰腺穿透者，尤其是溃疡底部血管被侵蚀致大出血时，行溃疡旷置术不可能取得可靠的止血效果，而选择此术式或 Nissen 术既处理了溃疡底部，又关闭了十二指肠残端。

5. 十二指肠残端造瘘术　对于十二指肠残端缝合困难或因种种原因十二指肠残端缝合不满意，术后有可能发生破裂的病例，可采用残端造瘘术。导管可选用 F10 Foley 导尿管或用软橡皮管，放入肠腔 6~8cm 即可。导管由右上腹壁另戳一口引出，妥善固定。如经过顺利，2~3 周后可拔出。

（王士平）

第七节　十二指肠溃疡自然病程及并发症的处理

未经治疗的溃疡自然病程差异很大，据报道，40% 的 DU 4 周内自然愈合。DU 在以后的 12 周内自然愈合率还会进一步提高。然而，一组来自日本的研究表明，169 例无症状的 DU 患者，5 年自然愈合

率仅为 21%。

一、DU 复发

无症状的时间持续数月或数年后，症状常复发。有学者观察到，DU 愈合后 1 年内不做任何治疗的情况下，26% 的患者仍然无症状，74% 的患者症状复发，其中 33% 的患者有 2 次复发，53% 的患者症状复发 2 次，17% 的患者经历 3 次或更多次症状复发。其他的临床研究资料也提示，溃疡愈合半年到 1 年中，溃疡的复发率为 50% ~ 80%。溃疡复发常伴症状出现，但内镜监测显示，无症状溃疡复发亦不少见。但是，一些患者症状复发却无溃疡发生。

二、长期预后与并发症的处理

尽管频繁复发是 DU 典型特征，但溃疡复发后病情究竟是减轻抑或加重，仍有争论。有学者报道，胃溃疡在 8 年内复发者，症状十分严重，但在以后的 7 年间，76% 的患者可以无症状。另有研究认为，DU 复发者的症状较初发者严重。对 DU 患者追踪观察 11 年发现，68% 的患者无症状或症状较轻微；12% 的患者中度至严重症状；20% 的患者最终接受了手术治疗，后一组患者初发时症状较轻。还有研究者认为，溃疡初发与复发比较症状改变不明显。溃疡复发后病情发生变化的机制尚不清楚，可能与患者个体差异有关，也可能受病变部位的影响。总之，一部分患者在一段时间内溃疡复发时症状减轻，而另一部分患者症状持续或加重。经历较长时间后，才会有并发症的发生。

DU 的并发症及处理：

1. 胃出口梗阻　DU 并发胃出口梗阻的发生率尚无明确资料，但在较早的研究中，对溃疡患者随访 10 ~ 20 年，其中 1% ~ 3% 发生了永久性狭窄。胃出口梗阻包括两种类型：一种是由于急性溃疡（尤其是胃窦或幽门管溃疡）周围的水肿和炎症所致；另一种是由于长期慢性永久性纤维瘢痕形成出口狭窄。前者可经积极的内科治疗而好转，后者则不可逆转。除消化性溃疡外，胃、胰腺、肝脏、胆管的恶性肿瘤及其他外源性腹内包块压迫胃或十二指肠时均可导致胃出口梗阻。必须将胃出口梗阻与其他原因导致的胃轻瘫相鉴别。后者即使无任何梗阻的存在，亦有胃不能排空。胃出口梗阻患者常主诉进食后上腹胀满、早饱感及呕吐几小时甚至几天前的臭宿食，呕吐可在晚上加重；呕吐与溃疡疼痛的关系不确定。呕吐物常常含有消化不良的上一餐食物。长时间的胃出口梗阻常表现为轻微的疼痛和较长时间间隔的呕吐发作。这时，体重下降更明显并且最终在一次急性发作时达到顶点，伴随脱水和电解质紊乱。慢性胃出口梗阻患者可出现低氯性碱中毒、手足抽搐、体重下降，有时可并发吸入性肺炎。

由于存在慢性梗阻，胃容积大大扩张，可容纳 200 ~ 2 000mL 酸腐宿食。体检可发现振水音。通过放射学检查（钡餐）、内镜或闪烁照相法胃排空检查可确诊。盐水负荷试验很少用于诊断，但可作为保守治疗过程中观察疗效的方法之一。服用钡餐和上消化道内镜都有助于对胃出口梗阻的患者评价。服用钡餐常显示一个扩张的胃，并发幽门和球部的变形。基于钡餐估计胃排空常不恰当并且不能用作判断胃出口梗阻的功能指标，上消化道内镜常能确定狭窄、瘢痕形成的十二指肠并且常可在慢性瘢痕区域发现急性溃疡。有时，内镜不能通过瘢痕区域。内镜的重要性是排除引起梗阻的恶性原因。

大多数胃出口梗阻患者需经口腔插入较粗的胃管进行吸引以保证充分胃排空，而后应换用较细的鼻胃管（18Fr）持续引流 4 ~ 7d，使幽门水肿和痉挛得以缓解，胃动力得以恢复。经静脉补充液体及电解质是绝对必要的。静脉输入 H_2 受体拮抗剂，积极地抗分泌治疗可减少经鼻胃管液体的丢失，并促使溃疡的愈合。慢性梗阻或营养不良的患者需给予胃肠道外营养。盐水负荷试验至少需在胃肠减压 72h 后进行。如试验结果证实有明显好转，则可试进少量流食。有 1/2 ~ 2/3 的患者经过 5 ~ 7d 的胃肠减压仍无明显好转，90% 的患者需于 1 年内行外科手术或内镜下扩张治疗。

胃出口梗阻的药物治疗包括胃肠减压以及电解质和容量异常的补充。对于长期梗阻伴随体重下降的患者，营养补充是必需的。有十二指肠和幽门急性与慢性疾病的大多数患者对积极的药物治疗有反应，他们的胃排空开始改善，多数是由于对急性溃疡的治疗。不幸的是，这些患者常遗留下慢性十二指肠的瘢痕，随着时间推移继续加重，这些患者的大部分发展成复发性胃出口梗阻，因此需要一些治疗。

手术前需要给予 H_2 拮抗剂或奥美拉唑药物治疗以控制滞留在胃内的大量胃酸，抗酸剂常常不能中和如此大量的胃酸。幽门和十二指肠狭窄的内镜扩张在这些患者的短期治疗中得到成功。

如果可能，对宽度足以经过儿科胃镜的短狭窄（长度 <5mm）可以分 3~4 次进行镜下气囊扩张治疗，同时予积极的抑酸治疗。药物治疗需持续至症状完全缓解后，尤其对于高危人群。有人报道，如患者选择球囊扩张术可使 3/4 以上的患者梗阻症状获得短期或长期的缓解，而无须手术治疗。如果存在大范围的瘢痕、狭窄较长、溃疡巨大或球变形严重，则外科治疗常势在必行。

大于75%的有胃出口梗阻的患者最终需要手术治疗。手术治疗包括采用抗溃疡手术缓解梗阻。手术治疗方式的决定依赖于瘢痕的部位和范围。如果十二指肠残端可以关闭，迷走神经切断 - 胃窦切除合并 Billroth Ⅱ 吻合是常用的手术选择。不幸的是，这些患者中的许多人，十二指肠残端很难或不可能关闭，必须放置十二指肠造瘘管以控制分泌，直至通过二期愈合关闭残端。如果存在十二指肠的广泛纤维化，迷走神经切断和通过十二指肠狭窄的幽门成形术常不可能完成。在许多病例中，迷走神经切断术加 Finney 式幽门成形术或者迷走神经切断术加 Jaboulay 式胃十二指肠吻合术使梗阻部分短路是必需的。用同样的方法，迷走神经切断术和胃空肠吻合术对出口梗阻所施行的溃疡手术是有用的。高选择性迷走神经切断术加十二指肠瘢痕扩张已有报道，但胃瘀滞与高复发率相联。采用腹腔镜技术治疗消化性溃疡的并发症也有报道，腹腔镜下能够完成的最简单的梗阻手术是迷走神经干切断加胃空肠吻合术，这个方法包括食管裂孔处的分离和切断直视下迷走神经干。胃空肠吻合可通过主要的内镜吻合器或腹腔镜下缝合技术完成。尽管其他的手术，如迷走神经切断术加胃窦切除术或迷走神经切断术加胃十二指肠吻合术是可能的，但它们在技术上的挑战更大，需要较长的腹腔镜手术时间。

2. 穿孔　DU 穿孔已不再常见。近期的资料表明，因出血而入院的患者是穿孔的 4~6 倍。男女溃疡病患者每年发生穿孔的比率分别为 0.8% 和 0.3%，其中大多数患者有大量吸烟史。上述穿孔发病率尚未统计有关老年人大量应用 ASA/NSAIDs 的影响，而目前这部分患者穿孔的发病率正在升高。至于幽门螺旋杆菌感染者、幽门螺旋杆菌阴性但使用 ASA/NSAIDs 者或两种危险因素并存的患者，发生穿孔的相对危险性目前尚不清楚。

溃疡穿孔常急骤起病，一开始即伴发全腹剧痛、肠鸣音消失及明显的腹肌紧张（板状腹）。患者不愿移动，有濒死感。穿孔可为溃疡的首发表现，尤其多见于应用 ASA/NSAIDs 或综合征的患者。

临床表现变化很大，老年及应用 ASA/NSAIDs、皮质类固醇的患者早期表现常轻微，晚期出现腹膜炎、菌血症或休克等；还有一部分患者由于穿孔进入小网膜囊，漏出的内容物进入肝下或膈下间隙或被网膜包裹，使腹痛及压痛部位均较局限。其他腹内严重疾病如主动脉瘤夹层破裂、肠系膜梗死等也可引起类似的急性剧烈腹痛，但与穿孔不同的是，这些疾病常在早期即发生休克；急性胰腺炎可与穿孔很相似甚至并发穿孔，但其起病常较缓慢且常伴随血清淀粉酶的显著升高。主动脉和肠系膜血管的病变，虽然腹痛剧烈，但腹部体征常较轻微，而且表现为快速进行性加重的酸中毒。实验室检查常发现多形核白细胞增多，其他检查则表现各异。血清淀粉酶可轻度升高，可能与腹膜吸收了漏出的十二指肠液中的胰酶有关。大多数病例的立、卧位 X 线腹部平片可显示腹腔内游离气体。当 X 线检查阴性而临床怀疑穿孔时，可口服可溶性造影剂检查以辅助诊断。如怀疑穿孔，则避免行钡餐及胃镜检查。少数病例需急诊腹腔镜检查以明确诊断。

所有怀疑穿孔的患者均需留置胃管以使胃排空，尽可能减少进一步的腹腔污染。需积极补液并给予广谱抗生素。多数情况下穿孔能得到早期诊断，只需腹腔镜下或开腹以网膜组织修补穿孔即可，无须进行根治性的抗溃疡外科治疗。穿孔的最低死亡率约5%，而并发出血或其他疾病的老年患者，尤其诊断不及时时，死亡率可高达30%~50%。因此，对于并发其他严重疾患的衰弱患者，特别是口服水溶性造影剂未发现明确穿孔的患者，有时可建议其首先进行非手术治疗。假如能排除其他危及生命的外科情况的可能性，这类患者可以密切观察 12~24h。

大多数 DU 穿孔患者需要急诊手术治疗。为确保患者血流动力学稳定，手术前的治疗是重要的。一般提倡给予广谱抗生素。常规静脉给予 H_2 受体阻滞剂，但对于接受彻底溃疡手术治疗的患者来说，没有益处或很少有益处；对单纯穿孔关闭的患者使用 H_2 受体阻滞剂则是必需的。

DU 穿孔手术的三个任务是关闭穿孔、冲洗腹腔和治疗溃疡。溃疡穿孔的治疗与溃疡类型、部位以及是否进行一个有效的溃疡手术有直接的关系。

十二指肠前壁溃疡穿孔的关闭可用单纯的大网膜片来实现，如不需要进行适当的溃疡手术时，这足以控制溃疡穿孔。在不能做楔形切除的特别情况下，活检同时补片修补被认为是合适的治疗。在患者穿孔时间小于24h可行根治性溃疡手术。血流动力学的平稳将影响手术安全性及并发症。当手术指征存在时，对有 DU 病史、以前对 DU 进行过治疗或正在使用易于引起溃疡的药物的患者都应尽量进行根治性溃疡手术。恰当的溃疡术式依赖于溃疡的临床表现和术者的技术。

3. 穿透性溃疡　与穿孔不同，溃疡穿透（penetration）至毗邻脏器如肝、胰腺或胆管系统，极少引起严重后果。临床可表现为腹痛加重，失去节律性，局部压痛加重，药物需要量增加或出现其他疾病的表现如胰腺炎或胆管炎，最常见的表现是胰腺炎。溃疡穿透很少出现严重的后果，大多数病例经严格内科治疗效果良好，仅少数患者需外科治疗。

4. 出血　消化性溃疡出血是上消化道出血的最常见病因，占其中的 1/3 ~ 1/2。有 10% ~ 15% 的溃疡患者以出血为首发症状。总死亡率约 10%，但老年患者及并发其他严重疾病的患者死亡率明显增加。长期随访观察结果表明，在 10 ~ 15 年中，有 15% 的溃疡患者发生出血；15 ~ 25 年中，有 25% ~ 40% 的溃疡患者发生出血，这些统计数字来源于一些较早的研究，当时溃疡病的治疗常常不规律，也不充分。近期的统计资料则显示 5 年内约 12% 的患者发生出血，或每年有 2.7% 的男性患者及 2.5% 的女性患者发生出血，曾有出血史的患者再出血率为 5%。DU 出血患者无特异性症状，只有 30% ~ 40% 的出血患者具有前期的溃疡症状，除 DU 典型的、有节律的、周期性的上腹痛外，其他症状包括腹胀、厌食、反酸、恶心或呕吐，也可以除呕血、黑便外无症状。

DU 出血患者的生化和血液检查是非特异性的，可见于任何原因引起的急性失血患者。其结果可能有急性贫血（正细胞正色素性）、血尿素氮和肌酐升高（由于脱水和肾前性氮质血症）、出血时间延长（服 NSAIDs 者）、血清胃泌素升高提示 Zollinger - Ellison 综合征。内镜检查为敏感性和特异性均很高的诊断方法。此外，内镜下可以取活检标本及治疗出血病变。X 线钡餐检查由于准确性较差，故在出血时或怀疑有穿孔时不宜采用。尽管血管造影术可以用弹簧圈和海绵明胶栓塞来止血，但在 DU 出血时较少采用血管造影术及核素扫描。

对因 DU 引起的上消化道出血，其急诊处理包括药物治疗、内镜和外科治疗。药物治疗可降低出院后的出血复发率，但不能改变患者的住院时间；对无出血迹象和近期出血迹象不明显的溃疡患者，药物治疗的出血复发率很低。尽早恢复饮食对这类患者有利且可缩短患者的住院时间。

药物治疗包括中和胃酸的抗酸药及硫糖铝，拮抗胃酸分泌治疗以降低胃酸，促进溃疡愈合并减少将来复发和再出血的机会，也可使用前列腺素类似物。根除幽门螺杆菌治疗可以降低溃疡复发率并防止再出血。研究表明，成功地根除幽门螺旋杆菌也可明显降低再出血的危险。由于有溃疡出血史者其再出血的危险性很高，如果不能成功地根除幽门螺旋杆菌，则无疑需进行长期的维持治疗。如果溃疡出血与 ASA/NSAIDs 的应用有关，则需尽力保守治疗，尽量避免或缩小外科手术，因为如果术后需继续使用这类药物，仍会使其病情恶化，此类患者需长期服用抗溃疡药物或细胞保护剂以预防复发。在随机前瞻性研究中，对于有活动性出血或存在无出血的可见血管者，内镜治疗效果较药物治疗好。溃疡底部清洁，或仅有平坦的血痂者再出血机会小，可不必用内镜治疗。内镜下见到溃疡底部有血凝块，且冲洗和吸引均无法去除者，20% ~ 30% 可复发出血。随机研究证实，对这类病变用内镜治疗的效果并不优于药物治疗，所以内镜治疗不应作为常规方法。DU 有活动性出血或存在无出血的可见血管时，其内镜治疗方法有纯酒精注射（总量少于1.0mL），肾上腺素（1：10 000 溶液，总量10mL）注射；热探头、多极探头及双极探头的热凝止血治疗；激光治疗等。十二指肠后壁的溃疡因为邻近较大的动脉（分别为胃左动脉和十二指肠后动脉），所以发生上消化道出血的危险更大。如内镜止血不成功，则需要急诊外科手术。

外科手术通常用于治疗有并发症的 DU，如持续或反复出血、巨大溃疡或不愈合的溃疡、幽门梗阻或癌变。DU 出血时外科手术可缝扎溃疡（结扎出血的动脉），同时做迷走神经主干切除术（减少胃酸分泌）并行幽门成形术（帮助胃排空）；如非急诊手术，对 DU 则需进行更细致的手术，如高选择性迷走神经切除术，也可经腹腔镜手术治疗。消化性溃疡导致的上消化道出血大多数可自行停止，且住院期间不会再出血。然而，其中某些患者的再出血危险很大，其临床特征为严重的、反复的上消化道出血，并有血流动力学的异常，需要反复输血，呕吐物为鲜血和血凝块，便鲜血，有凝血机制异常，住院期间可再次出血。反复或持续出血的内镜下特征为内镜下可见活动出血或存在可见的血管，对这类高危患者应进行内镜治疗，出院后其再出血率为每月 1%。如用 H_2 受体拮抗剂维持治疗，其出血的可能性会下降；对原有上消化道出血的消化性溃疡患者使用抗幽门螺杆菌治疗后，不仅可降低其复发率，也可以降低其再出血率。

（王士平）

第八节　特殊类型溃疡

一、卓－艾综合征

1955 年，Zollinger 和 Ellison 以他们的名字来命名这个综合征，他们描述的这个三联症包括严重溃疡病、胃酸分泌亢进和胰腺胰岛非 B 细胞肿瘤。他们预言，这些肿瘤通过释放刺激性促分泌素进入血循环，导致胃酸分泌亢进和溃疡病。当时知道的胰岛细胞肿瘤仅是胰岛素瘤，来源于胰岛的 B 细胞，现在知道这些肿瘤含有并释放最强的胃酸多肽促分泌素——胃泌素，因而将这些肿瘤称为胃泌素瘤。Zollinger 和 Ellison 的发现不仅是胃肠道激素肿瘤的一个里程碑，而且促进了我们对健康和疾病时胃肠道激素生物活性知识的进一步了解。

卓－艾综合征的准确发病率还未清楚。虽然相对少见，胃泌素瘤仍是胰岛细胞肿瘤中最常见的。有人估计大约 1% 的 DU 是由卓，艾综合征引起的。据报道，卓－艾综合征男性比女性稍多见。从儿童到 100 岁都可发病，但临床上于 30～50 岁之间常见。

卓－艾综合征患者大多数以上腹痛为主要症状，其表现与一般的消化性溃疡不易区别。文献报道本病于发病后平均需经 3～6 年方得确诊。因此，要求临床医师有较高的警惕性，及时进行必要的特殊检查，才不至于漏诊和误诊。

1. 消化性溃疡　消化性溃疡为本病最常见症状，有 90%～95% 患者在病程中的某一时期发生过消化性溃疡，但 18%～25% 患者在确立诊断的当时却可以无溃疡存在，少数患者则从无溃疡症状。75% 患者以上腹痛为主诉，与一般溃疡病相似，对常规剂量抗溃疡药物反应差是其特点。有些患者疼痛严重、持续、呈进行性，可伴恶心并呕吐大量酸性胃液。出血、穿孔等并发症在本病较一般溃疡病多见，当按溃疡病行胃大部切除时，可在术后早期迅速出现吻合口溃疡、出血和穿孔，这是本病的临床特点之一。

多数溃疡为单发性，中等以下大小（<1cm），亦可有多发或巨大溃疡。文献报道有多发溃疡或溃疡位于少见部位者占本病 36%，其中最具有特征性的是溃疡的分布，据统计约 75% 分布于十二指肠第一段，14% 分布于十二指肠第二段，11% 分布于空肠。除溃疡外，在内镜下还可见胃肠道黏膜明显充血、水肿、炎症、糜烂，伴有胃黏膜肥厚，形成巨大皱襞。

目前认为本病并发反流性食管炎者远高于过去的估计。文献报道 33%～61% 胃泌素瘤患者有食管反流症状，患者可有胃灼热、反酸、胸骨后痛、吞咽疼痛或困难，42% 内镜下可见食管异常，其中 8% 病变严重，有溃疡、狭窄和 Barrett 食管，有的患者甚至需要进行食管扩张治疗。

2. 腹泻　腹泻是本病的第二个常见症状，发生率约为 1/3。多数患者腹泻与腹痛相平行，少数患者仅有腹泻而无消化性溃疡症状，并可为首发症状。大便可呈水样，常为间歇性并可随溃疡症状的起伏而变化，腹泻严重时可引起失水、酸碱失衡、电解质紊乱或虚脱。部分患者可有脂肪泻和维生素 B_{12} 吸收不良。

高胃酸分泌是引起腹泻的主要因素。持续吸引胃液可使腹泻减轻或停止，给予足量的抑酸药物也能使腹泻缓解或消除。大量胃酸可使近端和远端空肠的 pH 分别降至 1.0 和 3.6，此时进入肠腔的胃蛋白酶仍处于活化状态，造成对小肠黏膜的直接损伤，引起炎症、渗出、绒毛萎缩变平而影响吸收。大量胃酸还会使胰脂肪酶呈不可逆性失活，并使胆盐呈不溶状态，不能形成乳糜微粒而引起脂肪吸收不良。内因子在强酸作用下失活是维生素 B_{12} 吸收不良的直接原因。近年来报道胃泌素本身对小肠水电解质的吸收和分泌也有直接影响。大量胃酸还可刺激促胰液素大量释放，使胰液分泌增加，进一步加重腹泻。

3. 十二指肠胃泌素瘤的特殊表现　十二指肠胃泌素瘤似具有与胰腺胃泌素瘤不同的生物特性，多数人认为其恶性程度低于胰腺胃泌素瘤。有人比较了 49 例散发型胰腺胃泌素瘤和 21 例散发型十二指肠胃泌素瘤，发现前者的肝转移率高达 57%，而后者仅 9%，这可能是后者预后较好的重要原因。十二指肠胃泌素瘤常为 MEN 的一部分，其另一特点是常表现为多发性微腺瘤，较少含有产胰岛素或胰高糖素细胞，与胰腺胃泌素瘤形成显著的差别。

二、十二指肠球后溃疡

十二指肠球后溃疡比较少见，上消化道造影结果统计约占 DU 的 0.47% ~ 5.8%，胃镜检查约占 DU 的 0.91% ~ 2.96%。十二指肠球后溃疡主要见于男性，男女比例为（11 ~ 16）：1，发病年龄 13 ~ 78 岁，平均为 49 岁。

2/3 的患者临床表现类似球部溃疡，有上腹部或右上腹部疼痛，多放射至右上肩和背部，疼痛可为阵发性，也可以表现为持续性，有的表现为钝痛或绞痛，多数较剧烈，甚至有的为刀割样。有时溃疡影响到十二指肠乳头可以出现黄疸，易误诊为胆管疾病。这些表现可能与其局部解剖有关：球后各部与胰腺、胆囊、胆总管、门静脉等相邻，溃疡多位于内侧，易累及胰腺，因而疼痛较剧烈和顽固。十二指肠球后溃疡手术的病例显示，多数与胰腺粘连，少数与总胆管粘连，部分并向胰头部穿破，形成慢性穿孔，并可形成炎性有触痛的肿块。

十二指肠球后溃疡因其特殊的解剖位置，出现并发症的机会非常高。球后溃疡并出血者较多，发生大出血者达 37% ~ 86%，约 3 倍于球部溃疡，2 倍于胃溃疡。球后部血管直接来自胰十二指肠上动脉，血管大而径路短，易致大量出血，球后区血管丰富，溃疡面下血管发生栓塞，以致多数毛细血管糜烂破溃，加以酸性食糜不断擦过，不易凝结血痂，因此容易经常出血。有时因形成环状狭窄则引起十二指肠梗阻。球后溃疡较少发生急性穿孔，慢性穿孔的发生率约为 8.3%。

诊断主要依靠 X 线和内镜检查，因其部位的特殊性常易漏诊。X 线检查的主要诊断依据为发现溃疡龛影，部位常位于十二指肠降部的内侧、后壁，壶腹部以下很少发现。一般为圆形或卵圆形，直径多数在 1.0cm 以下，常为单发。另外因局部痉挛、溃疡的瘢痕收缩或溃疡附近黏膜水肿引起局部肠管狭窄，黏膜皱襞增粗、紊乱或集中。其他的表现还有局部激惹、慢性穿孔等。胃镜检查可以直视溃疡，为确定诊断最有效的手段，但有时由于伴有狭窄，而不能看到溃疡。根据鲁氏报道的 32 例内镜结果认为，十二指肠球后溃疡内镜下应注意：①发现十二指肠球部或球后黏膜皱襞粗乱时，应注意粗大皱襞间的黏膜变化，因这种皱襞容易将溃疡隐藏，稍一疏忽即可漏诊，该组漏诊率 28.1%。应尽量充气，撑开皱襞，便于观察。②有些深陷溃疡，由于底部和周围组织炎症反应，脏器粘连，或溃疡瘢痕使十二指肠球部和（或）球后变形，肠腔变窄，使球部和球后不易扩张，内镜调节受限，造成接物镜紧贴溃疡面，而难以观察到溃疡，此时应将内镜插入降部再多充气，然后边退边仔细观察，并不断转动镜身，必要时可注射解痉剂，这样可避免漏诊，漏诊率减少至 15.6%。③上消化道内镜检查时，应将观察十二指肠球后、降部作为常规，以防漏诊，5 例首次检查时未进行球后检查而漏诊。④对反复大出血的患者，内镜观察食管、胃和十二指肠球部未发现明显病变时，出血量又不能用一般的炎症解释者，应对球后进行认真检查。⑤结合上消化道 X 线钡餐检查，在内镜检查疑有十二指肠球后溃疡时，可借助 X 线钡餐检查，两者结合可提高本病检出率。

有以下情况之一时，应考虑有十二指肠球后溃疡：①有典型十二指肠球部溃疡症状，且以上腹部更剧烈者；②上消化道出血，而食管、胃及球部未见出血灶者；③X 线钡剂检查发现十二指肠上曲或降部变形、狭窄者；④内镜下见十二指肠球变形、黏膜肿胀明显或伴糜烂者；⑤十二指肠球部溃疡经过治疗已愈合而症状不减轻者。对上述病例，应常规进行球后检查，以便提高十二指肠球后溃疡的检出率。

十二指肠球后溃疡的鉴别诊断主要与十二指肠球后恶性肿瘤鉴别。因球后溃疡好发于降部，尤其是乳头以上；而十二指肠恶性肿瘤主要是十二指肠腺癌或转移癌，也好发于降部，能以溃疡的形式存在，但一般恶性肿瘤的溃疡底污秽，周边堤样隆起，常伴有肠管僵硬、充气不张、狭窄明显等，活检病理可以鉴别。其他如十二指肠球后结核、球后 Crohn 病等更为少见，内镜下活检可以鉴别。

在十二指肠球后溃疡无并发症时，与一般溃疡的治疗相同，但由于球后溃疡较球溃疡更顽固，因此治疗应更为严格和持久。如溃疡愈合缓慢和（或）并发出血时应考虑手术治疗。

（王士平）

第九节　小儿十二指肠溃疡

小儿十二指肠溃疡（duodenal ulcer）是指 14 岁以下儿童的 DU，近年来本病的发生率呈显著上升的趋势，这与儿科医师对本病认识的提高、内镜诊断技术的进步以及儿童生活环境中各种精神刺激因素的增加以及饮食因素不调有重大关系。

一、发病率

小儿消化性溃疡的准确发病率尚不清楚。国内外文献资料显示，小儿消化性溃疡的发病率为（4 ~ 5）/10 万人口，消化性溃疡约占儿科住院患者的 1/2 500。小儿消化性溃疡可发生于小儿时期的任何阶段，其中在新生儿和婴儿期 DU 多于胃溃疡，前者的发病率约为后者的 2 倍；至幼儿期、儿童少年期，DU 为胃溃疡的 5 ~ 8 倍；年龄愈大，DU 所占的比例愈大；且男性多于女性，约为 2 : 1；年龄愈小，急性溃疡愈多，年龄愈大，慢性溃疡愈多。据报道成人的 DU 患者中有 2.1% ~ 50% 始于儿童期，1.6% 始于 4 岁以前。

二、病理特点

小儿 DU 病的病理与成人的 DU 病的病理基本相同，现仅介绍小儿溃疡的特点。

1. 溃疡的部位　新生儿及幼婴儿的 DU 病约为胃溃疡的 2 倍。随着年龄增大，DU 发病率所占比例也愈大，少年期时，则绝大多数为 DU。

2. 病理的演变　小儿溃疡病演变较成人迅速，尤其在新生儿及幼婴阶段，大多是急性溃疡，常为多发性的小的黏膜糜烂病灶，这种溃疡可能易愈合，或发展到出血或穿孔。儿童及少年溃疡多为慢性，往往可以迁延至成年。

3. 组织反应　DU 周围的组织反应多很严重，十二指肠球部有高度水肿和充血，附近淋巴结肿大较成人显著，往往影响到胃而发生胃炎。

三、病因与发病机制

小儿 DU 的病因与发病机制和成人一样，尚未完全阐明，普遍认为这是一种多病因性疾病，可能与以下因素有关。

1. 胃酸和胃蛋白酶的分泌增加　研究证明，患 DU 的小儿的基础胃酸分泌量和最大酸分泌量均显著高于正常小儿。新生儿出生后 4h 胃酸分泌增多，第四天后达最高峰，此时期最容易发生急性溃疡，以后胃酸分泌量逐渐下降，7 ~ 8d 时至最低水平，10d 后再逐渐回升，至 4 岁以前维持较低水平，此时期不容易发病；4 岁以后接近成人水平，发病又逐渐增多。胃蛋白酶的分泌与胃酸的分泌大致平行。上述资料均表明胃酸及胃蛋白酶的分泌增多与小儿 DU 的发病密切相关，但也有人认为新生儿头 2d 胃酸增高与母体肾上腺皮质激素进入胎儿体内有关。另与成人不同之处，即总酸量与游离盐酸量的差距较大，游离酸 0.5%，总酸 2% ~ 5%，故认为胃酸过多和胃蠕动过度，对儿童溃疡的发病较成人重要得多。

2. 黏膜防御功能下降　包括胃黏膜屏障、黏膜细胞更新能力、碱性胰液和十二指肠液对胃酸的中和作用、肠抑胃素的分泌、胃及十二指肠排空能力的低下。某些因素，如缺氧、组织血供不足、小儿营养不良以及一些致溃疡药物等均可使黏膜防御功能下降，导致胃腔内氢离子逆弥散进入黏膜，促使溃疡的形成。

3. 精神因素　小儿 DU 的发病率在学龄期以后明显增多，且多发生在情绪易波动的年长儿，学习负担过重、过度疲劳、睡眠不足、恐惧、忧虑、家庭不和睦等均可诱发此病，这些提示精神因素与 DU 的发病有一定的关系。

4. 不良饮食习惯　小儿饮食无规律，饥饱不均，无节制或喜吃零食以及进食辛辣和烫的食物，刺激胃酸、胃蛋白酶分泌增加；过多喝冷饮或辛辣刺激性食品，致胃黏膜下血管收缩，黏膜层变薄，防御能力降低，胃酸和胃蛋白酶的侵袭力增高。偏食，致脂肪酸吸收减少，影响前列腺素 E_2 的形成，使胃黏膜的保护作用降低。

5. 遗传因素　小儿消化性溃疡患者常有家族史，据报道 25% ~65% 患者的家族中有溃疡病。有家族史者，DU 较胃溃疡多见。单卵双胞胎儿中，患相同类型溃疡者占 50%，而双卵双胞胎儿中仅占 14%。再者，同成人一样，发病与血型有关，DU 者 O 型较其他血型发病为多，且常为 HLA – B_5 阳性者。O 型血者血清中胃蛋白酶原较高，对组胺的反应性也较强，故出血者也较多。

6. 药物因素　肾上腺皮质激素、阿司匹林、吲哚美辛等均可诱发溃疡病，以上药物是小儿时期常用的药物，长期或大剂量服用更易发生。

7. 幽门螺旋杆菌感染　自 1983 年 Warren 和 Marshall 发现幽门螺旋杆菌感染与慢性胃炎和消化性溃疡有关后，1990 年第 9 届世界胃肠病大会确定幽门螺旋杆菌是消化性溃疡的主要致病菌。小儿也同样存在幽门螺旋杆菌相关性消化性溃疡，不同点是阳性率较成人低，随年龄增长而逐渐升高。我国属幽门螺旋杆菌感染高发区，儿童感染率较高。

8. 其他因素　严重感染如败血症、肺炎、脑膜炎、肠炎、大面积烧伤，中枢神经系统损害如颅脑损伤、脑炎、脑肿瘤等均可导致全身循环障碍，降低胃黏膜抵抗力，继发应激性溃疡。还有人提出肝硬化、胰腺纤维囊性变和胰腺非细胞瘤引起的溃疡（Zollinger – Ellison 综合征）在小儿病例中亦有报道。

四、临床表现与分型

一般认为 10 岁以上的 DU 患儿症状较为显著，而 10 岁以下者临床表现多不典型，许多新生儿及婴幼儿在临床上可无溃疡病表现，常于尸检时发现，或因并发穿孔、出血施行手术后才获诊断。

1. 根据病程分型

（1）原发性急性溃疡：溃疡以出血或穿孔为主要的甚至唯一的临床表现，多见于 2 岁以下的婴幼儿。

（2）亚急性溃疡：具有轻度或中等程度的症状和体征，内科治疗效果良好，一般治疗 3 个月左右即可愈合。

（3）慢性溃疡：症状和体征基本与成人相似，可发生出血和幽门梗阻等并发症，多见于 10 岁以上的患儿。

（4）应激性溃疡：有明确的基础病史或用药史，常见于新生儿。

2. 根据症状分型

（1）消化不良型：幼儿期的溃疡多表现为消化不良。小儿常诉腹部不适，有脐周、脐旁或右肋缘下的隐痛，多在进食后出现，伴有恶心反酸、食欲缺乏，个别病例则相反，表现为容易饥饿。全身情况较差，体重和发育多比同龄儿童差。

（2）疼痛型：年龄愈小，疼痛的部位愈模糊。DU 引起的腹痛、不适，患儿常指脐部，至年长儿童或少年则与成人相似，表现为上腹部疼痛，有时疼痛时间不定，与饮食无关，少数疼痛有固定的时间，或进食后加重。多伴有恶心呕吐、食欲减退及消瘦。

（3）并发症型：上述症状以急性穿孔或出血为首发表现，少数可以并发幽门梗阻。

1）出血：小儿 DU 的并发症以出血最常见，发生率约为 15%，多见于婴幼儿，并随年龄增长而减少，表现为黑便、呕血。年龄愈小溃疡出血的预后愈严重，可引起严重休克和死亡。但也应注意有些患儿并无明显出血，而是以原因不明的贫血前来就诊。

2）穿孔：溃疡穿孔可见于各年龄组，多见于婴幼儿，发生率较出血为低。穿孔前多有一些前驱症状，如食欲缺乏、精神差、恶性呕吐、腹痛、黑便等。但由于症状不典型，尤其当并发有其他疾病时，容易被忽略。因小儿腹肌不如成人强壮，穿孔后腹壁虽紧张，却不如成人之"板状腹"，压痛常以右侧腹部明显，易误诊为阑尾炎。

3）幽门梗阻：多见于年长儿，其发生率据统计达 15.6% ~25%。

五、诊断

小儿 DU 的症状，年龄愈小愈不典型，且常缺乏阳性体征，故诊断较成人困难，可依据其临床表现及实验室检查仔细分析。

1. 临床表现　应注意不同年龄的 DU 患儿可有不同的临床表现。凡有下列临床表现者应怀疑本病，加以进一步检查。①出现反复呕吐，尤其是与进食有关的呕吐。②反复的上腹部痛，特别是夜间或清晨痛，又无肠道寄生虫感染者。③大便隐血试验呈阳性的贫血患儿。④有消化性溃疡家族病史者。⑤缘由不明的呕血、便血或上消化道穿孔者。

2. 实验室检查　小儿 DU 患者有不同程度的贫血，为小细胞低色素性贫血，实验室检查可发现血红蛋白、红细胞比容、血清铁和铁蛋白水平下降，而网织红细胞和血清总铁结合力升高。溃疡并发出血时大便隐血试验呈阳性。部分患者的餐后胃泌素水平及血胃蛋白酶原水平升高。

3. 胃液分析　少数病例基础胃酸分泌量（BAO）及最大胃酸分泌量（MAO）可明显升高。如同时伴有血胃泌素异常增加，需除外 Zollinger – Ellison 综合征。

4. 幽门螺旋杆菌的检测　包括取胃窦黏膜进行快速尿素酶试验、细菌培养或制作病理切片染色检查。

5. X 线检查　对可疑病例应做 X 线钡餐检查，但小儿溃疡不一定都能找到龛影，因为小儿十二指肠球部位置深而固定，溃疡多在球后壁，且溃疡小而浅易愈合。气钡双重造影可提高检出率。应注意十二指肠球部充盈欠佳，黏膜粗糙紊乱，胃蠕动增强，幽门痉挛梗阻，局部压痛这些间接征象。如并发穿孔，立位腹平片可见膈下游离气体，胃泡影消失。

6. 内镜检查　随着内镜在儿科的推广应用，其已成为小儿 DU 的主要检查手段，从婴儿到学龄儿童均可进行。凡具有上述临床表现，X 线钡餐造影又不能确诊者为检查指征。可精确地查出溃疡病变的部位、形状、数目及有无并发出血，并通过内镜进行有效的止血处理，对可疑病例采取活组织检查。

六、鉴别诊断

1. 腹痛的鉴别　与小儿 DU 相似的腹痛包括以下病症。

（1）肠道寄生虫病：根据排虫史，无规律脐周痛，多能自行缓解，剑突下无压痛的特点，粪便检出寄生虫卵，驱虫治疗有效等可资鉴别。

（2）胆管蛔虫症：本病呈阵发性腹部绞痛，常向肩背部放射，呕吐胆汁及蛔虫，结合粪便检出蛔虫卵等有助于鉴别。

（3）腹型癫痫：本病也表现为脐周痛，呈周期性发作，有时伴意识障碍，发作后嗜睡，脑电图出现癫痫波型可确诊。

（4）腹型过敏性紫癜：本病除消化道症状外，常有对称性出血性皮疹、血尿及蛋白尿等改变。

2. 消化道出血的鉴别

（1）呕血的鉴别：对于呕血患儿应首先除外鼻咽部出血被吞咽后再从胃呕出。新生儿期还应注意排除咽血综合征，多见于窒息儿，生后即呕吐，喂奶后加重，为经产道时咽下的母血，可用氢氧化钠试验鉴别，因为婴儿血液有抗碱性而母血没有抗碱性。新生儿出血症：常伴有身体其他部位的出血，凝血因子时间延长、维生素 K 治疗有效等可资鉴别。坏血病：具有毛囊性皮肤瘀斑、齿龈肿胀出血、眼眶出血、血尿、四肢疼痛的特征及四肢长骨尤其是膝关节的特征性 X 线改变。幼儿和儿童呕血首先应除外鼻衄咽下血液再呕出，除外各种血液病及肝硬化、充血性脾大导致的食管静脉曲张破裂出血，伴有严重贫血及肝脾大可鉴别。

（2）便血的鉴别：上消化道出血排出的大便多呈黑色柏油样，但大量出血时亦可呈鲜红或暗红色，需与肠套叠、肠息肉、肠伤寒、过敏性紫癜、坏死性小肠炎、肠重复畸形、回肠远端憩室等疾病所致的出血相鉴别。

3. 呕吐的鉴别　新生儿出现慢性呕吐首先应注意除外先天性幽门肥厚症，表现为进食 2~3 周后开始出现呕吐，为喷射性，常可在右上腹扪及橄榄样包块。在婴幼儿应与胃扭转、幽门痉挛、贲门松弛、食管裂孔疝、肠旋转不良和肠狭窄等疾病相鉴别。以食欲缺乏、恶心、呕吐为主要表现者，还应注意与急、慢性病毒性肝炎鉴别。

4. 穿孔的鉴别　有腹膜炎表现且 X 线示膈下游离气体的新生儿应与先天性胃壁肌层缺损、肠闭锁盲端坏死、胎粪性腹膜炎等鉴别。在年长儿童则应与各种后天性疾病导致的肠穿孔鉴别。

七、治疗

治疗以缓解症状，促使溃疡愈合，防止溃疡复发和并发症的发生为目的。以内科非手术疗法为主，对并发有严重并发症或反复发作者采取手术治疗。

1. 一般治疗　保持生活规律，消除精神负担；注意饮食，婴幼儿给牛奶饮食，年长儿给易消化食物，避免过硬、酸性、辛辣等刺激性饮食。

2. 药物治疗

（1）抑制胃酸的药物：①组胺 H_2 受体拮抗剂：包括西咪替丁、雷尼替丁、法莫替丁。②抗胆碱能药物：一般用于年长儿，包括普鲁本辛、颠茄、阿托品和山莨菪碱。③质子泵抑制剂：多用于重症患儿。④抗酸剂：具有中和胃酸、局部止血和保护溃疡的作用。

（2）强化黏膜防卫能力的药物：①硫糖铝：与坏死物结合形成黏膜保护性屏障，抑制胃蛋白酶活性，促进黏膜再生。②胶态次枸橼酸铋：与表皮生长因子形成复合物，隔离溃疡，促进其上皮化和愈合。③呋喃唑酮：抑制中枢单胺氧化酶活性，提高体内多巴胺活性，抑制胃酸分泌，同时能抑制幽门螺旋杆菌。

（3）抗菌治疗：适用于抑酸剂和黏膜保护剂治疗效果欠佳或有并发症者。

3. 手术治疗　对于小儿 DU 的手术治疗，一直存在意见分歧，但对于有严重并发症的患儿，如难以控制的大量出血、溃疡穿孔、幽门梗阻或反复发作的难治性溃疡非手术治疗无效者仍应以手术治疗为主。经动物试验证明，迷走神经切断术加幽门成形术对生长发生育影响最小，故选用选择性迷走神经切断术或高选择性迷走神经切断术加幽门成形术治疗小儿 DU，得到了小儿外科同道们的公认。

（1）对新生和婴儿病例，很少有机会采用溃疡的内科疗法，因一般都是发生并发症时才来医治。但新生儿期外科手术治疗出血极少成功，因为多是弥漫的黏膜出血。对于胃或 DU 穿孔，一旦诊断明确均要急诊手术，方法为大网膜盖覆穿孔缝合术，此法比较安全，因小儿对溃疡的修复能力很强，单纯修补以后即有治愈的机会。

（2）对儿童及少年慢性溃疡的治疗意见一直存有争议，目前比较一致的看法是：一般慢性病变，除非经住院采用正规和积极的内科疗法后持续性疼痛无好转，同时已影响小儿的生长营养发育外，否则不应施行手术治疗。因此，手术治疗的主要指征是在发生并发症如穿孔、大出血或反复出血和幽门梗阻时。

（3）外科手术的选择：对于治疗儿童消化溃疡的手术方法，多年来意见颇有分歧。现将各种手术方法的优缺点讨论如下。

1）胃空肠吻合术：以往行胃空肠吻合术治疗小儿溃疡者颇多，有人报道远期效果良好。但从理论上讲，此术始终有发生吻合溃疡的危险，因此近年来多不主张单独施行此术。

2）胃部分切除术：这是一直有争论的问题。许多学者认为，胃切除术后对小儿的营养发育产生一定的不良影响，年龄愈小，影响愈大。Yoshiaki 等对 4 例婴幼儿胃部分切除术后随诊 5 ~ 10 年，他们的体重均在正常水平之下，2 例有严重的缺铁性贫血、血红蛋白低下、脂肪下痢等。相反另有报道，胃远端切除术，甚至全胃切除术，根据术后的随诊对营养发育并无影响。然而，综合文献（Moore 113 例）小儿胃切除术的总死亡率大于 10%，这是一个很大的缺点。故除非溃疡病的并发症非常严重，其他手术不能治疗时才应考虑行胃部分切除术。

3）迷走神经切断术：近年越来越多的学者报道此术对小儿溃疡可取得良好的疗效（Snyder 14 例，Seagram 11 例），对出血病例同时缝扎出血之血管。有人认为迷走神经干切断术后可导致腹泻，但其发病率并不超过 3%。有人推荐选择性迷走神经切断术，因为这样只产生胃的完全性失神经作用，但是胆管、胰腺和小肠的神经支配仍然正常，因此术后的肠功能紊乱更为少见。更有人介绍高度选择性迷走神经切断术，只切除支配胃产生酸区的迷走神经分支，据报道效果更佳。为防止幽门痉挛、梗阻胃内容物通过，做迷走神经切断术必须附加幽门成形术，有人主张行直切开和横缝合，但较多学者认为幽门窦与十二指肠球部马蹄形吻合术（Finney 氏手术）效果更好。

（王士平）

第十节　老年十二指肠溃疡

老年溃疡病的临床表现、溃疡位置、大小及并发症均与年轻人有明显不同。老年溃疡病患者常缺乏典型的上腹痛症状，他们常以溃疡病的并发症为首发症状而就诊。临床症状的缺乏主要与服用一些止痛药物，如 NSAIDS 类药物有关；此外，老年人感觉及反应迟钝也是原因之一。老年人由于高位溃疡较多，部分患者的疼痛可放射到背部、肩部，如伴有食管裂孔疝还可出现胸骨后疼痛，类似冠心病的表现，其吞咽困难及吞咽痛还易与食管癌相混淆。较常见的表现还有体重减轻、厌食、恶心、呕吐、乏力，部分人有贫血。DU 的发生部位同中青年组，仍以十二指肠球前壁为多。老年人复合溃疡的发生率各家报道不一，为 1% ~ 7.7%。胃及十二指肠的巨大溃疡和顽固性溃疡较中青年组多，这与老年人动脉硬化、胃黏膜血流减少、细胞再生能力下降有关。

在老年 DU 的发病机制中环境因素所起的作用比较重要，例如 NSAIDs 的使用、幽门螺旋杆菌的感染及吸烟等。但这些因素也是通过改变胃肠道的生理特性而致病。即使没有这些外界因素，由于老年人胃黏膜的病理生理改变使得致溃疡的攻击因子作用加强，保护因子作用减弱，从而导致溃疡易发。

1. 老年人胃十二指肠黏膜的生理改变

（1）酸与胃蛋白酶：胃酸作为溃疡发生的攻击因子之一，在溃疡病的研究中占很重要的地位。老年人的胃酸分泌究竟如何变化一直处于争论状态。由于研究的方法、手段及对象不尽相同，结果也不同，因而认为 DU 患者随年龄的增长，胃酸分泌增高、减低或无变化。同样，胃溃疡患者胃酸随年龄变化的研究结果也不一致，老年人的 BAO 比中青年人显著低，在老年胃溃疡患者有低酸存在。萎缩性胃炎的发生随着年龄的增长而增多，刚果红染色发现，胃黏膜的泌酸区随年龄的增长呈进行性减小，因此，在研究中除外萎缩性胃炎是很有必要的。芬兰的一个研究发现，胃酸分泌随着年龄的增长而减低，在胃酸分泌减少的受试者中，大部分有萎缩性胃炎的存在。如果将胃黏膜组织学基本正常的受试者单独分析，其胃酸分泌不仅没有降低，反而在女性患者中有随年龄增高的趋势。老年人胃蛋白酶分泌是否有变化，意见尚不统一。大多数人认为胃蛋白酶、胃酸与萎缩性胃炎相关但并没有发现与年龄的关系。另有研究发现，70 岁以上有大于 40% 的受试者血浆胃蛋白酶原低于 50ng/dl，40 岁以下者中只有 5%。

（2）胃十二指肠碳酸氢盐及黏液的分泌：黏液 - 碳酸氢盐屏障在胃十二指肠黏膜的保护机制中起重要作用，关于老年人胃黏液或碳酸氢盐分泌的变化尚无报道。在幽门螺旋杆菌感染的患者的胃中，由于幽门螺旋杆菌分泌的蛋白酶的作用，胃黏液屏障的厚度减小。尽管没有年龄与胃黏液屏障厚度的研究，但随着年龄增长幽门螺旋杆菌感染率增高，间接反映了伴有幽门螺旋杆菌感染的老年患者胃黏液屏障作用的减弱。年龄与十二指肠碳酸氢盐的关系只有动物实验研究的结果，年长的大鼠酸刺激引起的近端十二指肠黏膜碳酸氢盐的分泌比年幼的大鼠低。Laugier 等对 180 位 16 ~ 83 岁的健康志愿者进行了胰腺外分泌功能的检测（胰泌素刺激实验），结果显示，无论是碳酸氢盐还是胰酶的分泌均随年龄呈线性下降，尤其是 40 岁以后。

（3）胃黏膜血流：老年人胃黏膜血流减少，但无部位特异性。黏膜血流量减少可引起黏膜萎缩，固有层细胞及胃底腺体减少。此外，还影响黏膜细胞再生能力及上皮细胞分泌黏液和结缔组织合成酸性黏多糖的功能，导致 H^+ 的反渗。黏膜血流减少是老年人溃疡大而深、不易愈合、复发率高的病理学基础。

2. 胃排空　胃排空延迟，胃窦潴留刺激 G 细胞分泌胃泌素，继而引起胃酸分泌增多从而导致胃黏膜损伤；再者，胃排空延迟也增加了药物与胃黏膜的接触时间，从而使一些潜在可能的致溃疡因素发挥作用。相反，如果胃排空过快易导致十二指肠黏膜暴露于胃酸的机会增多，亦为不利因素。研究表明，健康老年人与年轻人相比胃的液体－固体排空没有明显不同，但老年人中并发其他疾病，如糖尿病、甲状腺功能减退、Parkinson 病和脑血管病者多，因此引起的胃排空障碍以及由于服用各种药物引起的胃肠动力改变都有可能使致溃疡因素加强。

3. 伴发疾病　老年溃疡病患者常伴发有其他系统疾病。大于 60 岁的老年溃疡患者中 72% 伴有一种或多种疾病，20% 的患者伴发疾病高达 3 种以上。高血压和缺血性心脏病是常见的伴发疾病，此外还有肝硬化、慢性支气管炎、肺气肿、脑血管病、糖尿病及类风湿等。这些疾病通过影响内脏系统的供血、供氧、神经－内分泌调节，通过影响胃的运动功能而促使溃疡形成，减慢溃疡愈合，增加溃疡复发率；同时这些患者服用的多种药物也可导致胃黏膜的损伤。一些老年人，由于黑质纹状体的退化，中枢多巴胺生成减少，临床上出现 Pakinson 病的同时，易发生溃疡病。

（王士平）

第十一节　十二指肠应激性溃疡

机体在严重创伤、感染、休克、施行颅脑或腹部大手术等各种应激状态下发生的胃肠道溃疡及出血性病变称为应激性溃疡（stress ulcer），又称急性胃黏膜病变、急性出血性胃炎、急性胃炎、急性胃十二指肠溃疡，我国仍沿用"应激性溃疡"的名称，国外文献也称之为"有关应激的糜烂综合征"（stress related erosive syndrome，SRES）。其病变部位可涉及食管、胃、十二指肠、空肠、回肠、结肠等处，其中以胃和十二指肠受累最为常见，发生率为 91%。应激性溃疡易并发上消化道出血，病情危重，预后凶险。

一、发病情况

据统计，应激性溃疡的发生率在外科重症监护患者中约为 5%，在脑血管意外的患者中为 7.7%，在严重创伤并发感染者约为 30%，而在大面积烧伤的患者中则高达 50%。部分患者患应激性溃疡并无症状，临床上不易诊断而被漏诊。有报道对严重创伤、大面积烧伤及重症监护患者进行胃镜检查时，发现绝大多数有胃黏膜出血，甚至有报道高达 100% 的。临床上有明显消化道出血者仅占 5%～10%，大量出血占 2%～5%。一般出血发生在损伤后 72h 内，部分在 3～5d，大量出血多在 5d 后。十二指肠的应激性溃疡常在 1 周内发生，在烧伤引起的应激性溃疡中，儿童患 DU 者较成人为多。

二、病因和分类

应激性溃疡的病因与发病机制，目前尚未完全明了。Goodman 等人认为所有应激伴发溃疡（stress associated ulcer）均不应统称为应激性溃疡，应根据病因与病理上的不同改变而分类。

1. 柯兴溃疡（cushing ulcer）　即神经源性溃疡，发生于严重颅脑外伤或颅内手术之后的溃疡，多数为单一的溃疡，有显著的胃酸分泌过多。

2. 烧伤性溃疡（burning ulcer）　常发生在严重烧伤之后，溃疡呈圆形，边缘较为整齐的表浅溃疡，容易出血。

3. 类固醇性溃疡　慢性胃溃疡或 DU 长期服用肾上腺皮质激素，或伴随在损伤或者疾病之后，溃疡活动化，其出血和穿孔的机会相当。

4. 真性的应激溃疡　即在应激状态（严重损伤或败血症）之后产生的急性胃溃疡、DU，多数为多发性，易出血，较少穿孔。Goodman 等认为只有这种类型称为应激性溃疡，显然这是一类狭义的应激性溃疡。本章是从广义的角度（包括上述各种类型在内）讨论十二指肠应激性溃疡。

三、发病机制

1. 神经内分泌失调　不同的应激原对机体神经内分泌的影响不尽相同，但其主要为中枢神经系统和神经肽通过自主神经系统及垂体 – 肾上腺轴作用于靶器官——胃肠，导致胃肠黏膜病理生理学改变。可能是通过迷走神经核的极度中枢性兴奋或下丘脑刺激引起促肾上腺皮质激素分泌增加，使胃壁血流减慢，局部营养障碍，胃壁蠕动增强及胃酸、胃蛋白酶原分泌亢进所致。

2. 胃黏膜保护功能削弱　应激状态下胃黏膜屏障功能的许多方面都有削弱，包括黏液层厚度降低，黏液中氨基己糖、磷脂、疏基类化合物含量降低，导致对各种离子的选择通透性降低，对腔内有害成分缓冲能力下降；禁食状态下上皮细胞 DNA 合成减慢，黏膜修复、再生缓慢。

3. 胃黏膜损伤因素作用相对增强　应激状态下胃黏膜微循环障碍，胃黏膜血流减少、微血管通透性增加、血流瘀滞，使局部迷走神经兴奋，导致肥大细胞等炎性细胞产生组胺、白三烯、内皮素、血小板活化因子、蛋白酶、蛋白激酶、单胺类物质、细胞黏附分子等大量炎性介质。应激状态下机体可产生大量氧自由基，破坏细胞的完整性，使核酸合成减少，上皮细胞更新减慢；十二指肠胃反流也使胆汁中溶血卵磷脂等各种破坏黏膜屏障的物质在胃腔内积聚增多。

Stremple 等综合应激性溃疡的发病机制如图 6-1，不同类型的应激性溃疡，其发病机制某些不同（或者说有不同的侧重面）。了解不同类型应激性溃疡的发病机制，有助于诊断与针对性的治疗。

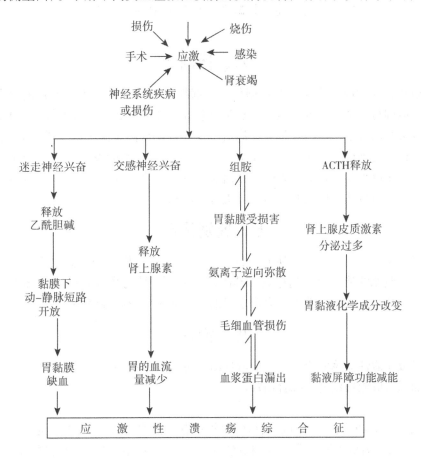

图 6-1　应激性溃疡综合征的发病机制

四、病理

应激性溃疡的病理改变的严重性随着应激状态的严重程度，病理活检的时间及有无并发休克、肾功能衰竭、脓毒败血症等而不同。一般情况下，胃、十二指肠黏膜的病理改变比较轻，多数局限于浅表层，与内镜所见的严重性也不尽相同。主要为黏膜微血管充血，黏膜内出血，淋巴细胞、浆细胞及白细胞浸润少见，后者是应激性溃疡区别于慢性溃疡的一个特点。于糜烂和浅表性溃疡处可见黏膜上皮细胞脱落、坏死，黏膜连续性被破坏；如溃疡深及黏膜肌层也见不到溃疡底部和边缘有纤维结缔组织，这是区别于慢性溃疡的另一个特点。柯兴溃疡的病理特征是：溃疡多以局限性黏膜糜烂为主要表现，糜烂可有点状、片状或线条状出血；溃疡浅表，常为多发，形态不规则，界限清晰，周围组织无明显水肿。而在严重烧伤患者则可见大片食管黏膜剥脱，镜检下为糜烂、坏死的黏膜组织，炎症不明显。

五、临床表现

1. 上消化道出血　应激性溃疡多见于应激后 5~10d，早者几小时内发生，迟者 10~15d 后尚可发生。因为应激性溃疡发生迅速，病变处黏膜血管来不及形成血栓，故出血常为其首发症状，可表现为呕血或便血，特点是出血前无任何前驱症状，而且出血呈间歇性，隔数天后再次出血，这些都与消化性溃疡不同。十二指肠应激性溃疡多位于十二指肠后壁靠近幽门处，其出血率高达 60%。应激性溃疡并发大出血在短期内失血量超过 1 000mL 时死亡率极高，近年来由于采取了积极预防措施，发生大出血的病例已明显减少。

2. 其他症状　可有不同程度的上腹痛、腹胀、胃灼热、恶心、呕吐等。少数患者可反复呕吐胆汁样内容物，有时腹胀明显，胃肠运动功能明显减弱，出现麻痹性肠梗阻。如并发穿孔者可出现腹膜炎体征。

六、诊断

对于严重应激状态（大面积烧伤、严重创伤、头部损伤、大手术、休克等）的患者有出血倾向或已发生出血的患者应即行上消化道内镜检查，这是目前唯一准确可靠的诊断手段。它不仅有利于及时明确诊断，而且可以进行内镜下止血治疗，但如病情严重或怀疑有食管软化者，则不应做内镜检查。内镜检查应在 24h 内进行，否则许多表浅病变可能在 1~2d 内消失，不能发现病变。至于上消化道钡餐检查，因原发病严重而难以承受，且对黏膜糜烂性出血无诊断价值。对持续性上消化道出血而行内镜检查未能明确诊断的患者，可行选择性腹腔动脉及分支胃左动脉造影。

七、鉴别诊断

主要与慢性胃溃疡、十二指肠溃疡所并发的急性出血、穿孔相区别，倘误诊为慢性溃疡病的并发症，容易忽略对于应激原的治疗而影响疗效。其次，尚须与各种药物（如阿司匹林等）或酒精所致的糜烂性胃炎相鉴别，药物所致糜烂性胃炎大出血时的治疗效果较应激性溃疡好。

八、治疗

首先应治疗导致应激性溃疡的原发病，应激性溃疡可发生于各种危重患者，基础疾病的治疗非常重要，在此基础上加强对应激性溃疡的综合治疗。

1. 非手术治疗

（1）放置胃管，引流冲洗：选用直径较粗的胃管留置，抽取胃液测定 pH，充分引流冲洗，以等渗盐水洗胃。如 pH 很低，则给予等渗碳酸氢钠溶液冲洗，直至反流液清晰。其目的是清除胃内潴留液，减少弥散的氢离子；清除胃内凝血块，防止胃扩张；去除十二指肠反流物对胃黏膜的进一步损害；实施胃、十二指肠局部用药。但必须指出,胃黏膜缺血是应激性溃疡发病的主要因素,使用去甲肾上腺素等血管收缩药物或冰盐水洗胃,可加重胃黏膜的损害。

(2)药物治疗:治疗的药物很多,切忌乱用、混杂,恰当地选择配合。

1)胃黏膜保护剂的应用:如氢氧化铝、硫糖铝、麦滋林、S 颗粒、思密达、替普瑞酮等。

2)抑酸药物:H_2 受体拮抗剂如泰胃美、西咪替丁、雷尼替丁、法莫替丁、尼沙替丁、罗沙替丁及质子泵抑酸剂奥美拉唑等。

3)内源性肠多肽:如生长抑素的应用。

4)前列腺素的应用:如米索前列醇。前列腺素可抑制基础胃酸分泌和最大胃酸分泌,促进黏膜细胞分泌黏液,改善黏膜表层血运。

5)垂体后叶素的应用。

6)维生素 K、止血敏、立止血等止血药物的应用。

7)中药治疗。

(3)动脉内治疗:通过选择性腹腔动脉及其分支胃左动脉造影可给予栓塞和收缩血管的药物,来达到止血的目的,如使用垂体后叶素或生长抑素做局部动脉灌注,但有心血管病或高血压病者前者应慎用。

(4)内镜治疗

1)在内镜下对出血的病灶实施电凝、激光凝固、微波或热凝止血。

2)对于多处弥漫性出血的病例,采用局部喷洒止血,可采用的药物有去甲肾上腺素、5%~10% 孟氏液、医用黏合剂、凝血酶、云南白药等。

3)通过向病灶注射无水酒精、L-HS-E 混合液,使出血部位周围组织肿胀,血管壁类纤维蛋白变性,导致血管腔狭窄、闭塞及腔内血栓形成。

2. 手术治疗

(1)手术指征:一般认为应激性溃疡经多种非手术治疗而出血仍持续或复发,出血量甚大,或出血并发穿孔,即应考虑手术治疗。

(2)手术方式:应激性溃疡的患者都存在基础疾患,身体条件差,手术风险大,死亡率高。手术的理想方式应是损伤最小,能有效控制出血,手术并发症最少,手术死亡率最低,故手术方式的决定应根据患者的全身情况、主要病变部位、病因、内镜检查结果全面综合考虑。

1)迷走神经切断加幽门成形术及出血点缝扎:适用于年纪大危重或只有单个出血性溃疡者。

2)胃次全切除术:适用于多发性溃疡、再出血的机会较大者。

3)全胃切除术:适用于出血病灶遍及全胃或胃底。

4)穿孔修补加大网膜覆盖术:适用于小儿的应激性溃疡穿孔。

5)胃去血管手术:适用于广泛出血的病例,于近胃右动脉、胃左动脉及胃网膜左、右动脉根部结扎血管。

九、预防

应激性溃疡并发大出血死亡率很高,而且其治疗又相当困难,故应加强对其预防。

1. 确定应激性溃疡发病的高危对象 凡具有下列特征的病例应列为高危人群:①高龄(年龄≥55 岁者);②颅脑外伤或手术(尤其并发颅内高压者);③大面积烧伤和多发伤(创伤程度积分 APACH Ⅱ>16);④休克、败血症、多器官功能不全者;⑤机械辅助呼吸 3d 以上;⑥重度黄疸、凝血机制障碍者;⑦行重要脏器移植并术后长期使用大剂量免疫抑制剂者;⑧近期有消化性溃疡或上消化道出血史者;⑨长期肠外营养者。

2. 实施胃肠监护 对高危病例采取连续胃腔内 pH 及黏膜内 pH 监测,预测应激性溃疡发生的危险性。一般认为胃腔内 pH<3.5~4.0 或黏膜内 pH<7.35 时应采取预防措施。

3. 预防措施

（1）早期进食：早期进食可中和胃酸，促进黏液分泌，增加黏膜表面疏水性，促进黏膜上皮更新。不能进食者可行管饲，进食成分可为牛奶、要素饮食、谷氨酰胺等。但有麻痹性肠梗阻、胃扩张、胃潴留、机械性肠梗阻和腹腔内脓毒症等应列为禁忌。

（2）改善微循环：使用硝酸甘油、莨菪碱类药物、前列腺素等改善胃黏膜微循环，提升黏膜内pH值。

（3）使用抑酸药物。

（4）使用黏膜保护剂。

（5）使用小剂量激素可改善胃黏膜微循环，促进黏液分泌。

（6）其他：抗自由基药物如还原性谷胱甘肽、别嘌呤醇等。免疫抑制剂、肾素-血管紧张素系统抑制剂、阿片受体激动剂、维生素E、IL-1B、钙通道阻滞剂、热休克蛋白诱导剂等。

（王士平）

第十二节　十二指肠梗阻概论

十二指肠梗阻有良性梗阻、恶性梗阻之分，而良性梗阻中又分为急性与慢性，先天性与后天性。现本章只讨论慢性十二指肠梗阻，因慢性十二指肠梗阻是上消化道梗阻中较为特殊的类型。

慢性十二指肠梗阻是由于十二指肠本身或邻近脏器的病变，引起十二指肠持续性的或间歇性的排空障碍，并使十二指肠内容物间隙性停滞，形成十二指肠扩张、肠壁增厚。十二指肠梗阻是一组综合征，可由许多的病因所致，其病因见表6-3。

表6-3　十二指肠梗阻的原因

一、十二指肠本身的病变	（10）右半结肠肿瘤
1. 十二指肠溃疡引起的狭窄	（11）肠系膜淋巴结肿大（癌症性或结核性肿大，均沿着肠系膜上血管分布而压迫十二指肠）
2. 十二指肠肿瘤（良性或恶性）	三、腹膜和腹腔内韧带
3. 十二指肠炎症、结核、梅毒	1. 先天性腹膜带
4. 十二指肠闭合性损伤（肠壁内血肿）	2. 特氏韧带过短或其他异常
5. 十二指肠套叠	四、胚胎发育不良
6. 十二指肠憩室	1. 十二指肠狭窄
二、十二指肠外的病变	2. 肠旋转不良
1. 肠系膜上动脉压迫	3. 活动和倒位的右位十二指肠
2. 环状胰腺	4. 巨十二指肠
3. 粘连或索带的压迫	5. 严重的十二指肠下垂（十二指肠与空肠交角变小）
4. 邻近脏器病变的影响	6. 十二指肠空肠区的先天性囊肿
（1）胃部的炎症性粘连	五、腹部手术后
（2）胃肿瘤	1. 胃空肠吻合术后发生的粘连、溃疡或狭窄
（3）胆囊的炎症性粘连	2. 肠粘连
（4）肝囊肿、肝肿瘤	六、其他
（5）近端空肠的炎症、憩室、溃疡、肿瘤	1. 蛔虫团阻塞十二指肠腔
（6）胰腺炎性粘连、胰腺囊肿、胰头瘤	2. 胆石
（7）右肾肿瘤、右肾盂积水	3. 异物
（8）腹膜后肿瘤	4. 胃肠神经官能症
（9）腹主动脉瘤	

根据表6-3引起十二指肠梗阻的原因分析，外科临床上所见的，除极少数是功能性外，多数是肿瘤、压迫和（或）侵蚀、炎症粘连等机械性因素所致，有的因畸形等原因所致。

一、临床表现

慢性十二指肠梗阻的临床表现是复杂的，与引起梗阻的病因有关，往往具有原发病灶的表现：有的与梗阻症状并存，有的甚至以原发病灶的表现为突出。

1. 上腹部疼痛和（或）饱胀 多数发生在进食后或进食后不久，呈隐痛或胀痛性质。呕吐后疼痛减轻或消失，有时迫使患者诱发呕吐以求得缓解。

2. 呕吐 进食后呕吐为十二指肠梗阻的主要特征之一，常为喷射状，呕吐量多，且含胆汁，伴有不同程度的腹痛。

3. 具有周期性加重的特征 一般每隔数天或几个星期出现一次阵发性加剧的症状，表现为剧烈的腹痛与呕吐，如此反复发作。

4. 无特殊的体征 仅可见上腹部胀满，有时可见胃型或肠型，可闻及振水音，肠鸣音基本正常。上腹部有压痛。让患者取俯卧位或胸膝位时，一些患者疼痛减轻或缓解。下腹部不胀。

二、诊断

慢性十二指肠梗阻的病因十分复杂，诊断除了解病史与临床表现外，尚需结合年龄、性别以及体型。等作具体分析。然后选择必要的检查：站立位 X 线腹部平片，碘油或气、钡双重胃肠造影，十二指肠引流液检查、纤维十二指肠镜、血管造影（DSA），以明确诊断。

三、治疗

慢性十二指肠梗阻在病因诊断确定以前可先行内科治疗，须严密观察病情演变，在治疗过程中可能进一步明确诊断。

1. 内科治疗 休息，高热量流质饮食，服用阿托品等解痉药物。配合体位疗法（胸膝位或抬高床脚）。慢性梗阻呈急性发作时须禁食、胃肠减压、输液等。

对于小儿，原则上应该禁食，但为观察呕吐性质，在排除食管闭锁后，可在密切注视下喂奶，喂奶后置右侧位，必要时可试用阿托品，或喂奶前用1%碳酸氢钠洗胃（记录入量及吸出量），以排除幽门肥大的可能。脱水者应及时补液。

2. 外科治疗 若已确定是机械性十二指肠梗阻，经保守治疗无效时，则需外科明确病因诊断，解除梗阻，行剖腹探查。

（1）术前准备：胃肠减压，积极纠正水、电解质紊乱，特别注意钾、钠、钙、镁等的补充。必要时输血，术前预防性应用抗生素，必要时应作肠道准备。

（2）麻醉：气管插管全麻，或硬膜外阻滞麻醉。

（3）手术时探查：一般取右上腹旁正中切口，或上腹横切口。腹腔探查可见十二指肠第一、二部明显扩大，若为完全性梗阻，胃也显著扩大。然后将结肠与大网膜一并向前上方提起，检查十二指肠第三、四部，如有肿块，应明确性质和了解是否能切除；如该处无明显异常，应检查十二指肠空肠交界的位置和小肠系膜根部是否压迫十二指肠第三部。有时可以发现这一段十二指肠被一条束带压住，由于该束带内可能有肠系膜上动脉通过，故切忌贸然切断。如怀疑为十二指肠壶腹部肿瘤或胰头肿瘤所引起的压迫，则需切开十二指肠侧腹膜，适当游离后进行触诊，必要时切开十二指肠前壁（或胃前壁）进行探查。总之，先探查十二指肠外，后十二指肠内；先探查十二指肠，后探查十二指肠的邻近脏器，尤其是十二指肠内侧。

为了便于查找病灶，掌握十二指肠不同部位的梗阻原因，可参照表6-4，基本上是有规律可循的。

（4）手术方式：根据不同的情况，采用相应的手术。原则上要求解除梗阻病因，恢复肠道通畅，避免手术并发症。倘梗阻病因解除有困难，则以恢复肠道的通畅（捷径手术）为首选。

表6-4　十二指肠不同部位的梗阻原因

十二指肠球部
　1. 十二指肠溃疡性狭窄
　2. 十二指肠恶性肿瘤（少见）
　3. 异物（胆石或其他）
　4. 十二指肠外的粘连带压迫（先天性或后天性感染、手术后等）
十二指肠降部
　1. 十二指肠闭锁或狭窄
　2. 十二指肠隔膜
　3. 十二指肠肿瘤（原发性或继发性）
　4. 环状胰腺
　5. 肠旋转不良或先天性索带压迫
　6. 十二指肠局限性肠炎或者十二指肠结核
　7. 邻近脏器因病变肿大而压迫十二指肠
十二指肠横部
　1. 十二指肠隔膜
　2. 十二指肠肿瘤（原发性或继发性）
　3. 肠系膜上动脉或结肠中动脉压迫（或该处肿大淋巴结压迫）
　4. 邻近脏器因病变肿大而压迫十二指肠
十二指肠上行部
　1. 先天性特氏韧带过短或位置过高致十二指肠空肠曲成角
　2. 十二指肠肿瘤（原发性或继发性）
　3. 邻近脏器因病变肿大而压迫十二指肠

（王士平）

第十三节　十二指肠壁内血肿

　　因十二指肠壁内血肿（以下简称肠壁血肿）引起的十二指肠梗阻并非少见，绝大多数为小儿患者。发病原因较多，Janson等（1975年）收集文献上报道的56例发病原因，其中腹部闭合性损伤所致者占70%之多。

一、病因与病理

　　腹部挫伤是引起本病的主要原因，一般损伤较轻，这是因为十二指肠固定，靠近脊柱，从而构成它受挤压的条件，十二指肠壁内血管丰富，小血管容易破裂，血液聚积于壁间而形成血肿，突入到十二指肠腔内而引起梗阻。血肿可位于黏膜下、肌层内或浆膜下，其中位于浆膜下的血肿最常见。

　　佐野认为如有十二指肠先天性血管瘤、十二指肠溃疡，并有出血性素质或者给予抗凝剂治疗过程中遭到轻度外伤，都可以发生肠壁血肿；或者胰腺外伤后，十二指肠受到胰液的浸润，由于肠壁血管坏死而间接引起肠壁血肿。

　　幽门和十二指肠空肠曲使十二指肠呈闭锁状态，当腹部遭到外伤时，腹肌强烈收缩，使胃内容物突然经幽门排至十二指肠，十二指肠内压剧增，肠壁猛然扩张，使黏膜与肌层之间或浆膜与肌层之间的疏松结缔组织剥离，血管撕裂而发生血肿。

　　肠壁血肿常是较小的，但也有较大的占领整个十二指肠框，并能在上腹部扪及。血肿一般发生在十二指肠的第二或第三部，也可能位于十二指肠第三、第四部，甚至累及空肠上段。位于浆膜的血肿，常将肌层及黏膜层挤向对侧，造成十二指肠的狭窄性梗阻（完全性或不完全性）。常在受伤后24~48h出现症状。

　　外伤性十二指肠血肿多数发生于小儿，可能与小儿的腹壁较薄和柔软有关。据报道，男：女为4：1。

二、临床表现与诊断

主要症状：上腹部受伤后，发生暂时性、痉挛性腹痛，经过一到数天后，疼痛可以减轻或消失。相继出现胆汁性呕吐，偶尔可发生呕血和（或）便血。腹部除有压痛外；上腹部可能扪及肿块（小的腊肠状包块）。并发腹膜后巨大血肿者可出现低血压。如十二指肠完全性梗阻时，可能同时有严重的脱水与电解质紊乱。

腹部X线平片可见：①十二指肠梗阻的征象，即梗阻的近端十二指肠、胃扩张，有双气泡征或液平面；②腰大肌阴影消失。

对于不全梗阻，X线钡餐或碘剂造影显示胃扩张潴留，造影剂通过十二指肠血肿处受阻，24h后复查，造影剂（Ba或碘剂）仍大部分停留于胃及十二指肠近端，CT、B超亦可协助诊断。

由于腹部有包块及梗阻性呕吐，需注意与蛔虫性肠梗阻、肠套叠、胰腺肿块等鉴别。十二指肠血肿也可由非外伤因素所引起，如过敏性紫癜、血友病或者抗凝血治疗后以及原因不明的自发性出血等。如果病史中无外伤史，需注意有关内科情况的询问和必要的化验检查，以有助于鉴别诊断。

三、治疗

对不全性十二指肠梗阻的病例，可先进行非手术治疗，因小的血肿可能自行吸收或穿破进入腹腔而解除梗阻。非手术治疗包括镇静、卧床休息、胃肠减压、静脉输液和止血剂等。如病情未见好转，或受伤后已发展为十二指肠完全性梗阻，则应施行剖腹手术，清除血肿。位于浆膜下的血肿（一般可看到浆膜下的暗蓝色肿块），仅切开浆膜即可；血肿位于肌层或黏膜下，则需切开浆膜肌层，将血肿完全清除，出血点妥善结扎，再行缝合肠壁切口；血肿较大，或有黏膜损伤者，则宜施行血肿清除加胃空肠吻合术。对于十二指肠壶腹以上的血肿，Janson等推荐的方法是清除血肿后，切除该部分的十二指肠侧壁，切除后同时探查胆总管开口，以排除胆总管开口处的损伤，然后利用已切开的十二指肠与胃，行胃-十二指肠侧侧吻合（Jaboulay或幽门成形术），其优点是可以减少溃疡形成与十二指肠梗阻的复发。

术中需同时查明有无十二指肠穿孔、腹膜后血肿及其他脏器的损伤，并做相应处理。

（王士平）

第十四节 邻近脏器病变所致十二指肠梗阻

一、胃部炎症性粘连

胃部周围炎症致使周围组织粘连，粘连组织形成索带压迫或牵涉十二指肠，使十二指肠失去正常解剖位，从而使十二指肠腔狭窄变小或成角，引起十二指肠梗阻。

胃的化学性损伤，如误饮了强酸、强碱或其他腐蚀性化学物如汞、来苏等。固、液体沿胃小弯流至幽门，引起反射性幽门括约肌痉挛，使腐蚀液体停滞该处，故幽门区和胃小弯损伤常较胃其他部分严重，早期病理改变为各种不同程度的炎性反应，如充血、水肿、糜烂、溃疡形成，甚至黏膜脱落和穿孔。经过瘢痕愈合后，常产生幽门狭窄，与幽门周围炎性广泛粘连。胃十二指肠溃疡、外伤、肿瘤、结核等病变，均可引起上述的病理变化。

粘连组织的索带压迫或牵涉十二指肠梗阻时，则行索带松解。胃部的炎症所致幽门瘢痕性狭窄发生后形成梗阻，则切除瘢痕狭窄部分，将胃余下部分与十二指肠吻合，或仅行胃空肠吻合。

二、胃肿瘤

胃部的较大息肉阻塞于幽门管或息肉样的胃窦黏膜滑入十二指肠。幽门区的腺瘤有较长的蒂，滑入幽门管和十二指肠内，也可以自行复位，临床表现为反复发作性幽门痉挛或幽门梗阻症状。若滑入后发生充血水肿而不能自行还纳，可进一步引起胃十二指肠套叠、坏死，乃至穿孔，临床上出现急性腹膜炎体征。

胃恶性淋巴瘤、胃癌，越过幽门，使十二指肠肠壁僵硬，肠腔缩窄，形成梗阻。特别是窦部可沿浆膜下层向十二指肠蔓延引起梗阻。肿块本身亦可直接压迫十二指肠致梗阻。

胃部肿瘤的诊断主要依靠 X 线钡餐和纤维胃镜检查。

胃的良性肿瘤在临床上不能完全排除恶性的可能，即使为良性也可能恶变，何况出现梗阻和出血等并发症，所以应积极给予外科治疗。术中冷冻切片检查，视病变性质及部位而决定术式或切除范围。故一旦胃肿瘤导致十二指肠梗阻时，应予根治性或姑息性切除。若无法切除应做捷径（短路）手术，以解除梗阻。

三、胆囊炎性粘连

胆囊炎是由细菌感染与高度浓缩的胆汁或反流的胰液等化学刺激所引起的胆囊黏膜充血、水肿、胆囊内的渗出增加，胆囊肿大，张力较高。胆囊壁呈水肿、增厚、血管扩张，浆膜面上有纤维渗出，与附近的十二指肠发生纤维素粘连，形成扭曲或成角，但一般不引起疼痛和部分梗阻等症状，只有少数患者在大量进餐后或变换体位时可出现症状。对这种因粘连不产生症状的患者，钡餐检查可出现幽门十二指肠区移位以及轮廓不规则、蠕动异常和胃排空延迟或排空障碍等征象。

胆囊性粘连经非手术治疗无效后，可行外科治疗，做胆囊切除，松解粘连使十二指肠复位术。

四、巨大肝肿瘤压迫

肝脏的肿瘤分为良性肿瘤与恶性肿瘤，又可分为原发性与继发性两大类。原发性肿瘤以原发性肝癌最多见，继发性肝癌是全身各器官的癌或肉瘤转移至肝脏所致。肝肿瘤逐渐增大，压迫邻近脏器如胃、十二指肠、胆道等，亦可能引起十二指肠不全性或完全性梗阻症状，如上腹疼痛和饱胀、呕吐，进食后呕吐更剧烈，有时呈喷射状，量多。同时具有肝肿瘤的临床表现，可扪及肿块，质硬、光滑或结节状。并非所有的肝脏肿瘤均如此，应根据肿瘤所在肝脏的部位与性质而定。有学者曾遇到 17.75kg 的巨大肝脏海绵状血管瘤与 6kg 的肝平滑肌瘤对十二指肠均无明显压迫症状；但另一例，位于左肝内叶的 3kg 重的原发性肝癌，对十二指肠则产生了明显的压迫症状，切除肿瘤后，十二指肠的压迫症状则解除。

解除肝肿瘤压迫十二指肠所致梗阻时，应以手术为主。肿瘤侵犯肝的一叶或半肝，可行局部、肝叶或半肝切除。对于无法切除的肿瘤行肝动脉结扎或加肝动脉栓塞，使肝肿瘤缩小，减轻压迫，必要时可施行胃空肠吻合术。

五、胰腺炎性粘连、胰腺囊肿、胰头癌

胰腺炎的发生与下列因素有关：①胰管内的反流或阻塞造成管内压增高；②胰腺外分泌旺盛；③胰腺血液供应不足。由于以上原因，除胰腺产生炎症外，周围组织也产生炎症反应。由于胰液及纤维素样渗出，产生炎性纤维素性粘连带压迫十二指肠或牵涉十二指肠成角造成梗阻。

胰腺囊肿有真性和假性两大类。巨大的假性囊肿，尤以胰头部的囊肿能压迫周围器官引起症状，如压迫十二指肠，使十二指肠腔狭窄，引起十二指肠梗阻，出现上腹不适、呕吐，食后尤甚。

胰头癌。由于十二指肠呈一个 C 形的弯曲；胰头位于弯曲之内，造成不同程度的变形或梗阻。胰头癌的肿块既可压迫十二指肠，又由于解剖关系密切，很容易浸润十二指肠，使十二指肠僵硬狭窄形成梗阻。

以上 3 种胰腺疾患，若造成十二指肠梗阻，均须进行手术治疗。胰腺炎性粘连应做松解术，胰腺囊肿应行内引流术。胰头癌可做根治性胰十二指肠切除，不能切除者，可行胃空肠吻合，解除梗阻。

六、右肾肿瘤、右肾积水、腹膜后肿瘤

肾脏位于腹膜后，右侧肾门处紧靠十二指肠第三段。当右肾肿瘤逐渐长大，向外扩展，可突破肾的包膜而侵及肾周围脂肪，继续发展，还能突破肾周围筋膜而侵及或压迫十二指肠形成梗阻。临床主要表

现为肾肿瘤的 3 大症状：血尿、肿块、疼痛，此外，亦有十二指肠梗阻的症状，如上腹胀、呕吐，以进食后更重。

肾积水是由于尿从肾的排泄受到梗阻引起肾盂内压力增高而逐渐形成的。当右肾积水以及右，中，上腹膜后良、恶性肿瘤体积巨大时可向内压迫十二指肠引起梗阻。

右肾肿瘤、右肾积水以及腹膜后肿瘤的诊断与治疗，可分别根据临床表现做一些必要的检查，如 B 型超声波、X 线腹部平片、静脉肾盂造影、逆行性尿路造影、腹主动脉或肾动脉造影、CT、磁共振、肾周围充气造影等作出诊断。在治疗上应根据病因施行各种相应的手术，如根治性手术或放疗、化疗。

七、右半结肠肿瘤

右半结肠肿瘤主要是各种类型的结肠癌。当癌瘤突破浆膜后，向邻近组织扩散或直接蔓延侵犯十二指肠，使十二指肠狭窄、僵硬、梗阻。手术切除是治疗的主要方法。根据具体情况，争取做右半结肠和浸润的十二指肠部分或全部切除；不能根治性切除者，则做姑息性切除或改道手术（回肠 - 横结肠吻合术及胃 - 空肠吻合术），以解除十二指肠、结肠的梗阻。

近 5 年来有文献报道 6 例结肠肝曲癌与回盲部恶性肿瘤侵犯十二指肠的病例，其中 3 例已经出现十二指肠不全性梗阻，4 例发现血便和（或）呕血。根据 6 例患者的不同情况，分别施行如下手术。5 例施行右半结肠切除，再做 Kocher 切口，游离十二指肠，切除十二指肠局部浸润病灶后 2 例行十二指肠局部修补与十二指肠冠部切开置管引流（图 6 - 2），1 例行十二指肠局部修补 + 空肠襻浆膜覆盖十二指肠修补处（图 6 - 3），2 例行十二指肠病灶清除 + 十二指肠 - 空肠 Y 形吻合（图 6 - 4）。另外 1 例因肿块周围广泛浸润，术中在分离结肠肝曲肿块时，发现十二指肠降部大块浸润、破损，十二指肠无法修补，患者术中一般情况良好，故决定施行胰十二指肠切除 + 右半结肠切除术。术后 6 例患者均恢复良好。

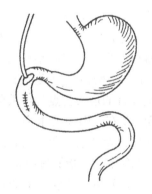 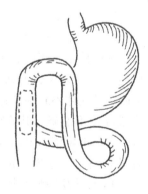 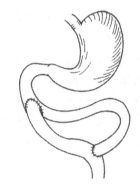

图 6 - 2　十二指肠局部修补与十二指肠冠部置管引流　　图 6 - 3　局部修补与空肠襻浆膜覆盖　　图 6 - 4　十二指肠病灶清除与空肠 Y 形吻合

（王士平）

第十五节　十二指肠肿瘤概述

十二指肠肿瘤系指原发于十二指肠组织的良、恶性肿瘤。原发于胆管上皮或胰管上皮的壶腹部肿瘤虽位于十二指肠，但不属此列；以及继发性十二指肠肿瘤，系指邻近脏器，或远隔部位的恶性肿瘤直接或转移至十二指肠所致的肿瘤，也不属此列。自 1746 年 Hamburger 报道首例十二指肠肿瘤以来，随着近年内镜、气钡胃肠造影诊断手段的进步，十二指肠肿瘤的文献报道增多，国外总计例数超过 1 000 例，国内约有 500 例。十二指肠肿瘤虽然是临床少见病种，但就其在小肠中的单位长度发病率来看却不容忽视，小肠肿瘤占全胃肠道肿瘤的 5% ~6%，仅占小肠全长 8% 左右的十二指肠其肿瘤发生率却占小肠全部肿瘤的 1/5 ~1/4。据统计，良性肿瘤为 21% ~35%、恶性肿瘤为 17% ~48% 的小肠肿瘤原发于十二指肠，即十二指肠肿瘤的发病率与占胃肠道全长 75% 的小肠相比，为消化道肿瘤的高发区之一。

一、肿瘤类型及其分布

十二指肠肿瘤可发生于十二指肠壁的任何组织、细胞。十二指肠肿瘤中以恶性肿瘤居多，其中恶性肿瘤中以腺癌最多，占恶性肿瘤的80%；其次为恶性淋巴瘤、平滑肌肉瘤、类癌；其他如纤维肉瘤、脂肪肉瘤、血管肉瘤、鳞状细胞癌和恶性神经鞘瘤等则较少见，约共占十二指肠恶性肿瘤的0.8%左右。十二指肠良性肿瘤中以腺瘤最多（50%~60%）；其次为平滑肌瘤、血管瘤、脂肪瘤；其他较少见的良性肿瘤尚有Brunner腺肿瘤，为十二指肠所特有，主要见于球部。另外尚有神经纤维瘤、错构瘤、神经鞘瘤、上皮样平滑肌瘤、纤维瘤。还有胃泌素瘤、胰高血糖素瘤、胰岛素瘤、胰多肽瘤等原发于十二指肠的内分泌肿瘤。十二指肠肿瘤以降部分布最多（50%以上），其次是水平部、球部和升部。

二、临床表现和诊断

十二指肠肿瘤缺乏特异性的临床征象，而且还可与其他疾病如胆石症、胰腺炎、结肠腺瘤等并存，易发生误诊、漏诊。十二指肠肿瘤常见症状一般有：①消化道非特异症状：包括腹痛、恶心、厌食，其中腹痛发生率为30%左右，恶心27%，厌食18%。②体重减轻和贫血：是十二指肠恶性肿瘤最多见的症状，其中贫血发生率50%以上，而体重减轻则往往预示着病程进展或疗效不佳。③呕吐或梗阻表现：肿瘤浸润肠壁阻塞肠腔可致呕吐，但蠕动过程中肿瘤牵拉肠壁亦可致呕吐产生。④黄疸：发生于十二指肠第二段的肿瘤，尤其是乳头周围的肿瘤，这种黄疸可有波动和伴随疼痛。⑤消化道出血：以粪便潜血阳性或黑便多见以及呕血，偶有因大出血致休克者。⑥腹部肿块：较少见，常在病程较晚时肿瘤较大或浸润或毗邻组织造成。有学者曾遇见1例34岁的男性患者，右上腹部扪及明显包块，尚可推动，并消化道出血，但无明显梗阻症状，术前经各项检查，诊断为十二指肠恶性肿瘤。术中发现肿瘤位于十二指肠降部，直径约5cm大小，向胰腺穿透，而行胰十二指肠切除，术后病检诊断为十二指肠鳞状细胞癌。

十二指肠肿瘤的检查方法有：①上消化道钡餐或低张造影检查：本法对十二指肠肿瘤的诊断准确率为80%~90%，仅次于内镜，但对十二指肠第三、四段肿瘤的检出率比内镜更高，因而若怀疑十二指肠三、四段肿瘤者应首选此法。由于低张造影可使十二指肠黏膜展平，常可发现十二指肠小病灶，甚至黏膜下病灶。②内镜检查：诊断准确率可达88%~95%，但通常采用的十二指肠镜难以观测十二指肠三、四段，常可漏诊，应以十二指肠低张造影补充才不致遗漏诊断。内镜检查的最大优点是可采取病变组织活检而确定诊断，但常由于取材浅表或部位不准确，其确诊率仅65%左右，因而要求多点、多次活检以提高确诊率。③超声内镜检查：超声内镜下可同时显示肿瘤浸润深度以及肿瘤与胆、胰管之间关系，因而对肿瘤分期、术前肿瘤可切除性评估有益。④B型超声检查：对确诊十二指肠肿瘤的价值较小，但可显示十二指肠周围和腹膜后淋巴结情况以及肿瘤与胆、胰管之间的关系，其效果不如超声内镜。⑤CT检查：能提示肿瘤与周围组织、器官的关系以及腹腔淋巴结和肝脏有无转移。⑥腹腔动脉和肠系膜上动脉造影：对确定出血部位有较大价值，因为系创伤性检查，仅用于上述检查方法难以确诊的病例。

十二指肠肿瘤从出现症状到确诊一般持续2~8个月时间，而有报道因医师选择检查方法不当或未能诊断而延误确诊时间平均达4.9个月，术前漏诊或误诊率为10%左右。因此，临床医师应提高对十二指肠肿瘤的认识和警惕性。对消化道症状如厌食、恶心、呕吐而胃镜下无明显病变者应考虑对十二指肠进一步进行检查；同样，对不明原因的贫血或无溃疡病和门静脉高压症病史的上消化道出血患者，更要高度注意十二指肠疾病的可能；其他情况如无胆结石和无胰结石患者出现梗阻性黄疸、不明原因的上消化道梗阻、不明原因的消瘦等亦应想到十二指肠肿瘤的可能性。

三、治疗措施

十二指肠肿瘤的治疗以手术切除为主，根据肿瘤性质、生长情况和部位决定术式。对较小而蒂细长的良性肿瘤，可经纤维十二指肠镜行圈套电凝切除；对较大的无蒂或怀疑癌变者，宜行开腹手术，经十二指肠切开予以切除。多数恶性肿瘤，特别是早期病变，行根治性切除术者，可获得较好效果，其中恶性肿瘤中腺癌根治切除后 5 年生存率可达 25% ~60%，远高于胰腺癌治愈水平。其他类型的十二指肠恶性肿瘤根治切除术后疗效以腺癌更佳。根治切除的术式应根据肿块生长部位和分期可选用胰头十二指肠切除或十二指肠段局部切除。只要病例选择适当，其疗效无明显差别，但前者似乎更符合恶性肿瘤淋巴清除和整块切除（enbloc - resection）原则。

放疗、化疗应用于十二指肠恶性肿瘤报道相对较少，虽对姑息性手术后应用放、化疗有长期生存病例的报道，但总的效果不佳。

（王士平）

第十六节　十二指肠恶性肿瘤

本节主要讨论原发于十二指肠组织结构的恶性肿瘤，即原发性十二指恶性肿瘤（malignant tumor of duodenum），较少见，国外报道尸检发现率为 0.02% ~0.05%，约占胃肠道恶性肿瘤的 0.35%，但小肠肿瘤以十二指肠发生率最高，约占全部小肠肿瘤的 41%。其中恶性肿瘤多于良性肿瘤，约 6.8 : 1。

一、十二指肠腺癌

十二指肠腺癌（duodenal adenocarcinoma）是指起源于十二指肠黏膜的腺癌。其发病率国外文献报道占十二指肠恶性肿瘤的 80%，占全部消化道恶性肿瘤的 1%，偏低；国内报道占十二指肠恶性肿瘤的 65% 左右，占全部消化道肿瘤的 0.3%，占小肠恶性肿瘤的 25% ~45%。好发于 50 ~70 岁，男性稍多于女性。有学者查阅中南大学湘雅第二医院病历资料，近十年来仅发现十二指肠腺癌 18 例，占同期内十二指肠恶性肿瘤的 70% 左右。

1. 病因病理　目前对十二指肠腺癌的病因不甚清楚。胆汁和胰液中所含的可能是致癌原的一些物质如石胆酸等二级胆酸对肿瘤的形成起促进作用。十二指肠腺癌与下列疾病有关：家族性息肉病、Gardner 和 Turcot 综合征、Von Reeklinghausen 综合征、Lynch 综合征、良性上皮肿瘤如绒毛状腺瘤等。另有报道与溃疡或憩室的恶变以及遗传等因素也有一定关系。

根据癌瘤发生的部位可将十二指肠腺癌分为壶腹上段、壶腹段（不包括发生于胰头、壶腹本身及胆总管下段的癌）及壶腹下段，以发生于壶腹周围者最多，约占 50%；其次为壶腹下段，壶腹上段最少。

十二指肠癌大体形态分为息肉型、溃疡型、环状溃疡型和弥漫浸润型，以息肉型多见，约占 60%，溃疡型次之。镜下所见多属乳头状腺癌或管状腺癌，位于十二指肠乳头附近以息肉型乳头状腺癌居多，其他部位多为管状腺癌，呈溃疡型或环状溃疡型，溃疡病灶横向扩展可致十二指肠环形狭窄。

2. 分期　国内对十二指肠腺癌尚未进行详细分期，其分期方法多沿引美国癌症联合会制定的分期法，即临床分期为第 I 期：肿瘤局限于十二指肠壁；第 II 期：肿瘤已穿透十二指肠壁；第 III 期：肿瘤有区域淋巴结转移；第 IV 期：肿瘤有远处转移。

TNM 分期

T：原发肿瘤。

T_0：没有原发肿瘤证据。

T_{is}：原位癌。

T_1：肿瘤侵犯固有层或黏膜下层。

T_2：肿瘤侵犯肌层。

T_3：肿瘤穿破肌层浸润浆膜或穿过无腹膜覆盖的肌层处（如系膜或后腹膜处）并向外浸润 <2cm。

T_4：肿瘤侵犯毗邻器官和结构，包括胰腺。

N：局部淋巴结。

N_0：无局部淋巴结转移。

N_1：局部淋巴结有转移。

M：远处转移。

M$_0$：无远处转移。

M$_1$：有远处转移。

3. 临床表现　早期症状一般不明显，或仅有上腹不适、疼痛、无力、贫血等。其症状、体征与病程的早晚及肿瘤部位有关。根据文献统计现将常见症状、体征分述如下。

（1）疼痛：多类似溃疡病，表现为上腹不适或钝痛，进食后疼痛并不缓解，有时疼痛可向背部放射。

（2）厌食、恶心、呕吐：此类消化道非特异性症状在十二指肠腺癌的发生率为30%～40%，呕吐频繁，呕吐内容物多，大多是由于肿瘤逐渐增大堵塞肠腔，引起十二指肠部分或完全梗阻所致。呕吐内容物是否含有胆汁可判别梗阻部位。

（3）贫血、出血：为最常见症状，其出血主要表现为慢性失血，如大便隐血、黑便；大量失血则可呕血。

（4）黄疸：系肿瘤阻塞壶腹所致，此种肿瘤引起黄疸常因肿瘤之坏死、脱落而使黄疸波动，常见于大便隐血阳性后黄疸也随之减轻；另外黄疸常伴有腹痛。以上两点有别于胰头癌进行性加重的无痛性黄疸。

（5）体重减轻：此种症状亦较常见，但进行性体重下降常预示治疗效果不佳。

（6）腹部包块：肿瘤增长至较大或侵犯周围组织时，部分病例可扪及右上腹包块。

4. 诊断、鉴别诊断　由于本病早期无特殊症状体征，故诊断主要依赖于临床辅助检查，其中十二指肠低张造影和纤维十二指肠镜是术前确诊十二指肠肿瘤的主要手段。

十二指肠低张造影是首选的检查方法，如行气钡双重造影可提高诊断率。因癌肿形态不同，其X线影像有不同特征，一般可见部分黏膜粗、紊乱或皱襞消失，肠壁僵硬。亦可见息肉样充盈缺损、龛影、十二指肠腔狭窄。壶腹部腺癌与溃疡引起的壶腹部变形相似，易误诊。十二指肠纤维内镜检查因难窥视三、四段，故可能遗漏诊断，临床可采用超长内镜或钡餐弥补其不足。镜下见病变部位黏膜破溃，表而附有坏死组织。如见腺瘤顶部黏膜粗糙、糜烂，应考虑癌变，对可疑部位需取多块组织行病理检查，以免漏诊。

B超、超声内镜和CT检查可见局部肠壁增厚，并可了解肿瘤浸润范围、深度、周围区域淋巴结有无转移及肝脏等腹内脏器情况。

对上述检查仍未能确诊者，行选择性腹腔动脉和肠系膜上动脉造影，有助于诊断。

由于发生在壶腹部癌可原发于十二指肠壁黏膜、胰管或胆管，而来源不同部位其预后可能不同。因此，Dauson 和 Connollv 对肿瘤产生的黏蛋白进行分析来提示肿瘤组织来源，唾液黏蛋白来自真正的壶腹的肿瘤是胆管上皮和十二指肠黏膜的特征，中性黏蛋白是 Bruner 腺特征性分泌蛋白，硫酸黏蛋白则主要由胰管产生。

需与十二指肠腺癌相鉴别的疾病繁多，但根据主要临床征象不同，考虑与不同疾病鉴别。①表现为梗阻性黄疸者，需与其鉴别的常见疾病有胰头癌、胆管癌、胆管结石、十二指肠降部憩室等；②表现为呕吐或梗阻者，则需与十二指肠结核、溃疡病幽门梗阻、环状胰腺、肠系膜上动脉综合征相鉴别；③消化道出血者，需与胃、肝胆系、结肠、胰腺、右肾和腹膜后等肿瘤相鉴别；④上腹隐痛者，需与溃疡病、胆石症等相鉴别。

5. 治疗　十二指肠腺癌原则上应行根治切除术，其术式可根据癌肿的部位和病期选用十二指肠节段切除或胰头十二指肠切除等术式。对于不能切除的肿瘤可采用姑息性胆肠引流或胃肠引流等术式。据文献报道，20世纪90年代以后，十二指肠腺癌行胰头十二指肠切除率上升至62%～90%，使术后5年生存率达到25%～60%。由于胰头十二指肠切除术符合肿瘤手术治疗、整块切除和达到淋巴清除的原则，同时有良好的治疗效果，目前已基本被公认为治疗十二指肠癌的标准术式。现对几种常用术式及注意事项介绍如下。

（1）胰头十二指肠切除术：十二指肠腺癌手术时，淋巴结转移率为50%～65%，尽管很多学者认为淋巴结阳性并不影响术后生存率，但胰头十二指肠切除术因其能广泛清除区域淋巴结而备受推崇。随着手术技巧的提高和围术期管理的加强，胰头十二指肠切除术后死亡率降至 10% 以下。胰头十二指肠切除术包括保留幽门和不保留幽门两种基本术式，应根据肿瘤所在部位和生长情况加以选择。但应注意的是：十二指肠腺癌行胰头十二指肠切除术后较之胰腺或胆管病变行胰头十二指肠切除术有更高的并发症发生率，如胰瘘等，其机制可能与软胰结构（soft texture）即胰腺质地正常、胰管通畅有关。一般认为，原发十二指肠癌行胰头十二指肠切除术应注意下列各点：①采用套入式（Child）法的胰空肠端－端吻合为宜，特别是胰管不扩张者更为适宜。②十二指肠肿瘤侵及胰腺钩突部机会较少：因此，处理钩突部时在不影响根治的原则下，可残留薄片胰腺组织贴附于门静脉，较有利于手术操作；另外，分离其与门静脉和肠系膜上静脉间细小血管支时，不可过度牵拉，避免撕破血管或将肠系膜上动脉拉入术野将其损伤。门静脉保留侧的血管支需结扎牢固，采用缝合结扎更加妥善。③不伴梗阻性黄疸者，胆胰管常不扩张。因此，经胆管放置细 T 管引流，其横臂一端可经胆肠吻合口放入旷置的空肠襻内，另一端放在近侧胆管，有助于减少胆肠、胰肠吻合口瘘的发生。④在伴有营养不良、贫血、低蛋白血症者，除考虑短期 TPN 治疗外，术中宜于空肠内放置饲食管（经鼻或行空肠造瘘置管），准备术后行肠内营养、灌注营养液或（和）回收的消化液如胆、胰液等，颇有助于术后患者的恢复。⑤对高龄或伴呼吸系统疾病者，应行胃造瘘术。⑥术后应加强防治呼吸系统并发症，尤其是肺炎、肺不张等，采用有效的抗生素，鼓励咳嗽和床上活动等措施。

（2）节段性十二指肠管切除术：本术式选择适当，能达到根治性切除的目的，其 5 年生存率不低于胰头十二指肠切除术，且创面小，并发症少，手术死亡率低。此术式主要适应于水平部、升部早期癌，术前及术中仔细探查，必须确定肠壁浆膜无浸润，未累及胰腺，区域淋巴结无转移。充分游离十二指肠外侧缘，切断十二指肠悬韧带，游离十二指肠水平部和升部，切除包括肿瘤在内的十二指肠段及淋巴引流区域组织，将空肠远侧端在肠系膜血管后方拉至右侧，与十二指肠降部行端端吻合。若切除较广泛，不可能将十二指肠行端端吻合时，也可行 Roux－en－Y，即空肠、十二指肠和空肠、空肠吻合术。

（3）乳头部肿瘤局部切除术：对肿瘤位于乳头部的高龄患者或全身情况欠佳不宜行胰头十二指肠切除术者，可行乳头部肿瘤局部切除术。手术要点为：①纵行切开胆总管下段，探查并明确乳头及肿瘤的部位。通过胆总管切口送入乳头部的探条顶向十二指肠前壁作标志，在其上方 1cm 处切开做一长 5cm 的纵向切口，也可做横行切口，在肠腔内进一步辨认乳头和肿瘤的关系。②在十二指肠后壁乳头肿瘤上方，可见到胆总管的位置，在牵引线支持下，距肿瘤约 1cm 切开十二指肠后壁和胆总管前壁，并用细纯丝线将两者的近侧切端缝合，其远侧切端亦予以缝合行牵引乳头部肿瘤。用相同的方法，距肿瘤 1cm 的周边行边切开边缝合十二指肠后壁和胆总管，直至将肿瘤完整切除。大约在 12 点至 3 点方向可见胰管开口，分别将其与胆总管和十二指肠后壁缝合。在切除肿瘤的过程中，小出血点可缝扎或用电凝止血。切除肿瘤后，创面需彻底止血。③经胰管十二指肠吻合口置一口径适宜，4～5cm 长的细硅胶管，纳入胰管内支撑吻合口，并用可吸收缝线将其与胰管缝合一针固定。经胆总管切口置 T 管，其横壁一端置入近侧肝管，另一端伸向并通过胆总管十二指肠吻合口，入十二指肠腔内，起支撑作用。横行缝合十二指肠前壁切口和胆总管切口，T 管从后者引出。④切除胆囊，放置腹腔引流管关腹。⑤乳头部肿瘤局部切除，不仅要求完整切除肿瘤，而且边缘不残留肿瘤组织，应行冰冻切片检查协助诊断。⑥在完成胆总管、胰管与十二指肠后壁吻合后，如果已放置 T 管，可不必再行胆总管十二指肠侧侧吻合术，但应保留 T 管 3～6 个月及以上。⑦术后应加强预防胰瘘、胆瘘、胰腺炎和出血等并发症，使用生长抑素、H_2 受体阻滞剂等。有学者曾遇 1 例十二指肠乳头部腺癌经局部切除后 3 年复发，再次行手术局部切除后生存近 5 年。

（4）胃大部分切除术：对十二指肠球部的早期癌，病灶靠近幽门可采用本术式。注意切缘必须距肿瘤 2cm 以上，不要误伤周围重要结构。

放疗、化疗对十二指肠腺癌无显著疗效，个别报道化疗能延长存活时间，可在术中或术后配合使用。

6. 预后　十二指肠腺癌总的预后较胰头癌与胆总管下段癌等好，其手术切除率 70% 以上，根治性切除后5年生存率为25%~60%。但不能切除的十二指肠癌预后差，生存时间一般为4~6个月，几乎无长期生存病例。十二指肠癌根据发生的部位不同其预后亦有差异，一般认为发生于十二指肠三、四段的腺癌预后比发生于一、二段者预后好，其原因认为有如下三点：①生物学特征不同，三、四段肿瘤生物学特征表现为中肠特性，而一、二段表现为前肠特性。②三、四段肿瘤临床发现常相对较早，即使肿瘤虽已突破固有肌层，但常不侵犯周围器官而仅侵及周围脂肪组织。③第三、四段腺癌由于可行肠段切除而手术死亡率低。有很多资料显示，十二指肠腺癌预后与淋巴结阳性与否、肿瘤浸润的深度、组织学分化程度及性别等无关，但有胰腺等侵犯，被认为是导致局部复发和致死原因。

二、十二指肠类癌

类癌（carcinoid）是消化道低发性肿瘤，仅占消化道肿瘤的0.4%~18%，而十二指肠类癌发病率更低，仅占全胃肠类癌的1.3%，占小肠类癌的5%。十二指肠第二段多见，第一段次之。

1. 病理　十二指肠类癌是起源于肠道kultschitzsky细胞（肠嗜铬细胞），能产生多种胺类激素肽，是胺前体摄取和脱羧肿瘤（APUD肿瘤），属神经内分泌肿瘤范畴。肿瘤一般较小，单发或多发。随肿瘤增长可出现恶性肿瘤浸润生长的特征，诸如浸润和破坏黏膜、肌层，继而侵及浆膜和周围脂肪结缔组织、淋巴管和血管。十二指肠类癌一般属于低度恶性肿瘤，生长缓慢，转移较少，最常见的转移部位是肝脏，其次是肺。判断类癌的良、恶性不全取决于细胞形态，主要取决于有无转移，一般认为肿瘤的转移与其大小有关，肿瘤小于1cm者转移率2%；1~2cm者转移率50%；超过2cm者，则80%~90%有转移。

十二指肠类癌多发生于降部黏膜下，质硬、表面平滑，易发生黏膜浅表溃疡。肿瘤切面呈灰白色，置于甲醛溶液固定后转为鲜黄色。如肿瘤呈环形浸润可引起十二指肠肠腔狭窄；位于十二指肠乳头附近者可压迫胆管出现黄疸；若向浆膜外生长，则可浸润周围脏器。

2. 临床表现　十二指肠类癌一方面有十二指肠肿瘤的共同表现，如黑便、贫血、消瘦、黄疸，或十二指肠梗阻症状；另一方面由于类癌细胞分泌多种生物活性物质，如5-HT、血管舒张素、组胺、前列腺素、生长抑素、胰高糖素、胃泌素等，当这些生物活性物质进入血液循环时，尤其是类癌肝转移时这些生物活性物质直接进入体循环，可出现类癌综合征，表现为发作性面、颈、上肢和躯干上部皮肤潮红，腹泻等。腹泻严重时有脱水、营养不良，哮喘，甚至出现水肿、右心衰竭等。

但应注意的是：个别绒毛管状腺瘤患者也可分泌5-羟色胺（serotonin），使5-HIAA（5-hydroxy-in-doleacetic acid，5-羟基吲哚乙酸）升高，从而产生中肠（midgut）型类癌征。

3. 诊断　胃肠钡剂造影和纤维十二指肠镜检查有助于诊断，但X线和镜检所见有时难以与腺癌鉴别，需行活体组织病理检查。

测定24h尿5-HIAA排出量是目前诊断类癌和判定术后复发的重要依据之一。类癌患者排出量超过正常1~2倍，类癌综合征患者排出量更高。

B型超声和CT检查主要用于诊断有无肝脏或腹腔淋巴结转移灶。

4. 治疗　以手术治疗为主。局部切除适用于<1cm，远离十二指肠乳头的肿瘤，如肿瘤较大呈浸润性生长，或位于十二指肠乳头周围，应行胰头十二指肠切除术。

对类癌肝转移，可在切除原发灶的同时切除转移灶；肝内广泛转移者可行肝动脉结扎或栓塞治疗。

类癌综合征病例可用二甲麦角新碱和磷酸可待因控制症状，前者易引起腹膜后纤维化。腹泻难以控制可用对氯苯丙氨酸（parachlorophenyl alanine），每日4.0g，但可能引起肌肉痛和情绪低落。

广泛转移病例可用阿霉素、5-FU、长春花碱、甲氨蝶呤、环磷酰胺等可有一定疗效。最近研究表明，链脲霉素疗效最好，单独用赛庚啶亦有疗效。放疗可缓解骨转移所引起的疼痛，但不能使肿瘤消退。

三、原发性十二指肠恶性淋巴瘤

原发性十二指肠恶性淋巴瘤（primary malignant lymphomas of duodenum），是指原发于十二指肠肠壁淋巴组织的恶性肿瘤，这有别于全身恶性淋巴瘤侵及肠道的继发性病变。Dawson 提出原发性小肠恶性淋巴瘤的 5 项诊断标准：①未发现体表淋巴结肿大；②白细胞计数及分类正常；③X 线胸片无纵隔淋巴结肿大；④手术时未发现受累小肠及肠系膜区域淋巴结以外的病灶；⑤肝、脾无侵犯。

原发性小肠恶性淋巴瘤发病率的地区差异很大，中东国家的发生率甚高，但美国仅占小肠恶性肿瘤的 1%，而我国的小肠恶性淋巴瘤占小肠恶性肿瘤的 20% ~ 30%。据国内 1 389 例小肠恶性淋巴瘤统计，发生于十二指肠者 218 例占 15.7%；国外 908 例中有 102 例，占 11.2%。虽然恶性淋巴瘤占全部小肠恶性肿瘤的一半以上，但其主要发生于回肠，约占 47%，其次为空肠，十二指肠少见。

1. 病理　原发性十二指肠恶性淋巴瘤起源于十二指肠黏膜下淋巴组织，可向黏膜层和肌层侵犯，表现为息肉状或为黏膜下肿块或小肠管纵轴在黏膜下弥漫性浸润，常伴有溃疡。肿瘤常为单发，少有多发。按组织学形态可分为淋巴细胞型、淋巴母细胞型、网织细胞型、巨滤泡型以及 Hodgkin 病。按大体病理形态可分为：①肿块型或息肉型；②溃疡型；③浸润型；④结节型。按组织学类型可分为：霍奇金病与非霍奇金淋巴瘤两大类，以后者最多见。转移途径可经淋巴道、血运以及直接蔓延，淋巴结转移较腺癌为早。

2. 临床表现　原发性十二指肠恶性淋巴瘤好发于 40 岁左右，比其他恶性肿瘤发病年龄较轻，男女之比为（1~3）：1。该病在临床上表现无特异性，可因肿瘤的类型和部位而异。Noqvi（1969 年）提出临床病理分期标准：Ⅰ期，病灶局限，未侵犯淋巴结；Ⅱ期，病灶局限，已侵犯淋巴结；Ⅲ期，邻近器官组织受累；Ⅳ期，有远处转移。

（1）腹痛：腹痛大多由于肠梗阻，肿瘤的膨胀、牵拉，肠管蠕动失调，肿瘤本身的坏死而继发感染、溃疡、穿孔等因素所致。腹痛为该病的最常见症状，据国内资料统计，发生率约 65% 以上。出现较早，轻重不一，隐匿无规律，呈慢性过程。初起为隐痛或钝痛，随病情的发展逐渐加重，转为阵发性痉挛性绞痛，晚期疼痛呈持续性，药物不能缓解。腹痛多数位于中腹部、脐周及下腹部，有时可出现在左上腹或剑突下。一旦肿瘤穿孔而引起急性腹膜炎时，可出现全腹剧痛。

（2）肠梗阻：肿瘤阻塞肠腔或肠壁浸润狭窄均可引起肠梗阻。临床常见的症状，出现较早。多为慢性部分性梗阻，反复发作的恶心、呕吐，进餐后加重。乳头部以上梗阻者，呕吐物中不含胆汁；乳头部以下梗阻者，呕吐物中含大量胆汁。腹胀不明显。

（3）腹部肿块：因有 60% ~70% 的肿瘤直径超过 5cm，大者有 10cm 以上，故临床上据国内资料统计约 25.5% 的患者可扪及腹部包块，有的以该病为主诉。

（4）黄疸：因恶性肿瘤侵犯或阻塞胆总管开口部或因转移淋巴结压迫胆总管而引起梗阻性黄疸。黄疸发生率远远低于腺癌，为 2% 左右。

（5）肠穿孔与腹膜炎：因肿瘤侵犯肠壁发生溃疡、坏死、感染而致穿孔，急性穿孔引起弥漫性腹膜炎，慢性穿孔可以引起炎性包块、脓肿、肠瘘。在十二指肠恶性淋巴瘤中的发生率为 15% ~20%，北京协和医院统计发生率为 19.4%，比其他恶性肿瘤发生率高。

（6）其他：十二指肠恶性淋巴瘤尚可发生上消化道出血、消瘦、贫血、腹泻、乏力、食欲下降、发热等一些非特异性临床表现。

3. 诊断与鉴别诊断　该病的早期诊断十分困难，往往被误诊为胃十二指肠炎、消化性溃疡、慢性胰腺炎、胆管疾病等。常延误诊断超过数月之久，误诊率可高达 70% ~90%，原因：①缺乏特异性临床表现；②医师对该病的认识不足，甚至缺乏这方面的知识，故警惕性不高；③该病往往以急症就诊，常被急腹症的临床表现所掩盖；④该病的诊断方法，尤其在基层医院常没有有效的诊断手段。对于未能查明原因的发热、恶心、呕吐、食欲下降、消瘦、贫血、肠道出血、上腹部疼痛、慢性肠梗阻等临床表现时，应警惕有该病的可能性，需进行各项检查。

（1）实验室检查：缺乏特异性，可能出现红细胞与血红蛋白下降，呕吐物与大便潜血试验阳性。

（2）X 线检查：X 线平片可能显示十二指肠梗阻的表现，或软组织块影。胃肠道钡餐双重对比造影对十二指肠肿瘤的诊断准确率达 42% ~75%，主要表现为十二指肠黏膜皱襞变形、破坏、消失、肠壁僵硬、充盈缺损、龛影或环状狭窄。十二指肠恶性淋巴瘤 X 线表现更具有一定特征，因该病破坏肌层中肠肌神经丛，故肠管可能出现局限性囊样扩张，呈动脉瘤样改变，肠壁增厚，肠管变小，呈多发性结节状狭窄。十二指肠低张造影，更有利于观察黏膜皱襞的细微改变，使其诊断准确率提高到93%左右。

（3）内腔镜检查：十二指肠镜对该病可以直接进行观察，病灶的大小、部位、范围、形态等，同时可进行摄像、照相、刷检脱落细胞和活检以获病理确诊。

（4）其他：B型超声、CT和DSA等对该病的诊断有一定作用，但价值不大。

4. 治疗　该病应以手术治疗为主，手术有诊断与治疗的双重作用。国内报道原发性十二指肠恶性肿瘤的手术率约为60%。手术方案根据该肿瘤所在部位、病变的范围而决定。可以考虑行局部切除，但应以胰十二指肠根治性切除为妥。

该病对化疗和化疗有不同程度的敏感性，故术前和术后可以配合进行，疗效优于单纯手术治疗。一般放疗的剂量为40Gy（4 000rad）左右为宜。化疗一般采用CTX、VCR、ADM、MTX、PCB及泼尼松等药组成的各种联合化疗方案。

四、十二指肠平滑肌肉瘤

十二指肠平滑肌肉瘤是起源于十二指肠黏膜肌层或固有肌层，或肠壁血管壁的肌层肿瘤，根据其组织学特征，分为平滑肌瘤（leiomyoma）、平滑肌肉瘤（leiomyosarcoma）和上皮样平滑肌瘤［或称平滑肌母细胞肌瘤（leiomyoblastoma）］，后者罕见。平滑肌瘤和平滑肌肉瘤分别居十二指肠良、恶性肿瘤发病率的第二位，但也有统计认为淋巴瘤发生率稍高于平滑肌肉瘤者。临床上平滑肌瘤和平滑肌肉瘤表现无明显差异，大体观难以区别其性质，因而列入一并讨论。

1. 病理　十二指肠平滑肌肉瘤根据其生长方式可分为腔外型、腔内型、腔内外型和壁间型等4型。平滑肌肉瘤主要见于腔外型、腔内外型。平滑肌肉瘤的特点是肿瘤较大，瘤内易发生出血、坏死、囊变，形成多个内含黄色液体的囊腔，若囊内继发感染，破溃后与肠腔相通形成假性憩室；若向腹腔破溃、穿孔则形成局限性脓肿。区分良恶性肿瘤缺乏统一标准，一般认为肿瘤直径大于10cm或已有转移，可诊断为肉瘤；直径大于8cm、质脆、血供丰富者，肉瘤可能性大。术中快速切片病理检查有时难以正确判定其良、恶性，应以石蜡切片观察核分裂象的数目作为诊断的主要依据，判定标准有如下几种：①每个高倍镜视野下核分裂象多于2个则为恶性；②每10个高倍镜视野下核分裂象超过5个为肉瘤；③每25个高倍镜视野下核分裂象1～5个为低度恶性，多于5个为肉瘤；④镜下有不典型核分裂象，核的多形性和染色深是肉瘤的基本特征；⑤每25个高倍镜视野下核分裂象数≥4个，圆形核超过20%为肉瘤。平滑肌瘤能否恶变尚不清楚。上皮样平滑肌瘤的大多数瘤细胞呈圆形或多边形，胞质内有空泡或核周有透明区，以此可与平滑肌瘤和平滑肌肉瘤鉴别。以往认为上皮样平滑肌瘤属良性肿瘤，有恶性趋向，现认为此型肿瘤存在良性和恶性两种，恶性较少，后者多向肝转移或腹膜种植；平滑肌肉瘤多向肝转移或腹腔瘤床种植，少有淋巴转移。

2. 临床表现　十二指肠平滑肌肿瘤所产生的症状体征与其他十二指肠良、恶性肿瘤相似，但以出血、腹部肿块较为突出。有人统计肉瘤的出血发生率约80%，肌瘤约50%，可为少量持续或间歇大出血，出血与否和出血程度与肿瘤大小无直接关系。肿块多在右上腹，表面较光滑，硬或囊性感，活动度差，个别肿块可在右下腹触及。

3. 诊断　十二指肠平滑肌肿瘤首选的检查方法有：①胃肠道钡剂造影：其X线特征视肿瘤生长方式和大小而异。腔内型肿瘤可表现为表面光滑、边界清楚的充盈缺损，如形成溃疡则于充盈缺损部有龛影；腔外型肿瘤见十二指肠受压，黏膜皱襞紊乱，如肿瘤破溃与肠腔相通时，有巨大憩室征。②十二指肠内镜检查：可见肠壁外压性改变或黏膜下隆起病变，黏膜糜烂。十二指肠降部以下病变易被漏诊，活检亦因取材受限难以明确诊断。③CT检查：在十二指肠部位有边界清楚的实质性肿块影，若肿瘤内有对比造影剂和气体，更有助于诊断。增强扫描为中等血供或血供较丰富的肿瘤，应与胰头部肿瘤鉴别。

4. 治疗　该病一旦确诊，即使肿瘤局部复发，或转移病灶，均应积极手术探查，不应轻易放弃手术机会。力争根治性切除，对于晚期的或复发的病例，只要全身情况和局部解剖条件许可即应积极做姑息性切除或其他手术，这样可以延长生存期，有时甚至可以达到意想不到的效果。其手术方案应根据肿瘤大小、生长部位和生长方式决定。局部切除仅适应于十二指肠外侧壁腔外型肌瘤。由于肉瘤术后复发主要是瘤床和腹腔内肿瘤种植，因此，术中避免瘤体包膜破裂是预防复发的关键之一，术毕于瘤床部位可用蒸馏水浸泡和冲洗。胰头十二指肠切除术适用于较大或位于十二指肠乳头周围的肿瘤。

平滑肌肉瘤肝转移病灶的边界较清楚可沿肿块边缘切除。若有多个转移灶局限于一叶，宜行肝叶切除。对不能切除的肝转移灶，可行肝动脉插管和门静脉插管化疗。有学者遇到 1 例 46 岁的男性患者，因十二指肠平滑肌肉瘤（约 4cm 大小直径）同时右肝后叶有一直径 5cm 的转移灶，行肉瘤所在十二指肠段的切除及不规则的右肝后叶切除。术后 3 年因肿瘤复发，再次行肝肿瘤切除，痊愈出院。

五、十二指肠脂肪瘤和脂肪肉瘤

临床上十二指肠脂肪瘤（lipoma）与脂肪肉瘤（liposarcoma）表现无明显差异，大体观乃至镜下均难以区别其性质，因而列入一并讨论。脂肪瘤（肉瘤）来自原始间叶组织，多发生于腹膜后。小肠脂肪瘤占整个消化道脂肪瘤的 50% 以上，占小肠良性肿瘤的 20%，发病率次于平滑肌瘤，60% 发生于回肠，十二指肠与空肠各占 20% 左右，多见于老年人，男性略多于女性。

脂肪瘤外观呈黄色，质软，有一层极薄的外膜，有油脂样光泽，瘤组织分叶规则，并有纤维组织间隔存在。其镜下结构与正常脂肪组织基本一样，有包膜。脂肪肉瘤极少数由脂肪瘤恶变而来，而且一开始即具有恶性特征。肉眼观大体标本差异较大，有的似一般脂肪瘤，有的呈鱼肉样外观或黏液样外观。镜下组织学分类有：①分化良好型；②黏液样型；③圆形细胞型；④多形性脂肪瘤等 4 型。

十二指肠脂肪肉瘤（瘤）早期无特异性临床表现，根据肿瘤的大小、部位、范围而异，有肠梗阻、腹痛、黄疸、呕吐、食欲下降、乏力、消瘦等不同表现，少有肠套叠与出血的发生。绝大多数患者是通过消化道钡餐检查或十二指肠镜发现肿瘤的。有学者遇到 1 例十二指肠脂肪瘤曾在当地施行局部切除术，8 个月后又因肿瘤复发而致十二指肠梗阻并出现黄疸，故行胰十二指肠切除术，病理诊断为十二指肠肉瘤，术后恢复良好。现已生存 4 年多，尚未见复发与转移。

六、十二指肠间质瘤

十二指肠间质瘤（stroma tumor）是发生于十二指肠段间叶组织卡哈尔（Cajal）细胞来源的肿瘤，发病率约占胃肠道间质病的 5% 左右。高发年龄 40~60 岁，男、女发病率相当。

已往 70% 以上间质瘤被误诊为平滑肌瘤或其他梭形细胞瘤，在病理学和临床上两者较难区别，主要依靠免疫组化或分子生物学检测鉴别。

分子生物学检测可通过检测 C-Kit 基因或 PDGFRA 基因等确定诊断。十二指肠间质瘤生物学行为评估目前多依据肿瘤大小和核分裂数进行评估。

十二指肠间质瘤临床表现缺乏特异性。肿瘤较小时可无症状，可表现为腹痛或腹部不适，消化道出血、贫血、食欲减退、体重减轻、恶心、疲劳及其他胃肠道不适、急性腹腔内出血或穿孔等。

十二指肠间质瘤诊断主要依赖内镜及影像学检查。超声内镜下可见黏膜下隆起性肿块或肿块中央蜂窝样糜烂出血，钡餐下可见充盈缺损，B 超或 CT 等可见肿块影。目前 PET-CT 检测被认为对间质瘤药物治疗评价和追踪观察方面有重要价值。

十二指肠间质瘤的治疗和其他胃肠道间质瘤一样分手术治疗和靶向治疗两部分。

手术治疗十二指肠间质瘤根据肿瘤大小、发生部位可采用楔形切除，十二指肠段切断、保留胰腺的十二指肠切除和胰十二指肠切除。有学者曾对 4 例十二指肠间质瘤采用十二指肠肠段切除，其术后疗效及生存时间与胰十二指肠切除者无明显差异。

十二指肠间质瘤由于部位的特殊性，因而靶向治疗更应积极实施，一般认为低危以上者均应接受靶向治疗至少 1 年。

七、胃癌侵犯十二指肠

胃与十二指肠紧密相连，仅有幽门之隔，过去认为的幽门屏障功能早已被无数的临床病例所否定。

胃癌可以通过直接蔓延或淋巴途径侵犯十二指肠球部，乃至十二指肠降部。不同部位的胃癌，不仅是胃窦部，甚至胃体部的肿瘤均可侵犯十二指肠，Paulino Roselli 等病例资料早已报道，不同部位的胃癌，尤其胃窦癌有 29.1% 侵犯十二指肠近端。Koehler 报道 111 例，且经病理切片证实有 18% 侵犯十二指肠。彭德恕等报道 191 例手术治疗的胃癌中胃窦癌 155 例，由于胃远端切除不足，十二指肠切缘一般距幽门 1 5~3.0cm 处，故发生十二指肠断端有癌者占 12%。有学者从 1969 年开始遇到 2 例胃窦癌行 Billroth Ⅰ 式手术时，发生十二指肠切缘有癌。至今 30 多年来断续发现类似情况近 30 余例，因为这些病例发生于不同医院、不同的时期，故无法计算百分比，但国内外的报道已引起消化外科临床医师的高度重视。

因此对胃癌患者施行手术时要注意：

（1）手术探查时，不仅要注意十二指肠近端，对于十二指肠降部，也应进行必要的探查，以防遗漏病灶。

（2）接近胃幽门的肿瘤，以防十二指肠断端残留癌灶则应施行 Billroth Ⅱ 式手术为佳。

（3）对于胃癌患者，尤其接近幽门部，切断十二指肠应尽可能远一些，一般应超过幽门 3cm 以上。

（4）切断十二指肠时，应注意不要损伤胆总管、胰腺等周围组织。必要时应暴露胆总管，术中一旦损伤应做出相应的处理。

（孔　刚）

第十七节　十二指肠良性肿瘤

十二指肠良性肿瘤（henign tumor of duodenum）少见，良恶性比例为 1：（26~68）。据国内 1 747 例与国外 2 469 例十二指肠肠良、恶性肿瘤综合统计，十二指肠良恶性肿瘤分别占 21% 与 33%。十二指肠良性肿瘤本身虽属良性，但部分肿瘤有较高的恶变倾向，有的本身就介于良、恶性之间，甚至在镜下均难于鉴别。肿瘤生长的位置常与胆、胰引流系统有密切关系，位置固定，十二指肠的肠腔又相对较窄，因此常常引起各种症状，甚至发生严重并发症而危及生命。由于十二指肠位置特殊，在对这些肿瘤的手术处理上也十分棘手。

一、十二指肠腺瘤

十二指肠腺瘤（adenoma of duodenum）是常见的十二指肠良性肿瘤，约占小肠良性肿瘤的 25%。从其发源可分为 Brunner 腺瘤和息肉样腺瘤两种。

1. Brunner 腺瘤　Brunner 腺瘤系十二指肠黏液腺（Brunner 腺）腺体增生所致，故有人认为其并非真正的肿瘤。该腺体位于十二指肠黏膜下层，可延伸至黏膜固有层，其导管通过 Lieberkuhn 腺陷窝开口于十二指肠腔，分泌含黏蛋白的黏液和碳酸氢盐。此腺体绝大多数位于十二指肠球部，降部和水平部依次减少。

Brunner 腺瘤有 3 种类型：①腺瘤样增生：最多见，为单个瘤样物突出肠腔内，有蒂或无蒂，质较硬，呈分叶状。国外报道其直径多不超过 1cm；国内报道肿瘤均较大，最大达 8cm。②局限性增生：表面呈结节状，多位于十二指肠乳头上部。③弥漫性结节增生：呈不规则的多发性小结节，分布于十二指肠的大部分。

Brunner 腺瘤显微镜下所见无明显包膜，由纤维组织、平滑肌分隔成大小不等的小叶结构，可见腺泡、腺管和潘氏细胞，故认为属错构瘤，极少恶变。

（1）临床表现：十二指肠 Brunner 腺瘤常无明显临床症状，当肿瘤生长到一定程度可出现上腹部不适、饱胀、疼痛或梗阻，约 45% 病例有上消化道出血，以黑便为主，伴贫血，少有呕血。

（2）诊断：十二指肠 Brunner 腺瘤常由上消化道辅助检查发现十二指肠黏膜下隆起性病变而获得临床诊断，最后确诊常依赖病理组织检查。

常用辅助检查手段为钡餐或气钡双重造影和十二指肠镜。前者见球后有圆形充盈缺损或呈光滑的

"空泡征"，若为弥漫性结节样增生，则呈多个小充盈缺损，如鹅卵石样改变。十二指肠镜则可见肿瘤位于黏膜下，向肠腔内突出，质较硬，黏膜表面有炎症、糜烂，偶见溃疡，行活体组织病理检查时必须取材较深方能诊断。

（3）治疗：理论上 Brunner 腺瘤属错构瘤性质，很少恶变，加之有学者认为 Brunner 腺瘤是胃酸分泌过多的反应，因而认为可经药物治疗消退，或长期追踪。但因于术前很难对 Brunner 腺瘤定性，而且腺瘤发展到一定大小常致出血、贫血等，因此绝大多数学者认为仍应手术治疗，特别是对单个或乳头旁局限性增生的腺瘤应予切除。处理方法有：①肿瘤小且蒂细长者可经内镜切除。②肿瘤较大，基底较宽应行十二指肠切除。③球部肿瘤直径 > 3cm，基底宽，切除后十二指肠壁难以修复者，可行胃大部切除。④肿瘤位于乳头周围，引起胆、胰管梗阻或疑有恶变经快速病理检查证实者，应行胰头十二指肠切除。

2. 十二指肠腺瘤性息肉　十二指肠腺瘤多属此类。源于十二指肠黏膜腺上皮，有别于 Brunner 腺瘤。由于腺瘤的结构形态不同，表现各异，预后亦有较大的差异。目前按腺瘤不同结构和形态将其分为3 类：①绒毛状腺瘤：腺瘤内有大量上皮从管腔黏膜表面突起，呈绒毛状或乳头状，表面如菜花样，质软，基底部易出血，恶变率高速 63%，临床较少见。②管状腺瘤：较多见，肿瘤多数较小，有蒂，质较硬，肿瘤内以管腔为主，少见绒毛状上皮，恶变率较低，约 14%。③管状绒毛状腺瘤：其形状结构和恶变率居前两者之间。

（1）临床表现：早期多无症状，肿瘤发展到一定大小则可有上腹部不适、隐痛等胃十二指肠炎表现。较长病史者可出现贫血，大便隐血阳性，其中尤以绒毛状腺瘤表现突出。位于乳头部腺瘤可因阻塞胆总管而致黄疸，或诱发胰腺炎。较大的肿瘤可致十二指肠梗阻，但较罕见。

（2）诊断：同其他十二指肠肿瘤诊断方法一样，依赖于十二指肠低张造影和十二指肠镜检查，前者表现为充盈缺损；后者则可见向肠腔突起的肿块，呈息肉样或乳头状。病理学检查常可明确诊断。B超及 CT 等检查对诊断较大的腺瘤也有一定的参考价值。值得注意的是，十二指肠腺瘤可伴发于家族性息肉、Gardner 综合征等，因而对十二指肠腺瘤作出诊断的同时，应了解结肠等其他消化道有无腺瘤存在。

（3）治疗：十二指肠腺瘤被认为是十二指肠腺癌的癌前期病变，恶变率高。因此，一旦诊断确定应争取手术治疗，具体方法如下。

1）经内镜切除：适用于单发、较小、蒂细长、无恶变可能的腺瘤；蒂较宽、肿瘤较大则不宜采用。应注意电灼或圈套切除易发生出血和穿孔。切除后复发率为 28% ~43%，故应每隔半年行内镜复查，1~2 年后每年复查 1 次。

2）经十二指肠切除：适用于基底较宽、肿瘤较大经内镜切除困难者。乳头附近的肿瘤亦可采用此法。切除后同样有较高的复发率，要求术后内镜定期随访。

手术方法是切开十二指肠侧腹膜（Kocher 切口），游离十二指肠，用双合诊方法判断肿瘤部位和大小，选定十二指肠切开的部位，纵向切开相应部位侧壁至少 4cm，显露肿瘤并切取部分肿瘤行术中快速病理切片检查。如肿瘤位于乳头附近，则经乳头逆行插管以判断肿瘤与乳头和胆管的关系；如有黄疸则应切开胆总管，经胆管内置管以显露十二指肠乳头。注意切除肿瘤时距瘤体外周 0.3~0.5cm 切开黏膜，于肌层表面游离肿瘤。乳头附近肿瘤常要求连同瘤和乳头一并切除，因而应同时重做胆、胰管开口。其方法是：在胆管开口前壁切断 Oddi 括约肌，用两把蚊式钳夹住胆管和胰管开口相邻处，在两钳之间切开约 0.5cm，分别结扎缝合，使胆、胰管出口形成一共同通道，细丝线间断缝合十二指肠黏膜缘与胆、胰管共同开口处的管壁，分别于胆管和胰管内插入相应大小的导管，以保证胆汁、胰液引流通畅。亦可切开胆总管，内置 T 管，下壁穿过胆管十二指肠吻合口达十二指肠，胰管内置管，经 T 形管引出体外，缝合十二指肠切口，肝下置引流，将胃肠减压管前端置入十二指肠。本法虽然术后胆、胰管开口狭窄，术后胰腺炎，十二指肠瘘等并发症较少，但切除范围有限。

3）胃大部切除：适用于球部腺瘤，蒂较宽，周围有炎症，局部切除后肠壁难以修复者。

4）胰头十二指肠切除：适应于十二指肠乳头周围单个或多发腺瘤，或疑有恶变者。十二指肠良性肿瘤是否应行胰头十二指肠切除术尚有争议。

二、其他十二指肠良性肿瘤

十二指肠良性肿瘤有的前面已经提到（如平滑肌瘤、脂肪瘤等），有的十分罕见（如神经源性肿瘤、错构瘤、纤维瘤、内分泌肿瘤等），以及一些组织的异位等在本节中不再阐述。

1. 十二指肠血管瘤（肉瘤）

（1）血管瘤（hemangioma）：90%以上见于空肠与回肠，十二指肠少见，通常来自黏膜下血管丛。多数为很小的息肉状肿瘤，呈红色或紫血色，向肠腔内突出，可单发，也可多发，可局限性，也可弥漫性分布。可分为3型：①毛细血管瘤：无包膜，呈浸润性生长，在肠黏膜内呈蕈状突起的鲜红色或仅呈暗红色或紫红色斑；②海绵状血管瘤：由扩张的血窦构成，肿瘤切面呈海绵状；③混合型血管瘤：常并发出血，在诊断与治疗上均感棘手。极少数血管瘤可恶变为血管肉瘤。

（2）血管肉瘤（hemangiosarcoma）：亦来自十二指肠的血管组织，除了能转移外，临床表现与血管瘤相似，但血管肉瘤的血管丰富，易向黏膜生长而形成溃疡与出血。

2. 十二指肠纤维瘤（肉瘤）　好发于回肠黏膜，十二指肠纤维瘤很少见，常为单发，也可多发。由肠黏膜纤维组织发生的良性肿瘤，也可发生在黏膜下、肌层、浆膜下。外观呈结节状，有包膜，界限清楚的肿瘤，切面呈灰白色，可见编织状的条纹，质地韧。镜下由胶原纤维和纤维细胞构成，其间是血管和其周围少量疏松的结缔组织。瘤组织内纤维排列成索状，纤维间含有血管的细胞，一般不见核分裂象。纤维肉瘤（firosarcoma）镜下瘤细胞大小不一，呈梭形或圆形，分化程度差异很大，瘤细胞核大深染，核分裂象多见，生长快，预后不佳。术后易复发。

临床表现：主要症状为腹痛、恶心、呕吐、食欲缺乏、消瘦等，偶可发生梗阻与出血。

十二指肠肿瘤可引起严重并发症，少数可发生恶变，故一旦确诊，应以手术治疗为主，切除率一般可达98%以上。切除方案应根据病灶所在十二指肠的部位、大小、形态、肿瘤的类型而定，一般肿瘤较小，且距十二指肠乳头有一定的距离时，可行局部肠壁楔形切除，或局部摘除，Bjork等主张经十二指肠将肿瘤行黏膜下切除；肿瘤较大或多发性者，可行部分肠段切除术；肿瘤累及壶腹部或有恶变倾向时，应行部分十二指肠切除术。术中一定要注意将切除的肿瘤标本送冰冻切片检查，才能根据病理结果确定切除的范同。对十二指肠小的、单发的、带蒂的良性肿瘤可在内镜下用圈套器切除，或用微波、激光凝除。

（孔　刚）

第七章

小肠、大肠疾病

第一节　小肠先天性畸形

一、先天性肠旋转不良

（一）概述

先天性肠旋转不良是指在胚胎中期发育过程中，以肠系膜上动脉为轴心的正常旋转运动发生障碍，使肠道位置发生变异，肠系膜未附着或附着不全，从而引起肠梗阻或中肠扭转。大约在 6 000 个出生婴儿中有一例。男性多见，男：女为 2：1。临床表现特点与年龄有关，63%～80% 病例在新生儿期出现症状，部分在婴儿或儿童期发病，少数病例在成人期发病或终生无症状。

肠道位置变异的病理机制有：①胚胎期肠管旋转异常，包括脐环过大、中肠不旋转或旋转不完全、反向旋转；②肠管发育不良；③结肠系膜未附着，有背侧总肠系膜；④肠管发育障碍或肠系膜固定不全，近端结肠或小肠襻继续旋转而形成扭转。

（二）诊断思路

1. 病史要点　新生儿期肠旋转不良以突发急性高位肠梗阻为特点，典型症状是出生后胎粪排出正常，并排出过正常黄便，约出生后 1～3 周内突然发生大量的胆汁性呕吐，排便量减少或便秘。这常是进奶后肠蠕动加剧引起肠扭转。肠扭转轻者，可在体位改变或再次肠蠕动时自然复位，症状缓解，但不久再发，呈间歇性不全性肠梗阻发作。若肠扭转持久，呕吐频繁，呕吐物含咖啡样物或呕血，出现便血表示已发生肠绞窄。一旦发生肠系膜动脉栓塞、肠坏死和肠穿孔，则出现腹膜炎、高热、脱水和酸中毒，死亡率很高。

非新生儿期肠旋转不良以反复发作的消化道症状为特点，包括顽固性发作性呕吐、慢性间歇性腹痛、营养不良和发育障碍、便秘或腹泻以及乳糜腹等。

2. 查体要点　新生儿期肠旋转不良部分新生儿病例可发生黄疸，一般手术治疗后可消失，但严重肠扭转发生肠坏死时伴发黄疸者提示预后不良。

发病初期腹部阳性体征不多，有的病例表现上腹膨胀或有胃蠕动波，如有剧烈呕吐腹部反而平坦而柔软。到肠扭转晚期，形成闭襻性肠梗阻，肠腔扩张积气，全腹膨胀。一旦发生肠坏死或穿孔，腹部高度膨胀，腹壁发亮，静脉扩张，腹肌紧张压痛，肠鸣音消失。

3. 辅助检查　具体如下。

（1）常规检查：腹部立位平片：新生儿可显"双泡征"，或见胃十二指肠扩大，小肠内含少量气体。如在 X 线片上见到空回肠倒置征象，提示为小肠扭转。当肠腔扩张明显，并有多数扩大的液平面呈阶梯状排列，表示肠管呈闭襻性梗阻或有坏死可能。

（2）其他检查

1）实验室检查：直接胆红素增高，可能是因胃、十二指肠扩张，压迫胆总管引起阻塞性黄疸；间接胆红素升高，可能是因为门静脉受压后血流减少，肝动脉血流代偿增加，未经处理的间接胆红素又进入血流所致。

2）钡剂灌肠检查：可显示盲肠或结肠位置异常，对肠旋转不良诊断有决定性意义；若显示盲肠位置正常者并不能排除肠旋转不良，应行其他检查。

3）钡餐或碘油造影检查：可见十二指肠、十二指肠空肠曲位置乃至空肠位置的异常，还可发现十二指肠内并存畸形如闭锁或狭窄。检查后应将钡剂吸尽以免误吸。

4）腹部B超检查：虽然上消化道造影检查确诊率高，但对新生儿病例，钡餐检查有引起误吸、加重十二指肠梗阻，甚至发生肠穿孔的潜在危险。肠旋转不良时B超显示肠系膜上静脉移位至肠系膜上动脉的左前方或正前方，即腹主动脉前。不仅无损害、无痛苦，且准确可靠。

5）腹部CT检查：口服消化道造影剂行腹部CT检查，可显示肠旋转不良各种肠道解剖位置异常的影像。

4. 诊断标准　凡是新生儿有高位肠梗阻的症状，呕吐物含有大量胆汁，曾有正常胎便排出者，应考虑肠旋转异常的诊断，可做X线检查加以证实。腹部平片可显示胃及十二指肠扩大，有液平面，而小肠仅有少量气体充盈。钡剂灌肠为主要诊断依据，查证盲肠的位置，位于上腹部或左上腹部可确诊。当与其他原因引起高位肠梗阻表现而鉴别有困难时，不宜进行过多检查，应早期手术探查。

较大婴儿和儿童病例在发生不完全性十二指肠梗阻时可吞服少量稀钡或碘油检查，可见造影剂滞留于十二指肠，仅少量进入空肠。如显示复杂的肠管走行图像，提示合并有中肠扭转存在。

诊断流程见图7-1。

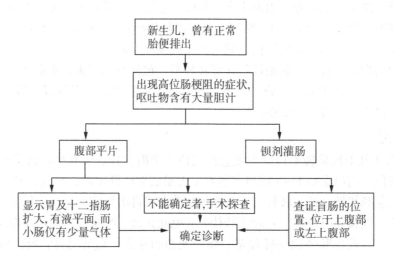

图7-1　先天性肠旋转不良诊断流程

5. 鉴别诊断　具体如下。

（1）十二指肠闭锁或狭窄：出生时体重多在2 500g以下，呕吐发生大多较早，钡餐检查病变多位于十二指肠第二段，而肠旋转不良患儿出生体重则多在2 500～3 000g，呕吐发生时间较迟，且多呈间歇性，钡餐检查病变多位于十二指肠第三段。

（2）新生儿坏死性小肠结肠炎：发病急骤、病势凶险，起病即伴有高热或体温不升、腹泻、腹胀。1～2天内就出现严重的中毒症状。

（3）黄疸：可通过X线检查与新生儿高胆红素血症、新生儿肝炎或先天性胆道畸形相鉴别。

（4）环状胰腺：有十二指肠梗阻征象，但钡剂灌肠显示出正常结肠形态为环状胰腺特征之一。通过口服造影剂腹部CT或ERCP可确定环状胰腺的形态、开口部位以及并存的胆胰管连接部位异常情况。

（三）治疗措施

1. 一般治疗　无症状者不宜手术，留待观察。极少数未成熟和病程较缓慢的轻型病例可在密切观察下采用保守治疗。绝大多数病例确诊后均需手术治疗，避免造成婴幼儿生长发育障碍，防止肠扭转坏死的发生。而成人的肠旋转不良常常只有通过手术方可确诊。传统的Ladd手术，治疗效果满意。

2. 手术治疗　具体如下。

（1）术前准备

1）急性肠梗阻伴脱水者，术前输血及适量血浆，脱水情况改善后立即手术。

2）有便血、呕吐或腹膜刺激症状者，提示肠扭转肠系膜绞窄，应补液后 2～4 小时内急诊手术。

3）胃肠减压，不全梗阻者，每日应洗胃。

4）抗生素预防感染。

5）纠正慢性脱水、营养不良及贫血。

（2）手术步骤

1）探查：小肠若呈暗红色，且不见盲肠与升结肠，表明存在肠扭转，应迅速将全部小肠提出腹腔，按逆时针方向旋转肠管复位，直至系膜根部完全展平。

2）然后显露位于上腹部的盲肠。切断盲肠、升结肠与右侧后腹壁之间的 Ladd 索带。锐性分离十二指肠及空肠起始部周围所有粘连索带，拉直十二指肠，将空肠起始部推移至脊柱右侧，将小肠置于右侧腹腔。分开盲肠与十二指肠、空肠之间粘连，将盲肠、结肠置于左下腹。

3）松解小肠系膜根部以及系膜间粘连，展平系膜根部，将系膜附着点扩大至有 5cm 宽的系膜面。

4）阑尾内翻切除。将盲肠置于左下腹部并固定数针。

5）若合并肠坏死，需行肠切除术，广泛肠坏死行广泛肠切除者，术后需依靠胃肠外营养维持生命。

6）若并存其他畸形应仔细全面检查消化道并同时给予矫正。

（3）术后并发症

1）遗漏并存畸形：术后肠梗阻症状依旧存在，因而在施行 Ladd 手术时可经胃管内注气，逐一检查胃、幽门、十二指肠、小肠直至直肠。

2）术后腹腔内高压：术后出现呼吸窘迫、尿量减少，心排出量减少以及肠系膜动脉灌注不良，甚至出现心肾衰竭、酸中毒以及继发肠管坏死而死亡。

3）术后肠梗阻：原因可能有十二指肠周围、屈氏韧带以及空肠近端的粘连松解不彻底；Ladd 索带虽已松解，而盲肠、结肠仍留在右侧腹腔，使盲肠、结肠再次与十二指肠及空肠粘连。粘连松解剥离面较广，创面出血或渗血，也容易造成再粘连。

4）同其他手术常见并发症。

（四）预后评价

肠旋转不良预后良好。成功治愈的关键在于早期诊断及正确施行 Ladd 手术。单纯肠旋转不良经 Ladd 手术治愈率为 94%～100%。主要的死亡原因是合并其他严重畸形、低体重和晚期肠扭转导致广泛肠坏死和穿孔。

（五）最新进展

近年来，国外儿童腹腔镜辅助 Ladd 手术逐渐应用于临床。腹腔镜手术的难点是操作空间狭小，特别是腹胀的时候，有较高的技术要求。有学者指出，腹腔镜下 Ladd 手术中，视野大小关系着手术的成败，认为术中最大的困难是辨认异常的解剖关系，所以应选择大龄患儿进行腹腔镜辅助下 Ladd 手术，其腹腔操作空间相对较大，对解剖关系的分辨相对清楚，在手术开始后，可首选脐下切口进镜，观察腹腔内情况，操作孔可以选择便于手术操作的左下腹。肠旋转不良以松解粘连带和整理肠管位置为主。手术的要点是使肠旋转完全复位。十二指肠前的腹膜索带及空肠上段膜状粘连应彻底松解，松解后的十二指肠和空肠近段沿脊柱垂直而下，为避免日后发生阑尾炎时诊断困难，应常规切除阑尾，此时务必弄清横结肠与小肠系膜、肠系膜上动脉的关系，否则将造成手术错误。在整理好肠管后，可以不行肠固定术。

二、小肠重复畸形

（一）概述

小肠重复畸形是指附着于小肠系膜侧的具有与消化道相同特性的球形或管形空腔肿物，可发生在消化道的任何部位，但以回肠发病最多，是一种比较少见的先天性畸形。依据其病理形态可分为肠外囊肿型重复畸形、肠壁内囊肿型重复畸形、管状型重复畸形和胸腹腔重复畸形。大多数畸形与所依附主肠管融合成一共同的肌壁，享有共同的浆膜、肠系膜和血液供应，但具有独立相互分割或有交通的黏膜腔。少数畸形有单独的系膜和血管支。80%重复畸形黏膜腔与主肠管互不交通，腔内积蓄黏膜分泌液，形成囊肿。重复畸形多为单发，在小儿为良性疾病，但于成年期可发生癌变。

（二）诊断思路

1. 病史要点　小肠重复畸形因其病理解剖特点、所在部位、病理形态、范围大小、是否与肠道相通以及有无并发症等复杂因素，临床症状变异很大。囊肿可压迫肠管或诱发肠套叠引起梗阻症状，表现为突发的腹痛、呕吐、腹胀和肛门停止排便、排气等，套叠者还可能合并有果酱样便。部分小肠重复畸形可使附着的肠段发生扭转而导致肠坏死。管状畸形与肠道相通者，可因腔内衬有异位胃黏膜组织引起溃疡而导致消化道出血，表现为便血。便血往往是回肠管状重复畸形的首发症状，多出现于一岁以上病儿，且大多无明显前驱症状。有的病例甚至发生囊肿破裂或溃疡穿孔导致腹膜炎的发生。

2. 查体要点　大的球形囊肿可在腹部扪及圆形或椭圆形、光滑的囊性肿块，有一定的活动度。管状畸形与肠管相通者，因腔内积液可经肠道排出，故不易触及肿块。若有肠梗阻表现者查体可有腹部膨隆、肠型、腹部压痛、肠鸣音亢进或减弱等。若有腹膜炎表现者，查体还可出现腹肌紧张、反跳痛等。

3. 辅助检查　具体如下。

（1）常规检查

1）钡餐检查：可见某一组小肠钡剂充盈缺损或受压，可伴有脊柱畸形，如果重复畸形与主肠管相通，则钡剂可进入其中而排空延迟，或可呈分叉状。还应注意末端回肠和回盲瓣附近部位影像。若能见到小肠肠道以外的管状或憩室状钡剂充盈，并出现蠕动时有重要诊断价值。

2）B超：可提示囊性病变，周围有肠管包绕，较大者肠管受压移位。B超检查时显示厚壁囊肿，存在发育良好的平滑肌，部分患者可观察到囊壁蠕动收缩的轮廓改变，可与薄壁的肠系膜囊肿等鉴别。对肠壁内囊肿由于受气体干扰多不易确诊。

（2）其他检查

1）CT检查：表现为低密度单层囊性肿块，大多为球形，多与肠管不通，有些重复畸形为管状，可与肠管相通。增强扫描囊壁可均匀强化，囊内无强化，推移囊肿后扫描，其位置可发生一定变化。螺旋CT腹腔动脉与肠系膜上动脉血管造影，能够清晰显示肠系膜上动脉及其分支，对与梅克尔憩室相鉴别有一定帮助。

2）^{99m}Tc核素扫描：对于出血病例，如含有异位胃黏膜组织，可显示放射性浓聚区，提示出血部位，从而间接诊断为重复畸形，但回肠重复畸形不能与梅克尔憩室鉴别。异位胃黏膜显像时，梅克尔憩室和小肠重复畸形两者在显像上出现不同形态或出现相同形态不同大小的改变。前者多呈现较小范围而单一的圆形或类圆形异常浓聚区，位置固定，放射性稍低于胃部，且随时间渐增强。后者显示的浓聚影像范围则较大（直径4cm以上），呈条索肠襻状，团块状或大圆形。但在一般情况下两者不易区别。

4. 诊断标准当出现以下情况时　①反复发作的肠套叠；②原因不明的肠梗阻；③反复出现的消化道出血；④腹部扪及囊性包块，尤其是长管状包块。若有前三种情况的一种再加上腹部扪及囊性包块应高度怀疑本病。钡餐检查可见某一组小肠钡剂充盈缺损或受压，若能见到小肠肠道以外的管状或憩室状钡剂充盈，并出现蠕动时有重要诊断价值。B超可提示囊性病变，^{99m}Tc核素扫描对于出血病例，如含有异位胃黏膜组织，可显示放射性浓聚区，提示出血部位，从而间接诊断为重复畸形，将B超和^{99m}Tc核素扫描联合应用可以提高本病的确诊率。急性肠梗阻或急性出血病例，一般较难在术前做出诊断，往往因并发症行急诊剖腹手术方获确诊。

诊断流程见图 7 - 2。

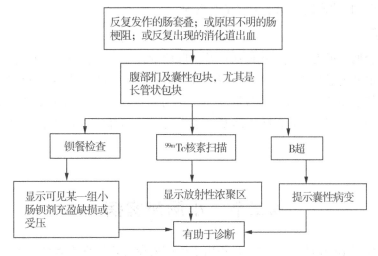

图 7 - 2 小肠重复畸形诊断流程

5. 鉴别诊断 具体如下。

（1）梅克尔憩室：可表现为间断性血便，但无腹部包块存在，常无梗阻，而且便血量较大，呈暗红或紫红色，有时伴有血块。大多数患者没有症状，若合并憩室炎、憩室穿孔，可引起右下腹痛。X 线造影检查有助于诊断，并有助于排除上消化道和结肠病变。但临床上往往在手术探查时方得到确诊。

（2）肠系膜囊肿：当囊肿发生囊内出血或继发感染后可出现腹部隐痛或胀痛，并能触及腹部肿物，B 超和 CT 可肯定占位性病变并区别囊实性。囊壁无肌层，不与肠腔相通。肠系膜囊肿的内容物为淋巴液，为无色透明液体，而肠重复畸形的囊腔内为部分肠内容物或有出血感染等。

（三）治疗措施

1. 一般治疗 手术是唯一的治疗方法。无症状的小肠重复畸形也应手术切除，以防并发症和成年后癌变的发生。术前放置胃管胃肠减压、纠正脱水与电解质失衡、适量补充血容量、保暖，给予维生素 K 和抗生素。

2. 手术治疗 具体如下。

（1）术前准备

1）纠正脱水、血容量不足和酸中毒。

2）抗生素预防感染。

（2）手术步骤

1）重复畸形囊肿切除术：部分小肠重复畸形具有单独的系膜和血管支，可将囊肿完整切除。对重复畸形紧密依附于主肠管系膜内者，应于主肠管与重复畸形囊肿之间仔细寻找直接营养囊肿的血管分支。手术中如果认真辨认仔细操作，可将畸形囊肿分离切除而不损伤主肠管的血液供应。

2）重复畸形与主肠管切除肠吻合术：对于与主肠管共享营养血管及肌壁的重复畸形和肠壁内重复畸形难以单独切除。如病变范围长度小于 35cm，可将畸形肠管连同主肠管一并切除行肠吻合术。回肠末段的重复畸形切除需慎重，距回盲瓣 10cm 以上的畸形应尽量保留回盲瓣。

3）重复畸形黏膜剥除术：范围极广及小肠大部的重复畸形，肠管大量切除将导致短肠，应行畸形肠管黏膜剥除术。沿重复肠管一侧纵行切开肌壁达黏膜下层，锐性分离黏膜，于黏膜下注入适量生理盐水更便于黏膜剥离，将黏膜完整切除。然后切除部分重复畸形的肌壁。若重复畸形与主肠管有交通开口，则将重复畸形黏膜剥离后，连同主肠管连接部一并切除行肠吻合术。

（3）术后并发症

1）短肠综合征：术中切除肠管过多导致小肠吸收面积减少，从而引起腹泻和严重的营养障碍。

2）残余肠管坏死：术中对可疑肠管活力判断有误，导致术后可疑肠管进一步坏死，或由于分离畸形囊肿时损伤了主肠管的血供而术中未能发现，导致受累肠管坏死，引起腹膜炎，甚至感染性休克。

3）其他：如肠瘘、肠粘连同其他手术常见并发症。

（四）预后评价

肠重复畸形较为少见，可发生于消化道从口腔到肛门的任何部位，重复畸形黏膜同主肠管，其中小肠重复畸形占消化道重复畸形的 42.5% ~66.6%，多有异位的胃黏膜，其次为胰腺组织或呼吸道黏膜，可发生溃疡、出血，甚至穿孔，形成弥漫性腹膜炎，部分可终生不出现症状。术前诊断率仅 15.2% ~45.7%。X 线、B 超、CT、^{99m}Tc 扫描有助于诊断，手术是唯一可望治愈的方法，约 80% 病例因急腹症手术。

（孔　刚）

第二节　小肠憩室病

小肠憩室是一种较常见的消化道疾病，是指由于肠腔内压力影响或先天性肠壁发育缺陷，薄弱肠壁向外膨出所形成的袋状突起，或者因胚胎期卵黄管回肠端未闭而形成的 Meckel 憩室。前者憩室壁因不含肌层，称为假性憩室，后者则为真性憩室。

小肠憩室按发生部位可分为十二指肠憩室，空肠、回肠憩室，以及 Meckel 憩室，其中以十二指肠憩室最多见，钡餐检查发现率为 3% ~7%，空肠、回肠憩室发现率次之，Meckel 憩室最少见，发现率仅为 1% ~2%。本节主要讨论空回肠憩室和 Meckel 憩室。

一、空肠、回肠憩室

空肠、回肠憩室中以空肠憩室为多，且 2/3 为多发性憩室。回肠憩室则少见，同时累及空肠、回肠者更为罕见。男性发病率是女性的 2 倍，最常见于 70 岁以上的老年人。

1. 病因病理　发病原因尚不清楚。憩室壁主要由黏膜、黏膜下层和浆膜层组成，肌层极少或缺如。憩室一般位于小肠系膜缘，但亦可位于对系膜缘侧。肠系膜两叶附着处之间和穿入肠壁肌层的两支纵行血管之间的局部肠壁常较薄弱。进入肠壁的动脉在空肠上段较粗，往下逐渐变细，到回肠末端又变粗。进入肠壁的血管越粗，该处的肠壁也越薄弱，所以小肠憩室多位于空肠上段和回肠下段。由于黏膜通过肠壁薄弱部分向肠腔外突出，可发生不协调的肠蠕动亢进，即所谓的"空肠运动障碍"。

2. 临床表现　空肠、回肠憩室一般无任何自觉症状，少数患者有模糊的消化不良、餐后不适、腹鸣音等症状，但这些症状均缺乏特异性。患者有明显腹部症状而就诊时，往往提示伴有并发症出现：①憩室炎和憩室穿孔：憩室内异物容易积聚或肠石存留，反复刺激黏膜，可引起炎症。如果异物堵住狭窄的憩室口，细菌在内滋生感染，憩室内压力增高，最终可导致憩室穿孔，出现弥漫性腹膜炎、局限性脓肿，或形成肠内、外瘘。患者感觉明显腹痛，疼痛可扩散至全腹，并伴有明显的腹部压痛，肠鸣音消失等腹膜炎征象，以及体温升高，脉搏增快等全身反应。②出血：肠黏膜溃疡可导致大量和反复出血，与胃十二指肠溃疡出血相似，所以在为消化道大出血的患者施行手术时，如果未发现有消化性溃疡，应注意检查有无憩室。③梗阻：炎症引起的粘连，憩室所在部位肠襻扭转或巨大憩室压迫周围肠管可引起肠梗阻。④代谢方面紊乱：空回肠在正常空腹时是无菌的，发生憩室后可继发混合性大肠杆菌生长，导致消化紊乱和维生素 B_{12} 吸收障碍，患者出现脂肪痢和巨幼红细胞贫血。

3. 诊断　凡有消化不良和餐后不适等症状而常规检查不能确诊的患者，均应怀疑消化道憩室。腹部隐痛或反复发作的腹部绞痛，常提示有亚急性肠梗阻。腹部平片显示散在性含气囊袋阴影时提示憩室的存在。钡餐 X 线检查可以进一步帮助确诊，可见造影剂进入憩室内，肠道黏膜延续完整，表现为肠道一侧囊袋状龛影。也有人认为螺旋 CT 对小肠憩室诊断更有效。

4. 治疗　空肠、回肠憩室大部分可内科保守治疗，通过适当增加粗纤维饮食，解痉、抗生素抗炎以及补充维生素 B$_{12}$等处理，症状一般会缓解。在内科治疗无效或有严重并发症时，考虑手术治疗。

手术采用右侧脐旁或经腹直肌切口。术中仔细寻找憩室，特别注意憩室多发情况。单个憩室只需行单纯憩室切除术，对于较集中的多发憩室，可切除该段肠袢并行端端吻合术。如多发憩室散在整个小肠，应限于切除最大憩室所在肠段。在大出血、憩室穿孔等紧急情况下只应切除有并发症的憩室所在肠段。

对于腹部其他手术时发现的无症状憩室，如憩室较大，可手术切除，对小的多发憩室一般不作处理。

二、Meckel 憩室

Meckel 憩室在小肠憩室中最为少见，为胚胎期卵黄管退化不全所致。男性发病多于女性，比例为 2：1。大多数人终生无症状，出现症状时多为发生了各种并发症。任何年龄可出现临床症状，但大多数见于 2～3 岁以内的婴幼儿期，成人后很少再出现症状。

1. 病因病理　具体如下。

（1）病因：胚胎在正常发育早期，卵黄囊与中肠通过卵黄管相通。胚胎第 7 周时卵黄管逐渐萎缩，管腔闭锁形成纤维索带，出生后很快从肠壁脱落消失。发育异常时，由于退化不完全，卵黄管可全部或部分残留形成各种类型的畸形：①脐肠瘘或脐窦，即卵黄管未闭，肠与脐相通，或肠端已闭合而脐端开放。②卵黄管囊肿，即卵黄管两端均已闭合，未闭合的中间部分由于分泌液的积聚而形成囊肿。③Meckel憩室，为卵黄管靠近回肠侧未闭合而形成的指状或囊状结构，最多见。

（2）病理：Meckel 憩室多数位于距回盲瓣约 100cm 的回肠末段，一般长 4～5cm，偶可达 20cm。憩室腔较回肠腔窄，一般直径为 1～2cm。与空肠憩室开口肠系膜缘不同，95% Meckel 憩室开口于肠系膜对侧缘，仅 5% 开口靠近回肠系膜，盲端常游离于腹腔，顶部偶有纤维索条与脐部或腹壁相连。Meckel 憩室有自身的血供，组织结构与回肠基本相同，但憩室内常伴有异位组织，如胃黏膜（80%）、胰腺组织（5%）、十二指肠黏膜、结肠黏膜组织等。异位组织黏膜能分泌消化液，可引起溃疡、出血或穿孔。

2. 临床表现　临床症状与发生以下并发症有关。

（1）下消化道出血：出血多见于婴幼儿，约占 Meckel 憩室并发症一半以上，为异位胃黏膜分泌胃酸导致回肠溃疡所致。急性出血时便血鲜红，短期内可发生失血性休克。慢性长期出血可引起严重贫血。出血常反复出现，检查腹部无阳性体征。

（2）肠梗阻：张于憩室顶端和腹壁的纤维索带可压迫肠管，或以索带为轴心发生的肠扭转，以及憩室带动回肠形成的回结型肠套叠，均可导致急性肠梗阻，常为绞窄性，起病比较急骤，病情严重，很快发生肠坏死及全腹膜炎。

（3）憩室炎及穿孔：憩室有异物存留或引流不畅时可发生炎性病变。慢性憩室炎患者可有反复右下腹隐痛，急性憩室炎除腹痛加重外，还可引起憩室坏疽性穿孔，此时腹痛突然加剧，呕吐和发热，腹部检查右下腹或脐下明显的腹膜炎体征。急、慢性憩室炎注意与急、慢性阑尾炎鉴别。

（4）憩室肿瘤：憩室偶然会发生良性肿瘤（平滑肌瘤、脂肪瘤、神经纤维瘤、腺瘤）、恶性肿瘤（平滑肌肉瘤、腺癌、类癌）以及囊肿。

（5）其他：憩室自身扭转也可发生坏死；憩室滑入腹股沟管疝囊内形成 Littre 疝，嵌顿后会引起不完全性肠梗阻症状。

3. 诊断　Meckel 憩室并发症与急慢阑尾炎、阑尾坏疽穿孔、其他原因引起的肠梗阻以及下消化道出血等疾病的临床表现相似，诊断比较困难，多数患者需要手术探查才能明确诊断，但在儿童期出现上述临床表现，尤其是 5 岁以下小儿有反复便血者，均应考虑本病的可能。腹部体检时发现有脐瘘或脐窦，有助于确诊。

钡餐 X 线检查偶可发现 Meckel 憩室，诊断率较低。由于异位胃黏膜对锝元素有摄取浓聚的特性，故利用^{99m}Tc 同位素扫描检查具有诊断意义，准确率可达 70%～80%。

4. 治疗 对于已出现并发症的 Meckel 憩室,均应行手术切除。较小憩室可楔行或 V 形切除 Meckel 憩室所在部分回肠壁,烧灼残端,横行缝合缺口两端肠壁,防止肠腔狭窄。对于巨大憩室或有溃疡出血、憩室穿孔、恶性肿瘤等严重并发症患者,主张将憩室及其所在一段回肠一并切除,行端端吻合术。术中发现有纤维索带压迫肠管、肠扭转、肠套叠等情况,解除梗阻后应仔细检查肠管活力,切勿将活力可疑肠段未经处理就送回腹腔。

对于其他疾病腹部手术时意外发现的无症状憩室,切除与否仍有争议。有学者认为,如果患者情况允许,尽量切除憩室以免后患。也有人认为 Meckel 憩室出现并发症的比例很低,成年后几乎很少发生症状,切除憩室不仅没有必要,还会增加术后并发症。一项研究显示,40 岁以下男性,憩室长于 2cm 者有较高危险性,应考虑行憩室切除。

(孔 刚)

第三节 克罗恩病

一、概述

克罗恩病病变可以侵及从食管至肛门整个消化道,但以末端回肠、结肠及肛门较为常见。1932 年,Crohn 首先报道本病为回肠末端的炎症性病变,称为"局限性回肠炎",以后该病称为克罗恩病(crohn disease,CD)。克罗恩病在欧美国家报道较多,其发病率约为溃疡性结肠炎的一半,在女性中发生率较高。与溃疡性结肠炎一样,克罗恩病的发病机制不明,可能与心理因素、感染因素、免疫因素等有关。

二、病因

1. 感染因素 克罗恩病患者的特征性非干酪化肉芽肿导致细菌学研究以寻找致病的感染因素,但迄今未能肯定引起 CD 的致病因素。各种病毒和细菌病原体曾被认为可传播克罗恩病,仅两种分枝杆菌接近符合要求,副结核分枝杆菌可引起反刍动物肉芽肿性回肠炎,用 DNA 探针方法在少数 CD 患者小肠组织中发现鸟分枝杆菌,移植至其他动物可发生回肠炎,但抗结核治疗无效。由于研究技术的限制,尚不能作肯定的结论。麻疹病毒在克罗恩病的发病中可能起作用,瑞典的流行病学研究发现,在 30 岁前发生克罗恩病的患者与那些出生后至 3 个月内感染过麻疹的人群之间有相关性。

2. 免疫机制 克罗恩病显示有免疫障碍,但仍未清楚它在疾病的发病机制中起什么作用,是原因还是结果,或偶发症状。研究发现克罗恩病患者的体液免疫和细胞免疫均有异常。半数以上患者血中可检测到抗结肠抗体和循环免疫复合体(clc),补体 C_2、C_4 亦见升高。利用免疫酶标法在病变组织中能发现抗原抗体复合物和补体 C_3。克罗恩病患者出现的关节痛,也与 clc 沉积于局部而引起的损害有关。组织培养时,患者的淋巴细胞具有毒性,能杀伤正常结肠上皮细胞;切除病变肠段后这种细胞毒作用将随之消失。克罗恩病肠壁固有层有丰富的 $CD25^+$ 细胞,其中 58% ~ 88% 为 $CD3^+$、$CD4^+$ 和 $CD8^+$,提示这些细胞为 T 细胞。患者末梢血中 T 细胞经微生物抗原刺激后可产生增殖反应而引起慢性炎症。这种反应最初由 IL-1 诱导,但在病情活动期则难以测到,并发现血清对比 IL-1α 和比 IL-1β 的诱导活化作用受到明显抑制。

将克罗恩病肠固有层淋巴细胞进行培养,发现有自发性诱导干扰素 γ(IFN-γ)的释放,这种局部释放的 INF-γ 有助于肠道局部发生免疫反应,包括增加上皮细胞组织相容性抗原 II 的表达。电镜下发现克罗恩病回肠上皮含有吞噬溶酶体和薄层脂质,这些物质可成为抗原的刺激物,对免疫反应可能有辅助作用。患者的巨噬细胞也有协同 T 细胞和抗体介导的细胞毒作用,攻击靶细胞而损害组织,白细胞移动抑制试验亦呈异常反应,说明有细胞介导的迟发超敏现象;结核菌素试验反应低下;二硝基氯苯试验常为阴性,均支持细胞免疫功能低下。有人认为克罗恩病亦属自身免疫性疾病。P 物质和 VIP 是神经性炎症的强效介质,同时也是免疫功能调节物,当肠道含有大量此激素时就具有高度免疫反应性,可能在克罗恩病病理生理中起作用。

3. 遗传因素 近年来十分重视遗传因素在克罗恩病发病中的作用。根据单卵性和双卵性双胎的调查，双生子共患克罗恩病者较共患溃疡性结肠炎者为多。犹太人较黑人患病率高，具有阳性家族史者达10%以上。当然，家庭成员中同患本病时尚不能排除相同环境、饮食和生活方式对发病的影响。近有人认为本病患者染色体有不稳定现象。德国的一项研究表明，当同时患强直性脊柱炎和溃疡性结肠炎时HLA－B27、HLA－B44 显著增加，进一步研究证实 HLA－B44 与克罗恩病有关。总之，医学遗传学的研究有待深入进行。

4. 吸烟与克罗恩病 吸烟者较非吸烟者易患克罗恩病。Timmer 等多因素分析发现，克罗恩病的复发与是否吸烟有关，提示烟草中可能含有某种物质能诱发克罗恩病，机制尚不清楚。

三、病理特征

1. 病变部位 为一种非特异性炎症，最常累及回肠末段，并常蔓延波及盲肠，有时累及结肠和直肠，孤立性局限性结肠炎较少见，据统计只占3%。

2. 大体和组织特点 克罗恩病常呈节段性分布，病变肠段全层发生水肿，淋巴管扩张，淋巴细胞、单核细胞和中性粒细胞浸润及纤维组织增生，累及结肠的病例80%以上出现裂缝状溃疡。由类上皮细胞、多核巨细胞形成的肉芽肿可分布在肠壁各层，但多见于黏膜下层，往往需多处取材切片才易查见。近年来，有利用肛门活检以诊断克罗恩病，特别是在瘘管及肛裂的附近，以期发现肉芽肿性改变，这可提供小肠及大肠克罗恩病的初步诊断依据。在结肠克罗恩病时，75%的病例有肛门病变，甚至有时出现在肠道症状之前。病变累及直肠时，可形成由直肠隐窝到直肠周围脂肪组织的瘘管，亦可形成肛周脓肿和瘘管。直肠出血在结肠的局限性肠炎时，比回肠或回、结肠的局限性肠炎多见。少数结肠克罗恩病可并发结肠癌。

四、临床表现

本病临床表现比较复杂多样，与肠内病变部位、范围、严重程度、病程长短以及有无并发症有关。多数人在青年期发病，起病缓慢隐袭。早期常无症状，易被忽视。从发现症状到确诊平均 1～3 年，病程数月至数年以上。活动期和缓解期持续时间长短不一，常相互交替出现，反复发作中呈渐进性进展。少数患者急性起病，伴有高热、毒血症状和急腹症等表现，整个病程短促，腹部症状明显，多有严重并发症。偶有以肛周脓肿、瘘管形成或关节痛等肠外表现为首发症状者，腹部症状反而不明显。本病主要有下列表现：

1. 腹泻 70%～90%的患者有腹泻，小肠广泛病变可致水样便或脂肪便。一般无脓血或黏液，如无直肠受累多无里急后重感。肠内炎症、肠道功能紊乱和肠道吸收不良是腹泻的主要原因，少数由于瘘管形成造成的肠道短路。

2. 腹痛 50%～90%的患者有程度不同的腹痛。腹痛可在排便或排气后缓解。因胃肠反射可引发餐后腹痛，为避免腹痛，有的患者不愿进食。

3. 发热 活动性肠道炎症及组织破坏后毒素的吸收等均能引起发热。一般为中度热或低热，常间歇出现。急性重症病例或伴有化脓性病灶时，多可出现高热、寒战等毒血症状。

4. 营养缺乏 广泛病变所致肠道吸收面积减少、频繁腹泻、摄食减少等可导致不同程度的营养障碍，表现为贫血、消瘦、低蛋白血症、维生素缺乏及电解质紊乱等。钙质缺乏可出现骨质疏松，躯干四肢疼痛。青少年发病者因营养不良而出现发育迟缓，成熟期后移。妊娠期发病对母婴均产生不良影响，易发生死胎、流产、早产、胎儿畸形等。

5. 腹块 约1/3 病例出现硬块，大小不一，与病变部位有关，以右下腹和脐周多见。

6. 肛周表现 部分克罗恩病患者可以并发肛周表现，特别是对于有结肠病变的克罗恩病患者，50%患者可并发肛周病变。肛周病变包括肛周皮肤病变如糜烂、浸软、溃疡、肛门狭窄、肛门脓肿及肛瘘，严重者可以发生直肠阴道瘘。

克罗恩病肛门部的脓肿和肛瘘病情复杂，容易复发，处理比较困难，特别是当肛门部脓肿和肛瘘作为克罗恩病的首发症状时，诊断常较为困难。

五、辅助检查

1. 影像学检查　X线钡剂检查呈现增生性和破坏性病变的混合。主要表现为肠壁增厚和肠腔狭窄（"细线征"），初起时纵形溃疡较浅，以后变为深的和潜行的溃疡，深的横形裂口呈鹅卵石形成。

2. 内镜检查　有助于发现微小和各期病变，如黏膜充血、水肿、溃疡、肠腔狭窄、肠袋改变、假息肉形成以及卵石状黏膜像。有时肠黏膜外观正常，但黏膜活检或可发现黏膜下微小肉芽肿。经口做小肠黏膜活检对确诊十二指肠和高位空肠克罗恩病有重要意义，内镜检查时必须做黏膜活检，有助于明确诊断。内镜检查对了解瘘管、肠管狭窄的性状和长度，较X线检查逊色。

3. 病理检查　病理检查对克罗恩病的确诊有重要意义，可见裂隙状溃疡、可以穿透整个肠壁，结节病样肉芽肿、固有膜底部和黏膜下层淋巴细胞聚集，而隐窝结构正常，杯状细胞不减少，固有膜中量炎症细胞浸润及黏膜下层增宽。

六、诊断

国内克罗恩病的诊断标准（2002，中华医学会消化学会）

1. 临床标准　具备（1）为临床可疑；若同时具备（1）和（2）或（3），临床可诊断为本病。

（1）临床表现：反复发作的右下腹或脐周疼痛，可伴有呕吐、腹泻或便秘；阿弗他样口炎偶见；有时腹部可出现相应部位的肿块。可伴有肠梗阻、瘘管、腹腔或肛周脓肿等并发症。可伴有或不伴有系统性症状，如发热、多关节炎、虹膜睫状体炎、皮肤病变、硬化性胆管炎、淀粉样变、营养不良、发育阻滞等。

（2）X线钡剂造影：有胃肠道的炎性病变，如裂隙状溃疡、卵石征、假息肉、单发或多发性狭窄、瘘管形成等，病变呈节段性分布。CT可见肠壁增厚，盆腔或腹腔脓肿。

（3）内镜检查：可见跳跃式分布的纵行或匍行性溃疡，周围黏膜正常或增生呈鹅卵石样，或病变活检有非干酪坏死性肉芽肿或大量淋巴细胞聚集。

2. 世界卫生组织（WHO）推荐诊断要点　世界卫生组织（WHO）结合克罗恩病的临床、X线、内镜和病理表现，推荐了6个诊断要点（表7-1）。

表7-1　WHO推荐的克罗恩病诊断要点

项目	临床表现	X线	内镜	活检	切除标本
非连续性或节段性病变		+	+		+
铺路石样表现或纵行溃疡		+	+		+
全壁性炎症病变	+（腹块）	+（狭窄）	+（狭窄）		+
非干酪性肉芽肿				+	+
裂沟、瘘管	+	+			+
肛门部病变	+			+	+

3. 克罗恩病疾病的活动度　CD活动指数（CDAI）可正确估计病情及评价疗效。临床上采用较为简便实用的Harvey和Brad-show标准，（表7-2）。

表7-2　克罗恩病活动指数计算法

一般情况	0：良好；1：稍差；2：差；3：不良；4：极差
腹痛	0：无；1：轻；2：中；3：重
腹泻	稀便每日1次记1分
腹块（医师认定）	0：无；1：可疑；2：确定；3：伴触痛

并发症（关节痛、虹膜炎、结节性红斑、坏疽性脓皮病、阿弗他 溃疡、裂沟、新瘘管及脓肿等）	每个 1 分

注：＜4 分为缓解期；5~8 分为中度活动期；＞9 分为重度活动期。

七、鉴别诊断

除与上述溃疡性结肠炎的所有疾病鉴别外，尚须与肠结核、肠道淋巴瘤、憩室炎及贝赫切特综合征（白塞病，Behcet）等疾病鉴别。

1. 小肠恶性淋巴瘤　本病常以腹痛、腹泻、发热与腹部肿块为主要临床表现。最初的症状常为腹痛，多位于上腹部或脐周。体重下降，疲劳感更为明显，更易发生肠梗阻。症状多为持续性，恶化较快。腹部肿块硬，边界清楚，一般无压痛。浅表淋巴结和肺门淋巴结肿大。多数病例肝、脾明显增大。X 线检查或 CT 检查可发现肠腔肿物。小肠活检有助于诊断。

2. 肠结核　与本病不易鉴别，X 线表现也很相似。在其他部位如肺部或生殖系统有结核病灶者，多为肠结核。结肠镜检查及活检有助鉴别，如仍不能鉴别，可试用抗结核治疗。如疗效不明显，常需开腹探查，经病理检查才能诊断。病理检查中，结核病可发现干酪性肉芽肿，而克罗恩病则为非干酪性肉芽肿。

3. 肠型贝赫切物综合征　本病主要累及结肠时可有腹痛、腹泻以及脓血便，全身表现有发热、乏力、关节痛，肠镜检查可见肠黏膜溃疡或隆起性病变，易与炎症性肠病混淆。但本病通常有阿弗他口炎、外生殖器疱疹与溃疡、眼部病变及皮肤损害等。

八、治疗

1. 治疗原则　目的是控制急性发作，维持缓解。治疗原则可参照溃疡性结肠炎，但通常药物疗效稍差，疗程更长。由于克罗恩病的严重度和活动性的确定不如溃疡性结肠炎明确，病变部位和范围差异亦较大，因此，在决定治疗方案时应根据疾病严重程度（轻、中、重）、病期（活动期、缓解期）及病变范围不同，掌握分级、分期、分段治疗的原则。

克罗恩病的基本治疗是内科性的，外科手术主要用于致命性并发症，并应尽量推迟手术时间、缩小手术范围，术后亦需维持治疗。

2. 内科治疗　具体如下。

（1）中医药治疗：内容见溃疡性结肠炎中医药治疗部分。

（2）药物治疗

1）5 – ASA 缓释制剂：用于轻度患者。美沙拉秦缓释剂，2~4.8g/d，治疗反应在服药 4 周时较明显，维持治疗可用 3g/d 长期用药。SASP 在维持治疗中无效。

2）抗生素：5 – ASA 制剂无效或不能耐受时，可试用抗生素治疗。

环丙沙星：500mg，每天 2 次，有效者用药 6 周后，减量至 500mg 每天 1 次，维持 6 周。

克拉霉素：500mg，每天 2 次，有效者维持该剂量至 6 个月。

其他：多种广谱抗生素均有效，如第三代头孢菌素。几种抗生素交替使用可能更佳。

3）糖皮质激素：用于重度或 5 – ASA 和抗生素无效的轻度病例。泼尼松 40~60mg/d，有效后逐渐减量至停用。

4）肠内营养：肠内营养可使 60%~80% 的克罗恩病急性症状得到缓解，其治疗效果与糖皮质激素相近，二者具有协同作用。一般主张用糖皮质激素和营养支持缓解临床症状，而用肠内营养进行维持治疗。青少年克罗恩病患者由于生长发育的需要，治疗时应首选肠内营养。可根据患者的情况选择给予途径。

5）其他：上述治疗后仍腹泻者，可用止泻药，首选洛哌丁胺。慢性水样泻患者，也可以试用考来烯胺（消胆胺），开始剂量4g/d，根据需要可增加剂量至12g/d，分3次服。

3. 外科治疗　克罗恩病手术的目的仅仅是解除症状。外科治疗是处理病变导致的各种并发症，而不能改变其基本病变进程。患者往往需要进行多次手术，因此保留肠管十分重要。

（1）手术指征

1）急诊手术指征：急性肠梗阻者；并发中毒性巨结肠，保守治疗无效者；腹腔脓肿；急性肠穿孔、肠内外瘘、严重肠出血，保守治疗无效者；顽固性感染。

2）择期手术指征：内科治疗效果不佳，仍有肠梗阻而持续腹痛者，或一般情况未见改善者；

儿童期发病，影响发育者；狭窄；有明显全身并发症（如关节炎、肝脏损害、脓皮病、虹膜睫状体炎）经内科治疗无效者；有癌变者。

（2）手术方式：包括肠切除术，狭窄成形术和病变旷置术。对于绝大多数患者，肠切除仍是解除症状的首选办法。如病变广泛，大量肠切除可能造成短肠综合征者，则应采取狭窄成形术，由于狭窄成形时病变肠管没有切除，因此不适用于病变出血或合并感染的患者。对于十二指肠克罗恩病，应采用胃空肠吻合，避免切除十二指肠。此外，尚须采用适当术式处理腹腔脓肿及肛瘘。

（孔　刚）

第四节　肠梗阻

一、概论

肠内容物不能正常运行或通过发生障碍称为肠梗阻（intestinal obstruction）。

（一）病因和分类

1. 根据梗阻发生的基本原因分类　具体如下。

（1）机械性肠梗阻：最常见，系各种原因所致的肠腔狭小。①外压（肿瘤或脓肿、粘连带、肠套叠、肠扭转、嵌顿疝及先天性肠旋转不良）。②内堵（瘤、石、虫）。③肠壁本身病变或损伤［先天性肠隔膜（蹼）或肠闭锁、炎症（Crohn病、憩室炎、溃疡性结肠炎和结核）、狭窄、放射性损伤或子宫内膜异位症］。

（2）功能性梗阻：系神经功能失调出现肠蠕动异常，分为：①麻痹性（肠肌的蠕动减弱），见于腹腔手术后、腹腔感染、腹腔炎症、腹膜后血肿、后腹膜分离的手术、神经根受压、严重电解质紊乱、阿片类药物、拟交感药、副交感阻断药。②痉挛性（肠肌强烈、不协调收缩），为暂时性，见于铅中毒。

（3）缺血性肠梗阻：肠管血供障碍致肠麻痹，见于肠系膜血管血栓形成或栓塞。

2. 根据肠壁血供有无障碍分类　①单纯性肠梗阻仅有肠内容通过障碍，无缺血或穿孔等并发症。②绞窄性肠梗阻是梗阻肠襻的血供明显障碍，原因有血管受压（肠扭转）或血管阻塞（肠系膜血管血栓形成或栓塞）；长时间单纯性梗阻肠壁小血管受压或微血栓形成也可发生绞窄。

3. 根据梗阻部位分类　①高位小肠梗阻。②低位小肠梗阻。③结肠梗阻。

4. 根据梗阻肠襻两端的通畅性分类　①开襻性肠梗阻（梗阻肠襻的远端不通，近端通）。②闭襻性肠梗阻（梗阻肠襻的两端均不通），见于肠扭转和结肠梗阻。闭襻性肠梗阻容易发生绞窄。

5. 根据肠腔通畅程度分类　①完全性肠梗阻。②不完全性肠梗阻。

6. 根据发病缓急分类　①急性梗阻（发病时间为几小时或几天，发展迅速，易发生绞窄）。②慢性梗阻（病程较长，伴营养不良、便秘和慢性病的其他体征，不容易绞窄）。

7. 根据病因分类　常见的肠梗阻依次为粘连性肠梗阻、嵌顿疝和肿瘤性肠梗阻。小肠梗阻病因中60%为术后肠粘连，20%为嵌顿性疝，其他原因有Crohn病、肠套叠、肠扭转和肠肿瘤。

（二）临床表现

1. 症状　在病史采集和体格检查中，重要的是既往腹部手术史、腹痛的性质（绞痛、阵发性痛抑或持续性痛）、腹胀情况和肠鸣音情况。

（1）痛：①阵发性绞痛是机械性肠梗阻的特征，梗阻部位越高，疼痛发作越频。②持续性阵发性加剧的绞痛提示缺血（绞窄）性肠梗阻或机械性肠梗阻伴感染。③持续性胀痛，无绞痛提示麻痹性肠梗阻。

（2）吐：①高位小肠梗阻呕吐早、频繁，吐出物呈胆汁样。②低位小肠梗阻呕吐迟、稀疏、量多、稠，吐出粪臭样物。③结肠梗阻呕吐迟，以腹胀为主。④吐出咖啡样物或血性物提示绞窄性肠梗阻。

（3）胀：①高位梗阻一般无腹胀，可有胃型。②低位梗阻腹胀出现迟，有肠型。③结肠梗阻腹胀出现早。④不均匀腹胀提示绞窄性肠梗阻。

（4）闭（停止肛门排便、排气）：见于急性完全性肠梗阻。梗阻初期、高位梗阻、不全性梗阻可有肛门排便、排气。血性便或果酱便见于绞窄性肠梗阻、肠套叠、肠系膜血管栓塞等。

2. 体格检查 具体如下。

（1）全身情况：单纯性肠梗阻可发生水、电解质和酸碱平衡紊乱。绞窄性肠梗阻可发生休克，表现为 T、P、R、BP 的改变。

（2）腹部：①望：腹部膨隆、肠蠕动波、肠型提示机械性肠梗阻；不均匀性腹胀提示肠扭转；均匀性腹胀提示麻痹性肠梗阻。②触：压痛提示单纯性肠梗阻；腹膜刺激征提示绞窄性肠梗阻；扪及痛性包块提示绞窄性肠梗阻；索条状肿块提示蛔虫性肠梗阻。③叩：移动性浊音提示腹内有渗液。④听：肠音亢进提示机械性肠梗阻；肠音消失提示麻痹性肠梗阻。⑤直肠指检：扪及肿块提示肿瘤或肠套叠的套头；血迹提示肠套叠或绞窄。

（三）辅助检查

（1）实验室检查：单纯性肠梗阻晚期，白细胞计数增加；血液浓缩后，红细胞计数增加、血细胞比容升高、尿比重增高。绞窄性肠梗阻早期即有白细胞计数增加。水、电解质紊乱时可伴 K^+、Na^+、Cl^-、CO_2CP 改变。磷酸肌酸激酶（CPK）测定对肠绞窄的诊断有一定意义。

（2）X 线腹部平片（AXR）：立位和卧位 AXR 在肠梗阻的诊断中都同样具有重要价值。①在梗阻 3~5h 后立位 AXR 可见到梗阻近段肠襻扩张和多个气液平，梗阻远段肠内无气体。小肠直径大于 3cm、近段结肠大于 8~10cm、乙状结肠大于 4~6cm 时，称肠扩张。②空肠梗阻 AXR 示"青鱼骨刺"征，结肠梗阻示结肠袋。③肠梗阻 X 线征、胆液内气体加右下腹不透光结石影是胆石性肠梗阻 X 线三联征。④肠梗阻，尤其当有坏疽、穿孔可能时，忌钡灌肠检查，因为钡剂溢入腹腔会加重腹膜炎。结肠梗阻和肠套叠时低压钡灌肠可提高确诊率。⑤闭襻性肠梗阻时气体难以进入闭锁肠襻内，因此在梗阻早期很难从 AXR 上识别。

（3）CT：不但可以了解梗阻存在与否，对是否存在绞窄也有良好的判断价值，如增强扫描时肠壁未见强化增强、腹水、肠系膜水肿、肠壁增厚和肠壁积气都提示绞窄性肠梗阻。CT 三维重建可以进一步提高诊断的正确率。

（四）诊断

诊断中必须辨明下列问题。

（1）有无梗阻：根据症状（痛、吐、胀、闭）、腹部体征（波、型、响）及 X 线（积气、液平、肠管扩张）可诊断。

（2）机械性梗阻抑或麻痹性梗阻：麻痹性梗阻见于腹膜炎和腹部手术后（参见本节分类），患者无阵发性绞痛，早期即有均匀性腹胀、肠音低或消失，AXR 示大、小肠均扩张。

（3）单纯性梗阻抑或绞窄性梗阻：这是肠梗阻诊断中最重要的问题。下列情况应考虑绞窄性梗阻。①全身情况：早期出现休克，一般抗休克治疗无效；体温高；脉率 >100 次/min、白细胞计数升高、血淀粉酶升高、代谢性酸中毒。②腹痛骤起、剧烈、伴或不伴腹膜刺激征；腹痛呈持续性阵发性加重伴腰痛或腹膜刺激征。③呕吐出现早、频繁。④腹胀不对称、可扪及固定痛性肿物。⑤血性液：呕吐物中、粪便中、腹穿液中或指检时发现血性液。⑥肠音消失。⑦影像检查：AXR 示扩张肠襻不随时间改变、空回肠转位或假肿瘤影（病变肠内有液体无气体，周围环绕着含气肠襻）；黏膜水肿、肠壁增厚、肠壁积气。CT 示梗阻处"鸟嘴样"狭窄、肠系膜水肿或血管充血、肠壁中度或重度增厚和肠壁积气，腹腔积液。超声示腹水多、肠襻扩张、无蠕动。血肌酸磷酸激酶（CPK）测定：肠绞窄坏死时 CPK 会增高。

（4）梗阻原因：可根据年龄、病史和体征作出判断。如新生儿以肠道先天性畸形多见；婴幼儿以肠套叠和疝多见；儿童以蛔虫性梗阻多见；青年以粘连性梗阻、疝及肠扭转多见；老年人则以肿瘤多见。

小肠梗阻病因中 60% 为术后肠粘连，20% 为嵌顿性疝，其他原因有 Crohn 病、肠套叠、肠扭转和肠肿瘤。肠扭转可很快发生坏死、穿孔，很少前驱临床表现。在医疗条件差的国家和地区，小肠梗阻最常见的原因是嵌顿疝，其次是肠粘连。

大肠梗阻病因中结肠癌占 65%，憩室病占 20%，结肠扭转占 5%（其中 90% 为乙状结肠扭转，10% 为盲肠扭转）。

（五）治疗

肠梗阻的诊断和治疗主要根据临床征象。原则是解除梗阻、治疗缺水、酸中毒、感染和休克等并发症。小肠梗阻，尤其是高位小肠梗阻，一般应尽早手术。对有机械性肠梗阻依据，又无手术史的患者，也应即时手术，不要等待。

1. 一般治疗　"四禁"（禁食、禁止灌肠、禁用强导泻剂、禁用强镇痛剂）、"四抗"（抗腹胀——胃肠减压、抗生素、抗水和电解质紊乱、抗休克）。

2. 非手术治疗　麻痹性和某些单纯性肠梗阻（如粘连、蛔虫、粪块、结核）可先考虑非手术治疗。方法有针灸、颠簸、麻油 200mL 经胃管注入、低压灌肠和解痉剂。

3. 手术治疗　具体如下。

（1）适应证：绞窄性梗阻（紧急手术）、闭襻性梗阻或极度扩张的结肠梗阻（尽早手术）和非手术治疗无效或恶化的单纯性梗阻。

（2）手术时机：对有手术适应证者要尽早手术，切勿坐失良机。围术期要用覆盖 Gram 阴性菌和厌氧菌的抗生素，降低术后切口和腹腔内感染的发生率。

（3）手术原则：①去除病因［松解粘连、解除疝环压迫、扭转复位、取蛔虫、切除病变肠管（肿瘤、坏死、狭窄）］。②排尽梗阻近侧肠道内的积气、积液，减少毒物吸收。③恢复肠道通畅，修补腹壁缺损。④腹腔清洗、引流。⑤对肠切除后可能发生短肠综合征的患者，可将"坏死"的肠管放回腹腔，等 24h 后再次探查（second－look），此时往往有部分"坏死"的肠管恢复了活力。

（4）肠管活力判断：①临床指标是肠壁色泽、肠系膜血管搏动、蠕动和切缘出血情况，但这些指标受低血容量和体温影响。②多普勒超声检查肠壁对系膜缘有无血流，距有血流处 1cm 切肠吻合是安全的。③静脉内注入荧光素 100mg，用紫外线灯观察肠壁有无荧光，可精确判断肠有无血供。

（六）小肠切除及吻合术要点

小肠手术最常见的指征是肠梗阻，往往是再次手术。

（1）切口：对粘连性肠梗阻患者，一般习用沿原切口进腹解除梗阻，切口应超过原切口瘢痕上方或下方 2cm，从无瘢痕处切开腹膜进腹，这有利于避开粘连入腹。进腹后分离粘连的策略是"先易后难"。笔者主张用剪刀钝锐结合分离粘连。

（2）小肠切除：在预定切除范围的肠系膜做"V"字形切开。先剪开系膜表面的腹膜，显露其下的系膜血管，用血管钳对拟切断的血管逐一钳夹、切断、结扎，最后切断小肠系膜的另一侧腹膜。

（3）吻合肠襻选择：要求供吻合的小肠血供良好，吻合后吻合口无张力。

（4）吻合：主张用单层间断吻合法，针距和边距均为 3mm。当小肠近远断端口径相差悬殊时（如肠梗阻肠切除后），可用 1/2 等分法进行吻合，即先在系膜缘和对系膜缘各置一针全层吻合线，打结。此后，每次都在两针中点缝第三针，直至吻合完毕。

二、粘连性肠梗阻

粘连性肠梗阻是最常见的一种肠梗阻，占小肠梗阻的一半以上。粘连可为广泛性，累及全部腹膜，也可为局限性，仅累及部分肠管。一般是腹部手术或腹内炎症后的并发症，常见于阑尾切除、子宫切除和腹会阴联合手术后；少数由胎粪性腹膜炎或 Meckel 系带等先天性因素所致。

剖腹术后早期（30d 内）粘连性肠梗阻的发生率约为 1%。大多数见于结肠手术等下腹部手术后，尤其是腹会阴联合手术，上腹部手术后很少发生这种肠梗阻。术后早期粘连性肠梗阻中 90% 为粘连，7% 为疝，剩余的原因是肠套叠、脓肿和技术问题。75% 的术后早期粘连性肠梗阻保守治疗有效，这种梗阻一般不会发生绞窄，如无特殊情况，应尽可能选择观察保守治疗。但对腹痛突然发生，短时间内肠鸣音由正常或亢进发展至消失者，或观察中有绞窄征象出现者，应及早手术。

大多数患者在术后 1~2 年内发生机械性肠梗阻。80% 的小肠粘连性梗阻非手术治疗有效，是否采取手术治疗取决于患者的临床表现。对不完全性梗阻、单纯性梗阻或广泛粘连者可行观察，保守治疗 48~72h，否则应手术治疗。

预防粘连的方法是精确止血，操作轻柔，不在腹内残留异物和用单股缝线关腹。

三、嵌顿或绞窄性疝

嵌顿疝是一肠段离开原来位置经腹壁缺损（外疝）或经肠系膜、网膜缺损（内疝）突出，被狭小的疝环卡压所致。

在肠梗阻的原因中，嵌顿疝仅次于粘连性肠梗阻，占第二位。内疝包括闭孔疝、十二指肠旁疝、Winslow 孔疝、膈疝和系膜孔疝，一般都在手术中才得到证实。对嵌顿疝应立即进行体液复苏，并送手术室手术。手术要点是解除嵌顿，切除无活力肠襻，修补缺损。

四、恶性肿瘤性肠梗阻

在肠梗阻原因中处于第三位的是恶性肿瘤性肠梗阻，其中最常见的是结肠腺癌，其次为类癌和淋巴瘤。肿瘤性肠梗阻多见于结肠，特别是左半结肠；小肠肿瘤致肠梗阻少见，多为不全性肠梗阻，常伴有消化道出血。

小肠肿瘤可分为良性和恶性，均可伴有消化道出血。良性小肠肿瘤所致的梗阻主要是肠套叠，表现为急性梗阻，可反复发作。恶性小肠肿瘤呈浸润性生长，因此，主要表现为不全性肠梗阻。

恶性肿瘤性肠梗阻中另一类是既往曾因恶性肿瘤手术，本次表现为肠梗阻入院的病例。这种患者是否为恶性肿瘤复发而致肠梗阻取决于原发恶性肿瘤的起源、原发恶性肿瘤的分期以及当初手术的方式（治愈性或姑息性）。一般来讲，胃癌和胰腺癌易发生腹膜种植，造成梗阻，而结直肠癌在切除后所发生的梗阻患者中，有一半以上为粘连性梗阻，即使是肿瘤复发，也有 75% 的病例可做肠捷径术。

五、肠扭转

肠襻沿其系膜纵轴旋转 180° 以上者称肠扭转，原因有肠系膜过长、肠管重量增加（餐、粪）或体位改变。肠扭转造成肠梗阻和不同程度的肠系膜血管受压。常见的肠扭转有小肠扭转和结肠扭转，结肠扭转不会在肠襻充满粪便的情况下发生。结肠扭转主要见于乙状结肠（90%），其次是盲肠（10%）。

（一）小肠扭转

小肠扭转多见于青壮年劳动者，患者多在餐后或劳动后突然发生腹部绞痛、频吐、很快出现休克，AXR 示空回肠换位或多形态小跨度肠襻等特有征象。小肠扭转应立即手术。

（二）乙状结肠扭转

乙状结肠扭转与慢性便秘有一定关系，导致乙状结肠冗长，活动度大。患者大多为长期不活动的体弱老年男性，15% 的人有使用精神性药物史。

1. 诊断　表现为突然腹痛，呕吐不著、腹胀显著呈鼓音、便秘。AXR 示极度扩张的乙状结肠襻，其内有两个气液平。CT 可以见到特征性的肠系膜"漩涡改变"。低压盐水灌肠不能灌入 500mL。泛影葡胺灌肠见梗阻部呈典型的"鸟嘴样"改变。疑有肠坏疽者，忌灌肠。

2. 治疗　原则是体液复苏，尽早减压。①如没有腹膜炎体征，首选纤维乙状结肠镜下将镜子缓慢推进直至气体和粪液喷出，并置入肛管排气、排液，保留 1~2d。然后在充分的肠道准备下择期行乙状结肠切除术，否则，复发率达 40%。乙状结肠缝合固定术和乙状结肠系膜折叠术的疗效均不可靠。本病非手术治疗复发率很高。②若患者有腹膜炎体征、全身感染症状、休克或肠镜下发现有血性物或黏膜溃疡，应急诊行液体复苏和乙状结肠切除、近侧结肠造口术，以后再考虑二期手术恢复肠道通畅。

（三）盲肠扭转

正常盲肠固定于后腹壁。若盲肠在胚胎时未固定，盲肠和升结肠系膜过长，活动度过大，则容易发生扭转。盲肠扭转是以回结肠动脉为轴心，属闭襻性肠梗阻。

1. 诊断　临床上为急性小肠梗阻表现，有腹膜刺激征时提示肠绞窄。AXR 和钡灌肠有助于诊断。

2. 治疗　原则是立即手术，诊断和治疗的延误可导致死亡率增高。总死亡率约 10%。①有血运障碍时，应做右半结肠切除，然后根据患者情况行回肠横结肠吻合或末端回肠造口术。②无血运障碍时，可在扭转之结肠复位后，将盲肠与侧腹壁缝合固定。

六、肠套叠

原发性肠套叠多见于 2 岁以内的小儿，原因不明，可能与病毒感染有关。继发性肠套叠多见于成人，占肠套叠的 5%，其中 65% 以上的患者肠腔内有息肉样肿瘤，如脂肪瘤等小肠和结肠内的良性肿瘤。

1. 临床特点　①阵发性腹痛、呕吐、黏液血便和腹部肿块四大症状。②直肠指检可扪及宫颈样套入部及果酱样便。③钡灌肠见钡剂阻于杯口阴影部，这是诊断肠套叠的主要手段。

2. 治疗　原发性肠套叠48h 内、无腹膜炎者可通过灌肠复位治疗，否则，应手术治疗。继发性肠套叠应手术治疗，不主张用灌肠复位治疗。

七、急性肠系膜缺血综合征

腹腔动脉与肠系膜上动脉通过胰十二指肠动脉弓相交通；肠系膜上动脉与肠系膜下动脉通过 Drummond 边缘动脉弓和 Riolan 结肠系膜动脉弓相互吻合；肠系膜下动脉与髂内动脉通过直肠上动脉经直肠中、下动脉弓相沟通。因此，除肠系膜上动脉外，在肠系膜下动脉和髂内动脉两支中，任何一支发生闭塞，都不会导致肠缺血。

（一）肠系膜上动脉栓塞

本病占急性肠系膜缺血的 1/2，早期诊断困难，死亡率高。栓子一般来源于心脏，常见的是房颤和心肌梗死后的附壁血栓，此外，心律失常、心脏解剖缺损、心房黏液瘤也可有栓子脱落。横结肠中动脉分叉以远是肠系膜上动脉栓塞最常见的部位，因此，近侧空肠的血供一般不受影响。

1. 诊断　具体如下。

（1）典型临床表现是患者在全身情况良好的前提下突然出现 Bergan 三联征。①中上腹持续性剧痛阵发加剧骤然发作，患者可以准确记忆发病的时间。②在剧痛时发生强烈的胃肠道排空症状，表现为呕吐或"爆炸性"排便。③器质性心脏病或栓塞史，心脏检查可发现心律不齐、杂音或心脏增大。

（2）发病早期腹部检查的特点是"重症轻征"，症状重、体征轻（无压痛和反跳痛）。后期表现为腹膜刺激征、血便、休克。25% 的患者既往有栓塞病史。

（3）确诊的"金标准"是血管造影和剖腹探查。血管造影耗时，又会延误剖腹探查时机，仅适用于不全性闭塞（病情迁延）病例。多排螺旋 CT 增强加血管三维重建已逐渐取代血管造影的地位。Doppler 超声虽然也可用于诊断，但欠确切。对年龄大于 50 岁突然剧烈腹痛，症征不符的患者应该立即进行剖腹探查。

2. 治疗 首选开腹取栓。

（1）如果先选择血管造影，无论患者是否为闭塞性肠缺血，都可经导管灌注盐酸罂粟碱，先用 2min 推注罂粟碱 60mg，然后按 30~60mg/h 泵入，再进行手术取栓。

（2）在剖腹探查中确诊者，应进行手术取栓或坏死肠段切除。在手术恢复肠系膜血供前，不要先切除肠管，因为部分似无活力的缺血肠管在血供恢复后，仍然可以恢复。

（3）确诊后应立即进行体液复苏、肝素化、患者立即送手术室。

（4）预防用抗生素，并进行血流动力学监测。栓子多位于动脉分叉处，常见的部位是胰十二指肠下动脉或结肠中动脉起始处。因此近侧空肠的血供一般不受影响。一般在横结肠系膜下方、胰腺下缘切开后腹膜（切断 Treitz 韧带），沿结肠中动脉起始部寻找显露肠系膜上动脉，阻断栓子近、远侧动脉，横行切开动脉前壁，用 3~4F 的 Fogarty 管先取远侧的栓子，后取主干的栓子，然后注入罂粟碱。用 5-0 或 6-0 Prolene 线缝合动脉切口（间断缝合、连续缝合均可），血流再通后，肠管的颜色会明显改善。探查全部肠管，确认无缺血后再关腹。

肠系膜上动脉的远端如果没有血栓，即使反流弱也不会有问题，注意不要反复取栓以免损伤血管内膜。阻断肠系膜上动脉要用血管钳，不要用狗头夹，因其力量不足。

（5）如果剩余肠道长度不足 2m，则应严格限制肠切除范围，必要时将"生机可疑的肠管"放回腹腔，24h 后做"再次探查"（second-look），此时，偶可见到跳跃式分布的梗死区，宁可做多个吻合最大限度地保留肠管长度。

（二）肠系膜上动脉血栓形成

患者有动脉粥样硬化的基础。邻近腹主动脉肠系膜上动脉的开口处是肠系膜上动脉血栓形成最常见的部位，全部小肠和右半结肠的血供一般都会受影响。

1. 诊断 ①表现为剧烈的中腹部疼痛，但发病不像栓塞那样突然。②部分患者既往有多次肠缺血绞痛史，临床特点是进餐后诱发肠缺血性绞痛，结果患者惧怕进餐，出现消瘦。③有些患者有恶心、呕吐、便秘等肠运动功能障碍表现，常被疑诊为肠道恶性肿瘤而进行检查。也可以表现为腹胀而误诊为肠梗阻，直到白细胞明显升高以及病情急剧恶化时才进行动脉造影确诊。④内脏动脉造影有助于诊断，但闭塞的部位比 X 线检查所显示的往往要广泛得多。⑤血管超声肠系膜上动脉收缩期峰值流速 >275cm/s 提示狭窄程度 >70%，肠系膜上动脉舒张末期流速 >45cm/s 提示狭窄程度 >50%。

2. 治疗 原则是恢复肠道灌注。①本病须紧急手术，坏死肠管应切除之；对慢性缺血的部位也要用人造血管或自体静脉做血管再通手术。常用的术式是右髂动脉-回结肠动脉侧侧吻合、肠系膜上动脉-腹主动脉侧侧吻合以及肠系膜上动脉-腹主动脉架桥吻合。②由于这种患者全身情况差、消瘦、营养不良、免疫功能差、愈合能力差，手术风险很大。③对无肠坏死者，可用溶栓剂灌注等方法达到暂时维持肠管活力的目的，如果该方法有效，待营养改善后择期手术。

（三）肠系膜上静脉血栓形成

肠系膜上静脉血栓形成起病急、累及范围广者可导致小肠广泛坏死，危害不亚于肠系膜上动脉闭塞。由于病情复杂，早期诊断困难，临床上应予重视。

1. 病因 一般由肿瘤或血液病高凝状态所致（红细胞增多症）。

2. 临床表现 缺乏特征性。轻重不一，可以无症状，也可以极为严重。典型临床表现是缓慢的进行性全腹痛和腹胀、厌食和呕吐，进展不如急性肠系膜动脉缺血那样迅速，易与肠梗阻相混淆。可以有消化道隐性出血，没有肉眼出血。

3. 诊断 具体如下。

（1）CT 检查可发现肠系膜静脉壁有造影剂浓聚，但静脉腔内无造影剂流过。CT 典型三联征为肠系膜上静脉低密度、小肠壁增厚以及腹腔积液。

（2）腹部平片可以显示小肠壁增厚和门静脉内气体。

（3）经腹腔动脉或肠系膜上动脉门静脉造影可以发现肠系膜上静脉闭塞。

4. 治疗　手术处理对静脉闭塞效果不理想。溶栓疗法治疗本病的效果也不明了。因此，一旦明确诊断，只有选择全身抗凝治疗，限制血栓进一步发展。同时治疗原发病。如诊断及时，治疗恰当，75%的患者可通过非手术疗法治愈。

（1）许多患者是在剖腹后才得到明确诊断：如果术前明确了诊断，手术应该推迟到出现肠坏死依据。手术原则是尽可能保留足够长度的有生机的肠管。

（2）这些患者容易发生血流动力学不稳定和多脏器衰竭，围术期处理需要内科支持治疗，包括ICU监护、气管插管、肠外营养和广谱抗生素等。

八、麻痹性肠梗阻

麻痹性肠梗阻（ileus）是指肠运动功能障碍而造成的功能性梗阻。这里主要介绍术后麻痹性肠梗阻。术后肠功能恢复迟缓受许多因素影响，如腹膜炎、毒性肠内容物（酸、胆汁、粪）的溢出、交感神经亢进、内源性阿片样物质和其他肽类（降钙素基因相关肽和胃动素）释放增多、抗胆碱和镇痛药的应用、低钾血症、高钙血症或低钙血症、低镁血症、尿毒症、糖尿病酮症酸中毒、甲状腺功能低下。

（一）诊断

不同手术后肠功能的恢复时间不同，如胆囊切除后一般不会超过48h，而结肠低位前切除后可达3~5d。超过预计时间肠功能仍然未恢复，患者诉腹胀，腹部平片示小肠和大肠均有积气时，应考虑麻痹性肠梗阻。但要注意与术后早期粘连性肠梗阻鉴别。CT扫描有助于鉴别，并且可发现脓肿等其他病变。

（二）治疗

临床研究表明甲氧氯普胺、西沙必利和红霉素能加速胃排空，对上消化道的麻痹性梗阻有效。手术操作应细致、轻柔，少用镇痛药，防止电解质和代谢紊乱，及早识别感染并发症，可防止麻痹性肠梗阻。

九、假性结肠梗阻

假性结肠梗阻又称Ogilvie综合征，是大肠的一种以急速进行性腹胀为特征的无痛性麻痹性肠梗阻，主要累及右半结肠。这种梗阻为非机械性，但盲肠壁可因极度扩张而发生血运障碍和坏疽，甚至穿孔、腹膜炎和休克。

（一）病因

（1）原发性假性结肠梗阻是一种空腔脏器肌病综合征或弥漫性肠壁自主神经动力性疾病。

（2）继发性假性结肠梗阻比较常见，可能病因很多，确切病因仍不清楚。主要诱发因素是严重创伤、骨科手术、急性心脏疾病或冠状动脉搭桥手术、急性神经疾病或神经外科手术等。发病机制之一是交感神经兴奋过度、骶副交感神经传出障碍。支持该理论的间接依据是新斯的明治疗该病有效，此外，用硬膜外麻醉阻断交感神经后也有效。

（二）诊断

除临床表现外，确诊性检查首推水溶性造影剂灌肠。可以用排除法来诊断。

（1）一般见于老年患者，服地高辛或抗帕金森病药物者。但是最常见的还是重症患者。

（2）起病缓急：假性肠梗阻可以急性发病，也可以慢性起病。急性发病者多有慢性肾、呼吸道、脑或心血管疾病，一般仅累及结肠；而慢性起病者多累及胃肠道的其他部位，表现为亚急性发作或不全性肠梗阻，且有反复发作倾向。对既往有慢性病突然发生腹胀的患者，应该考虑急性假性结肠梗阻的诊断。

（3）早期表现是腹胀，无腹部疼痛和压痛，晚期症状与一般肠梗阻相似。此时，患者的腹部呈鼓音、无压痛，肠鸣音存在。

肠壁血运障碍的临床特点是局限性压痛，白细胞增多，代谢性酸中毒，全身感染征象和全身情况迅速恶化。

（4）AXR 示结肠扩张，以右侧结肠和横结肠为著，貌似大肠梗阻。但是，结肠扩张与小肠扩张不成比例。在肝曲或脾曲处常有切断征。

疑为假性结肠梗阻时，只要患者的全身情况允许，都应该做低压水溶性造影剂灌肠，这是诊断假性结肠梗阻最有意义的检查手段，可以鉴别机械性抑或假性（非机械性）。

（5）结肠镜对假性梗阻既有诊断价值，又可减压治疗。

（6）本病应与肠扭转、机械性肠梗阻、先天性巨结肠、中毒性巨结肠和粪块堵塞等鉴别。

（三）治疗

大多数患者经保守治疗有效。

（1）补充细胞外容量、纠正水和电解质及代谢紊乱，胃肠减压。停用阿片等抑制肠蠕动的药物，动态观察腹部情况并做 X 线检查。

（2）保守治疗 48h 结肠扩张不能缓解者或盲肠直径大于 12cm，同时无肠壁血运障碍或中毒症状的患者，可行结肠镜下肠腔减压，60%～90% 有效。缺点是有结肠穿孔之虞。此外，若结肠再次扩张，可能需要再次行结肠镜减压。肛管减压对近段结肠扩张无效。

（3）假性结肠梗阻的诊断明确，排除机械性肠梗阻（通过水溶性造影剂灌肠或结肠镜）后，可用新斯的明 2.5mg 静脉缓慢注入（2mg/h），不良反应是心动过缓，用药时应该监测心率，备阿托品，心脏病患者不宜使用新斯的明。

（4）T_7 硬膜外注射利多卡因阻断结肠的交感神经丛可以缓解本病。

（5）疑有肠血供障碍或结肠镜减压失败时，应考虑手术切除坏疽肠襻，行回肠或结肠造口术，待Ⅱ期行吻合术。

十、内疝

（一）发病率

在急性肠梗阻的患者中，内疝不足 5%。内疝并发肠扭转时，绞窄和坏疽的发生率达 80%。

（二）病因和病理

有先天性和后天性原因之分。

1. 先天性原因　包括肠旋转失常所致的结肠系膜疝（mesocolic hernias，又称十二指肠旁疝，分左、右两类），以及回盲系膜异常开口所致的跨系膜疝（transmesenteric hernias）。其他比较少见的还有盲肠旁疝（paracecal hernias）、乙状结肠系膜疝、横结肠系膜疝、胃结肠韧带疝、肝胃韧带疝和大网膜疝。

（1）右侧结肠系膜疝形成是动脉前的中肠肠襻未能绕肠系膜上动脉旋转，结果，大部分小肠依旧位于肠系膜上动脉右侧。与此同时，盲肠和近侧结肠向右侧的逆时针旋转以及与后腹膜的固定照常进行，结果小肠被裹入右侧结肠的系膜后方（右侧结肠的系膜构成了疝囊的前壁），回结肠血管、右结肠血管和横结肠血管都走行于疝囊前壁中，肠系膜上动脉沿疝囊颈的内下缘走行。

（2）左侧结肠系膜疝是小肠在肠系膜下静脉与后腹壁之间突出，降结肠系膜构成疝囊的前壁，肠系膜下动脉和下静脉都走行于疝囊前壁中。

2. 后天性原因　有肠切除后和肠造口后系膜孔缺陷。既往手术形成的粘连也可以有小肠疝入。

（三）诊断

一般需要等到肠襻疝入腹内缺损处形成肠梗阻才能得到诊断。先天原因所致的内疝，既往可以没有腹部手术史。内疝继发急性肠梗阻的死亡率为 10%～16%。

（1）症状：同小肠梗阻，没有腹外疝的依据。此时，肠梗阻和肠绞窄的诊断都依据临床，不依靠实验室。

（2）影像检查：AXR 示小肠梗阻征象，术前腹部 CT 有助于确立内疝的诊断。也可以做造影检查。

（3）鉴别诊断：需要与肠梗阻的其他原因做鉴别，如粘连、恶性肿瘤、胆石性肠梗阻以及肠套叠。

（四）治疗

内疝的诊断一般是在肠梗阻剖腹探查术中作出。

梗阻近侧肠襻扩张、水肿、脆，梗阻远侧肠襻塌陷。疝复位后应该对肠襻的活力进行评估，没有活力的肠襻应该切除。如果有大段的肠襻活力存在疑问，可以暂时关腹，24～48h 后再次剖腹（second - look laparotomy），往往能减少肠襻的切除长度。疝的缺损部位应该用不可吸收线一期缝闭。

（1）右侧结肠系膜疝的手术方式是沿右侧结肠外侧剪开腹膜反折，把盲肠和右半结肠翻向左侧，肠道的位置按胚胎期未旋转的中肠（动脉前中肠和动脉后中肠）放置。不要切开疝囊颈，以免损伤肠系膜上血管，也不可能使疝出的小肠回纳。

（2）左侧结肠系膜疝的手术方式是沿肠系膜下静脉右侧剪开后腹膜与后腹壁的附着，在肠系膜下静脉下方回纳疝出的小肠。最后，将静脉旁的腹膜与后腹壁缝合，关闭疝囊颈。

（孔　刚）

第五节　肠瘘

肠瘘（intestinal fistula）是由于某种原因造成肠管与其他器官之间，或肠管与肠管之间，或与腹腔内、外之间的病理性通道称为肠瘘，它是外科常见的重病症。肠瘘临床上可造成一系列病理生理紊乱及严重并发症，以致危及生命。

一、病因病理

1. 病因　肠瘘有先天性因素和后天性因素两种，以后天性因素最为多见。先天性因素如直肠会阴瘘，先天性卵黄管未闭形成的肠脐瘘，或称卵黄瘘、脐粪瘘。后天性因素又可分为良性及恶性两种。

（1）良性肠瘘：多继发于以下情况。①腹部手术后，如吻合口瘘，腹部其他手术损伤肠管等，约占 81.2%；②腹部创伤，如急性外伤性肠破裂，迟延性肠破裂（指肠壁某一处挫伤，当时没有破裂，以后该处肠壁逐渐出现血运障碍，坏死破裂，表现有腹膜炎或形成内瘘，也有向腹壁伤口破溃、形成外瘘，一般在伤后一周内发生；③肠梗阻，肠套叠所致肠壁血运障碍、坏死、破裂形成瘘；④炎症性疾病，如肠结核，克隆氏病，肠伤寒穿孔形成瘘；⑤腹腔引流管（含 T 形管），放置时间过长，压迫邻近肠管，使肠壁血运发生障碍，拔管后出现瘘；⑥腹腔严重感染，是指感染范围广，持续时间长和合并有多脏器功能障碍的腹腔感染。导致腹腔严重感染的常见病因有腹部多发伤、重症胰腺炎和术后胃肠道瘘等。近年来提出的第三型腹膜炎也应归于腹腔严重感染。所谓的第三型腹膜炎是指在原发和继发性腹膜炎经手术和抗生素治疗后腹腔感染仍持续或复发。第三型腹膜炎的概念最初由 Rotstein 提出，亦有称之为复发性或持续性腹膜炎。可表现有膈下脓肿，腹腔各间隙脓肿和实质性脏器的脓肿等，如处理不及时、不利可并发肠瘘。

（2）恶性肠瘘：见于癌肿或其他恶性肿瘤浸润及盆腔放射治疗后致使肠管损伤、穿孔形成的肠瘘。

2. 病理　肠瘘的病理过程，大致分为四期：①腹膜炎期：肠内容物经肠壁缺损处流出，对腹腔周围器官产生剧烈刺激，引起腹膜炎反应，此期多发生在瘘后 3～5 天。②腹内脓肿期：随着肠内容物的不断排出，引起腹膜炎进一步的炎症性反应伴有腹腔内纤维素性渗出与周围器官粘连而使渗漏液局限，形成脓肿，多发生在瘘后 7～10 天。③瘘管形成期：上述脓肿若得不到及时引流，可自发性破溃致体表或破向周围器官，形成瘘管，液体排出。④瘘管闭合期：随着全身状况改善，引流通畅，周围炎症反应消退及纤维组织增生，瘘管将被肉芽组织充填并形成纤维性瘢痕而愈合。

管状瘘由肉芽组织被覆于瘘管壁，临床表现较轻，易愈合。唇状瘘全部由上皮（皮肤或黏膜）覆盖瘘管，临床表现较重，不易愈合。

二、分类

（1）按肠腔与外界是否相通分为：①肠外瘘：肠管与体表相通；②肠内瘘：肠管与肠管之间，或与腹腔脏器之间相通。

（2）按瘘口形态分：①管状瘘：指肠壁瘘口与腹壁瘘口之间形成的瘘管；②唇状瘘：指肠壁直接与皮肤粘连成瘘，瘘处肠黏膜上皮与皮肤愈着并外翻成唇状；③断端瘘：指肠管完全或接近完全断裂而形成，肠内容物全部从瘘口流出体外。临床少见，不能自愈，需手术治疗。

1）按发生部位分高位肠瘘（包括胃、十二指肠、空肠上断 100cm 段瘘）、低位肠瘘（指空肠 100cm 以下，回肠与结肠的瘘）。

2）按肠液丢失量：可分高流量瘘和低流量瘘，前者每日瘘出量 > 500mL，后者每日瘘出量 <500mL。

3）按瘘口数量：可分为单个瘘口和多发瘘。腹壁上的瘘口可单个也可以是多个，2 个以上瘘口称为多发性瘘。

三、临床表现

（1）发热：呈持续性高热，为炎症介质刺激，感染、中毒所致。

（2）腹痛：呈持续性腹痛，并伴明显腹膜刺激征，压痛反跳痛，患者还有面色苍白、出汗、血压下降、脉搏增快至 100 次/min 以上。

（3）高位肠外瘘者可排出大量肠液，低位肠外瘘者排除物为粪便，量少，有臭味。

（4）水电解质代谢紊乱：肠瘘位置越高丢失体液越多，代谢紊乱也越重，患者呈现脱水症状，营养亦差，死亡率高。

四、临床检查

钡餐造影或钡灌肠造影检查：可帮助诊断肠内瘘的发生及位置，亦可帮助诊断肠外瘘是否通畅。

（1）X 线检查：可见膈下游离气体，十二指肠瘘者可见腹膜后积气或右侧腰大肌影模糊。

（2）B 超检查：可以发现腹腔积液，是否形成液腔。

（3）CT 检查：可发现十二指肠腔损伤，右肾前间隙游离气体或液体，右肾模糊和十二指肠扩张等，对十二指肠瘘的诊断有较大意义。

（4）亚甲蓝检查：采用 0.5% 亚甲蓝 100mL 口服，如发现有蓝色液体流出体外或从引流管内流出，说明有肠瘘，或由胃管注入约 4h 后在 B 超引导下行腹腔穿刺，若抽出含亚甲蓝的液体即证明有肠瘘。

五、诊断

对于外科患者腹部手术后若腹腔引流量逐渐增多，引流瓶内或切口流出肠内容物，或有恶臭味即有肠瘘的发生，若患者腹胀，腹痛，体温升高，腹肌紧张，压痛及反跳痛明显此时可采用口服或胃管注入亚甲蓝协助诊断，直肠阴道瘘者可见阴道有粪便流出，直肠膀胱瘘者尿液中可混有粪便。

六、治疗

20 世纪 70 年代前，发现肠瘘施行早期手术，但术后再瘘发生率为 80%～90%，死亡率高达 70%，也曾有人对肠瘘患者立即行缝合修补术，结果瘘口越缝越大，反复缝合，反复失败，直至死亡。20 世纪 70 年代以后，临床工作者对肠瘘的病理生理有了深入的认识，发现肠瘘的瘘口均有一个由小变大、由大变小的病理过程，此时肠壁充血、水肿，切忌手术缝合，应该采用非手术治疗，即使有必要做手术，也只是行腹腔引流术或把瘘口提致腹壁作造瘘术，而不是行瘘口缝合术。

1. 非手术治疗　具体如下。

（1）禁食，一般 2 周。

（2）控制感染，维持水电解质平衡，保持引流管通畅，充分引流，同时注意瘘口周围皮肤的保护，如涂氧化锌软膏等。

（3）营养支持：早期应用静脉内营养支持，瘘2周后肠壁水肿消退，局部组织修复可使瘘口由大变小，此时可逐渐给予肠内营养和经口饮食。

（4）药物治疗：生长抑素能显著降低胃肠道分泌，减少肠外瘘的流量，有利于瘘口的愈合。生长激素可促进蛋白质的合成，加速组织的修复。常见生长抑素（思他宁6mg/d或善宁10mg/d），肠液明显减少时（<100mL/d）时，停用生长抑素，改用生长激素（思增，8~12U/d），至瘘口愈合3天以上停用生长激素，使用生长抑素时，应用全肠外营养；使用生长激素时，应用全肠内营养或肠内营养+肠外营养。

（5）在影像学（如B超，CT）引导下，经皮穿刺置管引流，适用肠瘘后腹腔感染比较局限，或者少数脓肿形成，同时患者全身情况差，不能耐受手术引流者。

2. 手术治疗　具体如下。

（1）早期腹腔引流术：肠瘘发生后，患者高烧，腹膜炎及中毒症状明显者，应早期行腹腔引流术，彻底清洗腹腔，置管充分引流。

（2）瘘口造口术：术中发现瘘口大，腹腔污染严重，不能耐受一次性彻底手术者，可松解瘘口两侧肠管，将瘘口提出腹壁外，行瘘口造口术，待腹腔炎症完全控制，粘连组织大部分吸收，患者全身情况改善后再行二次手术，即切除瘘口，肠管行端端吻合术，将肠管还纳腹腔。

（3）早期确定性手术：即切除外瘘肠段消除瘘的手术。术中吻合口处一定置引流管，以防再瘘。2001年，南京军区总医院普外科研究所在中华外科杂志第3期报道，在肠瘘发生14天内施行肠外瘘肠段切除，肠壁用吻合器端端吻合术，术后配合应用生长激素和静脉高营养，能够治愈肠外瘘，术后再发肠瘘发生率为11.5%（3/26）。手术的关键条件：①病例选择得当，无腹腔严重感染，无重度营养不良，无其他严重并发症；②用吻合器吻合；③术后72h内使用生长激素，重组人生长激素（rhgh）按0.16U/（kg·d）给予。此时应停用生长抑素。同时给予静脉高营养治疗。如果不具备这些条件，就不用作早期确定性手术。

（4）肠段部分切除、肠吻合术：经过2~3周非手术治疗，多数肠瘘可自愈，但有以下情况是不能自愈的：①肠管远端有梗阻；②瘘口周围有脓肿，感染严重；③瘘口周围有异物、不清除、不可能愈合；④恶性肠瘘；⑤重度营养不良：需补充营养、纠正水电解质紊乱后行手术治疗；⑥断端瘘：对于这些不能自愈的肠瘘均需要手术治疗，切除部分肠段行肠端端吻合术。

手术时机一般选择肠瘘发生3~6个月后进行。手术方法先分离粘连，然后行肠段部分切除，肠端端吻合术。对于瘘口小，周围肠壁组织正常者，也可行肠瘘局部楔形切除、吻合术。

对于瘘管比较直的单个瘘，有的学者采用胶片、胶管、医用胶等材料进行封堵，也取得一定疗效。

七、预后

早期发现，充分引流，控制感染，维持水、电解质平衡及足够的营养支持，同时选择适当的手术时机与方式治疗，患者一般预后较好。

（孔　刚）

第六节　小肠肿瘤

小肠黏膜约占全消化道黏膜的90%，但是小肠肿瘤的发病率远较胃、结肠及直肠为少见，仅占全胃肠道肿瘤的1%~6%。就恶性肿瘤的发病率而论，小肠、胃和结肠、直肠的比例为1：120：40，这可能与肠内容物通过小肠速度快，减少了致癌物质与肠黏膜的接触时间以及大量肠液对潜在致癌物的稀释等因素有关。原发性小肠肿瘤的组织发生具有多样性，从而使其在消化道肿瘤中颇具特色。小肠肿瘤有来自上皮的，亦有来自间质的。恶性肿瘤居多，约占全部小肠肿瘤的3/4，良性肿瘤占1/4。小肠肿瘤虽然发病率低，但临床表现各异，病理类型多，临床检查方法受客观条件限制较大，因而误诊、漏诊率较高。

（一）流行病学

据南京市第一医院统计，1938—1991年我国共报道原发性小肠肿瘤10 619例，其中良性肿瘤2 881例，占27.1%；恶性肿瘤7 738例，占72.9%。小肠肿瘤以男性居多（男女比为1.64∶1），发病年龄多在40岁以上（59.7%），平均43.3岁。

国内外资料均提示小肠良性肿瘤以腺瘤为多见，恶性以腺癌为多见。无论良性或恶性肿瘤，均可发生于十二指肠、空肠、回肠等各段小肠，但小肠恶性肿瘤多发生于十二指肠，愈向远端愈少。

（二）病理

原发性小肠肿瘤无论国内外均以恶性肿瘤居多，良、恶性肿瘤比约为1∶3。

不同的小肠肿瘤在小肠不同部位的分布，似有一定的倾向。国外报告小肠良性肿瘤主要发生在回肠，其次为十二指肠，空肠略少；小肠恶性肿瘤好发部位依次为末端回肠、十二指肠及空肠。国内报告良性小肠肿瘤发生部位为空肠较回肠为多，十二指肠较少；恶性肿瘤依次为十二指肠、回肠、空肠，均不同于国外统计。

（三）临床表现

小肠肿瘤缺乏特异性临床表现，早期诊断困难。良性肿瘤多数无症状，部分以急腹症或腹部包块而就诊，过去主要靠手术和尸解发现。恶性肿瘤至中晚期才出现症状，临床表现多样、复杂且无规律。小肠肿瘤的常见临床表现如下。

1. 共性　具体如下。

（1）腹痛：腹痛为最常见症状，可因肠梗阻、肿瘤的牵拉、肠管蠕动失调以及瘤体中心坏死继发炎症、溃疡、穿孔等引起。当肿瘤逐渐增大可引起肠道堵塞；肿瘤侵犯肠壁同样可以逐步引起肠管的狭窄及梗阻。这类梗阻多见于小肠恶性肿瘤。肠套叠多半是小肠良性肿瘤所致，可急性发作，也可反复慢性发作。小肠肿瘤的腹痛具有慢性、间歇性和进行性加重的特点。有时经一般治疗可得到一段时间的缓解，常被误认为肠功能紊乱、肠炎、肠痉挛等而延误诊断。

（2）腹部肿块：由于小肠活动度大、位置又不固定，所以小肠肿瘤在体检时偶可扪及肿块，但有时摸不到。这种肿块在较大的肉瘤为多见。良性肿瘤表面光滑，活动度大。恶性肿瘤可呈分叶状，有的表面有结节感，活动度可大可小，可有压痛。肿块由恶性肿瘤、粘连聚积的大网膜、小肠和成团的淋巴结组成。

（3）消化道出血：有1/3~2/3的病人因肿瘤表面溃烂、溃疡或坏死而引起出血。大量出血时以柏油便、暗红色血便为主，少量时大便隐血试验呈阳性。也可出现间断性少量出血，长时间可产生缺铁性贫血。常见引起出血的小肠肿瘤为平滑肌瘤、血管瘤、平滑肌肉瘤、腺癌和恶性淋巴瘤等。

（4）肠梗阻：小肠肿瘤生长到一定程度才发生梗阻，且多为不全性肠梗阻。腺癌、平滑肌瘤的肠梗阻发生率较高。

（5）腹泻：小肠肿瘤腹泻的发生率各家报道不一。起病初期排便次数并不增加，仅有粪便性状改变，由成形变为不成形，无明显黏液和血便。随着病情发展，排便次数增加，黏液增多，但血便不多见。小肠肉瘤腹泻较常见。

（6）肠穿孔：少数恶性肿瘤发展到晚期可形成肠穿孔，引起弥漫性腹膜炎，亦可慢性穿破，形成炎性包块、脓肿或内瘘。

（7）全身症状：除肿瘤反复出血导致贫血外，小肠恶性肿瘤尚可引起低热、消瘦、乏力或消化不良等全身症状。

2. 不同的小肠肿瘤的特异表现　具体如下。

（1）平滑肌瘤和肉瘤：具有外生性和出血性两大特点，有的肿瘤向肠壁外生长。黏膜较易出现糜烂、溃疡和出血。有时也会引起肠套叠、肠扭转导致肠梗阻，甚至穿孔。80%的平滑肌肉瘤患者可扪及腹块。

（2）血管瘤：主要症状是出血，亦可引起肠梗阻。

（3）腺癌：早期缺乏症状，随后多有腹痛和消化道出血，长期出血可导致贫血。肿瘤生长至一定程度则出现肠梗阻症状，癌肿亦可引起小肠穿孔。癌肿的部位不同，其临床表现也有所不同，如发生在十二指肠上段的癌可表现出类似十二指肠球部溃疡的中上腹痛，之后出现高位肠梗阻的表现；十二指肠乳头周围则常表现为肠梗阻、出血以及梗阻性黄疸。部分患者可扪及腹块。

（4）淋巴瘤：小肠淋巴瘤的主要症状为慢性肠梗阻而致间歇性腹痛，亦可有消化道出血，多数患者可有消瘦、乏力、发热等症状，有的呈周期性发热。约半数患者可触及腹块，当肿块压迫肠系膜静脉及淋巴管时可致腹水、下肢水肿。当小肠黏膜上有较广泛的肿瘤浸润时可发生吸收不良综合征。

（5）小肠类癌：当消化道类癌转移至肝脏时，可出现以发作性潮红、腹泻及哮喘为主的特征性全身症状，称为类癌综合征。类癌综合征的发生率占类癌的1%～2%，主要发生在回肠类癌患者中。由于类癌表面很少形成溃疡，故少见消化道出血；生长较缓慢而少见有肠梗阻出现，故常无典型症状。

（四）诊断

小肠肿瘤早期诊断颇为困难，术前正确诊断率仅为21%～53%。小肠肿瘤患者，多因腹痛、腹部肿块或消化道出血等症状来就诊。如初步检查排除了常见的病因，或不能作出明确诊断，应考虑到有小肠肿瘤的可能，需进一步检查，尤其是伴随以下症状、体征者：①不明原因的脐周疼痛，进食后加重，排便后缓解；②间歇性便血或腹泻，纤维胃镜及结肠镜未见异常；③成人肠套叠。

1. 肠道X线检查　凡疑为小肠肿瘤者，首先应摄腹部平片，了解有无液平、肠管扩张等肠梗阻征象。如疑十二指肠病变可做低张十二指肠造影。

自小肠气钡双重造影应用于临床以来，小肠肿瘤的诊断有了明显提高。本法从十二指肠直接注入钡剂和空气，使小肠充分扩张，黏膜展平，有利于病变的观察。这是目前较理想的检查方法，有35%～73%的病例可确诊。回肠末端肿瘤可用结肠气钡逆行灌注回肠法检查，有助于诊断。小肠肿瘤X线表现有充盈缺损、狭窄、肠曲推移、软组织阴影、黏膜形态改变、肠壁僵硬及蠕动迟缓等。完全性或接近完全梗阻者，禁作钡剂检查，以免促发完全梗阻。

2. 选择性腹腔和肠系膜上动脉造影　适合于有消化道出血者。出血量估计每分钟超过0.5mL者，可见出血部位造影剂异常浓聚，从而定位出血病灶。而非活动期出血行动脉血管造影检查，根据血管本身异常表现也可判断病变部位。国外有人应用尿激酶和血管扩张剂重新活化出血灶，显示造影剂外溢来明确诊断。

3. 纤维内镜检查　疑为十二指肠肿瘤时，除十二指肠低张造影外，可做十二指肠镜检查，直接了解病变部位、大小、形态，并做活组织检查。探头型小肠镜可随小肠蠕动进入小肠，50%可达回肠远端，因视野限制仅能窥视50%～70%的小肠黏膜，但尚未得到推广应用。

4. 腹部CT和磁共振（MRI）检查　能显示小肠肿瘤的大致部位、大小和与肠壁的关系，以及有无肝转移及腹主动脉前和肝门淋巴结肿大等。但当肿瘤较小，直径在1.5cm以下时往往难以发现。

5. B型超声检查　空腹状态下全腹常规扫查后，饮水500mL，30分钟后每隔15分钟检查一次。通过水的流动能较好显示肿瘤的部位、大小、形态、内部结构、与肠壁关系、浸润深度、周围淋巴结和远处转移情况。

6. ^{99m}Tc标记红细胞扫描　适用于慢性小量消化道出血病例。通过核素在肠道内聚积，推断胃肠道出血部位，^{99m}Tc标记的红细胞注入体内24小时后，逐渐被肝、脾清除，若此期间有血液外渗，在血液聚积区显示"热点"。每分钟出血量<0.1mL的病例，诊断价值优于动脉造影。

不少小肠肿瘤经过以上种种检查仍未能明确诊断，必要时可考虑剖腹探查或腹腔镜检查。有些患者甚至多次手术才明确诊断，可见小肠肿瘤诊断的困难。

（五）治疗

小肠良性肿瘤可引起出血、套叠等并发症，少数发生恶变，一旦确诊，应手术切除。较小的肿瘤术中较难发现，且肿瘤可为多发性，术中容易遗漏较小的病灶，故术中探查必须全面仔细。探查方法有触摸法、透照法、术中内镜检查等。可根据肿瘤大小和累及肠管情况行局部或部分肠管切除术。

小肠恶性肿瘤手术需对病变肠段及区域淋巴结作较广泛的切除吻合。如为十二指肠恶性肿瘤则多数需作胰十二指肠切除术。

如小肠肿瘤局部固定无法切除，可作短路手术以解除或预防梗阻。

（六）预后

一般认为小肠肿瘤部位越高预后越差。腺癌预后最差，恶性淋巴瘤、肉瘤次之。小肠恶性肿瘤早期诊断较难，切除率约为40%。切除术后5年生存率为平滑肌肉瘤约40%，淋巴瘤约35%，腺癌约20%。恶性类癌患者可以长期存活。

除淋巴瘤外，放射治疗和化学疗法均效果不佳。

（孔 刚）

第七节 结肠扭转

结肠扭转是结肠一段肠襻及其系膜沿系膜纵轴旋转一定的角度而造成的肠梗阻。由于肠襻两端及肠系膜均受压，很快伴有血运障碍，可形成绞窄性肠梗阻。结肠扭转占结肠梗阻的第二位，占肠梗阻的2%~4%。

据国外资料统计，乙状结肠扭转占65%~80%，盲肠扭转占15%~30%，横结肠扭转占2%~5%。升、降结肠系腹膜间位器官固定于后腹壁，故不易发生扭转。

结肠扭转的发生有四个重要的因素：肠管游离并有较大活动度；肠系膜较长；固定肠系膜根部的跨度较小；发病前，肠管充满内容物，致其重量增加。当患者因体位变动等因素时，即可促使由细长系膜悬吊的肠管发生扭转。

一、病因病理

1. 病因

（1）由于乙状结肠、盲肠和横结肠及其系膜的解剖特点，肠管及系膜较长、活动度相对较大，容易发生扭转。再因结肠腔内常有粪便积存，当重力突然发生改变时，可诱发扭转。

（2）可能与结肠动力突然改变有关。

（3）饮食过多、腹泻、便秘、过度用力及腹内粘连也可诱发。

（4）腹部手术也是一直接原因。

（5）腹腔内容积变化如盆腔肿瘤、妊娠也容易促其扭转。

（6）一些先天性畸形也可诱发。

2. 病理 结肠扭转后形成一个闭袢性梗阻，肠襻的入口及出口被闭塞，导致肠腔内气液量积聚，肠管极度扩张，肠腔内压力增高，导致肠壁小静脉回流受阻，肠壁血运发生障碍。另因系膜绞窄，先压迫静脉，致回流受阻，组织充血水肿，继而出现动脉供血障碍，最终造成肠壁坏死穿孔。

二、临床表现

乙状结肠扭转多见于老年人，男多于女，多有慢性便秘史。盲肠扭转多见于40岁以下的年轻人，女性较多。横结肠扭转较少见，女性多于男性，好发年龄平均为48.5岁，偶可发生于儿童。

（1）腹痛：可表现为腹部持续性胀痛或阵发性绞痛，疼痛部位多在扭转处。

（2）进行性腹胀。

（3）恶心、呕吐、肛门停止排气、排便等典型低位肠梗阻表现，晚期呕吐可有粪臭味。

（4）病程晚期可出现休克和毒血症的表现。

（5）体检：腹胀明显，腹胀不对称，于腹部可触及一巨大肠曲，可有局部压痛或全腹压痛及反跳痛，叩诊鼓音，听诊肠鸣音亢进或有气过水音。

三、临床检查

1. 腹部平片　有较大诊断意义，可见单个胀大双襻肠曲，呈马蹄形，起自盆腔上至膈下，占据大部分腹腔，盲肠扭转可见盲肠明显扩张，也可见多个气液平面呈阶梯状排列。

2. 钡灌肠检查　可见阻塞处钡柱尖端呈"鸟嘴状"或黏膜螺旋形式，盲肠扭转可见钡剂在升结肠处受阻。

3. 等渗盐水灌肠试验　用低压灌肠，如盐水进入不足 500mL 再不能进入，表示有乙状结肠扭转。

4. 乙状结肠镜检查　在无肠坏死时，进行检查可发现扭转处肠腔闭锁，镜身不能进入。

四、诊断与鉴别诊断

1. 诊断　根据患者多有便秘习惯史，突然出现腹痛及腹胀，以及不对称的腹部外观查体有肠梗阻表现，再结合腹部平片及钡灌肠检查，可确立结肠扭转诊断。

2. 鉴别诊断

（1）小肠扭转：该病多发于青壮年，常在饱餐后弯腰等剧烈活动时发生；腹痛为突发性剧烈绞痛，部位多在下腹部及脐周围，可伴有腰背放射痛；早期即出现频繁反射性呕吐，呕吐物为胃及十二指肠内容物；全小肠扭转腹胀可不明显，部分小肠扭转，较早出现明显腹胀，呈渐加重趋势；全小肠扭转很快出现休克表现；X 线表现可见小肠襻积气扩张，呈梯状排列的数个巨大液面。

（2）粘连性肠梗阻：该病多有腹部手术史或腹膜炎史，发作次数较多。

（3）急性肠系膜血管病变：可能有心脏病史；为持续性中腹部弥漫性疼痛，常有背部放射痛；血便及腹膜炎症状，病情迅速恶化。

（4）结肠癌：该病发病缓慢；逐渐出现便秘，但以大便次数明显改变为主，可伴有腹泻及脓血便，反复发生；一般无剧烈腹痛及呕吐；体检腹部有时可触及质地较硬的肿块。

五、治疗

1. 一般治疗　按肠梗阻治疗，如禁食、胃肠减压、补液、纠正水电解质酸碱平衡失调，防止休克及抗生素预防治疗。

2. 非手术治疗　适用于全身状况好，血压、脉搏正常，无腹膜炎及肠坏死表现的乙状结肠扭转的患者。

（1）温水灌肠法：将 37℃ 的生理盐水加少量肥皂水灌进直肠和乙状结肠，压力不可过高，但该法成功率不到 5%。

（2）乙状结肠镜插管减压复位：将乙状结肠镜插至梗阻部位后，将一长约 60cm 的肛管润滑后插入扭转部位到达扩张肠曲的闭襻内，可见大量气体、粪便涌出。该法盲目性小，安全性大，操作熟练者成功率可达 80%～90%。

3. 手术治疗

（1）手术指征：乙状结肠扭转患者经非手术治疗失败者；有肠坏死和腹膜炎征象者；乙状结肠镜检发现肠腔内有血性内容物者；复发的乙状结肠扭转者。盲肠扭转及横结肠扭转者应早期手术，解除梗阻，切除坏死肠段，防止复发。

（2）乙状结肠扭转的手术方法

1）单纯扭转复位术：术中探查若扭转肠段无坏死，肠生机良好，应单纯整复，放置肛管减压。但其复发率较高，占 27%～42%。

2）乙状结肠部分切除吻合术：适用于患者情况良好，无严重腹膜炎，肠管条件好的患者。

3）Hartmann 术：适用于乙状结肠坏死，患者情况较差不适宜做吻合者，可行坏死肠管切除，近端结肠造口，远端缝闭，3 个月后行二期重建吻合术。

（3）盲肠扭转的手术方法

1）盲肠扭转复位加盲肠固定术：适用于无肠坏死的患者。将肠襻按其扭转相反的方向回转即可复位，再将盲肠与侧腹壁缝合固定。

2）盲肠扭转复位加盲肠内插管造口术：适用于无肠坏死、高龄及一般情况差的患者。盲肠扭转复位后，在盲肠上切一小口，插入引流管，从右下腹引出。

3）右半结肠切除术：适用于扭转肠襻坏死，患者一般情况较好的患者，可根治，很少复发。

4）肠造瘘术：适用于病情严重、一般情况较差或有穿孔坏死及弥漫性腹膜炎的患者，可将坏死肠管切除，近端回肠造瘘，远端横结肠闭锁，3个月后再行肠吻合术。

（4）横结肠扭转的手术疗法

1）横结肠部分切除一期吻合术：适用于患者情况良好，扭转复位后横结肠活力良好者。切除扭转肠段，一期断端吻合。

2）横结肠部分切除二端结肠造瘘术：适用于患者一般情况较差、结肠缺血坏死、腹腔污染重及患者年龄大吻合后易瘘者。可切除坏死肠管，二端分别做造瘘术，3个月后再行肠管吻合术。

（孔　刚）

第八节　结肠损伤

结肠损伤是腹部外伤中较多见而较严重的损伤之一，其发生率为腹部外伤的10%～22%，其中在开放性腹部外伤中结肠损伤的发生率为15%～20%，而在闭合性腹部外伤中较少，占3%～5%。

由于结肠壁薄，血液循环差，愈合能力弱，且结肠内充满粪便，含有大量细菌，一旦损伤易发生严重的细菌性腹膜炎，使患者出现全身中毒表现，甚至感染性休克而危及生命，Dawes等报告结肠损伤后感染高达25%以上，认为感染是术后发生并发症而导致死亡的主要原因。现由于对结肠损伤诊疗技术的提高及抗生素的应用，死亡率已由60%左右降至10%以下。

一、病因病理

1. 病因

（1）开放性损伤：最多见，约占95%，多为刀等锐器刺伤及火器击穿伤。

（2）闭合性损伤：多为各种交通事故的撞击伤、腹部挤压伤、摔伤、坠落伤。

（3）医源性损伤：发生率为0.1%～4.5%，多由于肠镜诊疗、钡剂灌肠、手术时损伤。

2. 病理　非穿透性结肠损伤主要表现为挫伤、破裂伤及肠系膜血管损伤。

（1）肠壁的轻微挫伤可自行愈合，严重挫伤可致黏膜脱落形成溃疡，浆肌层坏死穿孔，细菌进入腹腔引起腹膜炎。

（2）肠壁的破裂可以是完全的或不完全的，不完全的只有肠壁的一层或多层裂开，不与腹腔相通，不会立即出现腹膜炎征象。完全破裂的结肠伤口有大有小，粪便可进入腹腔而引起弥漫性腹膜炎。

（3）肠壁可由其系膜血管损伤致血运不足而产生继发性坏死、穿孔。

结肠穿透伤的病理视致伤的性质、速度、大小及形状而不同，导致不同程度的结肠不全破裂及全层破裂。

二、临床表现

（1）腹痛是最常见的症状。

（2）恶心、呕吐。

（3）体温升高及中毒性休克多出现较晚。

（4）伴腹胀及便血表现。

（5）腹膜刺激征：全腹可有压痛、反跳痛及肌紧张。

（6）肠鸣音减弱或消失。

（7）肛门指诊指套可能染有血迹。

三、临床检查

（1）腹腔穿刺：操作简便可靠，阳性率高达90%以上，应作为首选的辅助检查方法。

（2）腹腔灌洗：对钝性腹部伤有较高的诊断价值，阳性率高达95%。

（3）腹部X线检查：膈下有游离气体可帮助诊断。

（4）超声和CT：对结肠损伤合并出血有一定价值。

（5）腹腔镜检：诊断困难者可应用，准确率在90%以上。

四、诊断

根据患者有明确的腹部外伤史如刀枪的开放性损伤、暴力所致的闭合性损伤及结肠镜检查治疗史，随后出现腹痛及急性腹膜炎的临床表现，再结合腹腔穿刺或灌洗及腹平片可见膈下游离气体甚至进入腹腔的异物，诊断不难确立。

五、治疗

结肠损伤的治疗原则为早期手术，切除坏死肠段，大量冲洗腹腔及充分引流。由于近年来外科技术的提高，抗生素的应用及受伤后到手术时间的缩短，主张一期手术者逐渐增多。具体手术方法有以下几种。

1. 一期缝合修补术　适应证有伤后4~6h；低速非爆炸性枪伤、刀刺伤或钝挫性外伤所致小穿孔；无休克者；无系膜血管损伤者；不超过2个实质性脏器损伤，且年龄小于60岁者。

2. 一期切除吻合术　适应证与一期缝合修补术相同，更适应于结肠裂口较大，缝合修补有困难，缝合修补术后有漏可能的患者。

3. 二期手术　适应证有伤时超过6h；腹腔内污染严重；年龄大于60岁；患者全身状况差，合并全身多发伤及腹内多脏器损伤。

（1）损伤结肠外置术：适用于结肠较游离部分如横结肠、乙状结肠多处破裂伤。

（2）损伤肠管缝合修补加近段外置术：适用于升降结肠等固定肠襻损伤。

（3）损伤肠管缝合修补外置术：适用于游离的结肠襻如横结肠、乙状结肠损伤，将损伤的结肠缝合修补后将该段肠襻置于腹壁外，10d左右若缝合处愈合则可放回腹腔，若未愈合，拆除缝线，为一造瘘口，待二期还纳。

（4）肠段切除，二端造瘘或近端造瘘，远端封闭术：适用于结肠合并腹内其他脏器损伤，局部肠管缺血坏死，腹腔污染严重的状况。

（孔　刚）

第九节　结肠息肉

结肠息肉（colonic polyps）是指结肠黏膜隆起性病变。结肠息肉分为有蒂或无蒂息肉。直径小于5mm为小息肉，大于2cm为大息肉。来源于上皮组织的结肠息肉样病变多见，以腺瘤样息肉最多，来源于非上皮组织的脂肪瘤、平滑肌瘤、神经纤维瘤、纤维瘤、脉管瘤等少见。结肠息肉通常无症状，发展到一定程度可形成溃疡，发生肠道出血、腹痛，甚至肠梗阻。尸检发现55岁以上30%~50%有腺瘤，其中10%大于1cm。临床表现缺少特征性，并且一部分可以癌变，临床实践中应予以重视。

一、结肠息肉分类（表7-3）

表7-3　结肠息肉的分类

肿瘤性息肉	非肿瘤性息肉	黏膜下病变
良性息肉（腺瘤）	正常上皮息肉	深部囊性结肠炎
管状腺瘤	增生性息肉	肠气囊肿
绒毛状腺瘤	幼年性息肉	淋巴性息肉病（良性和恶性）
管状绒毛状腺瘤	Peutz-Jeghers息肉	脂肪瘤
家族性腺瘤性息肉病	Cowden综合征	类癌
Gardner综合征	炎性息肉	转移性肿瘤
Turcot综合征	炎症性肠病	
恶性息肉（癌）	细菌感染或阿米巴	
非浸润性癌	血吸虫	
原位癌		
黏膜内癌		
浸润性癌（超过黏膜肌层）		

二、病理

结肠炎性息肉，可见被覆的结肠上皮大部分糜烂脱落，黏膜下由大量的炎性肉芽组织组成（图7-3A）。管状腺瘤由大小形态不一的腺管状结构组成，腺上皮增生，细胞核细长笔杆状、呈不同程度的假复层增生（图7-3B）。家族性腺瘤性息肉病，由增生的绒毛状腺体组成，被树枝状分支的血管平滑肌组织分隔成分叶状（图7-3C）。

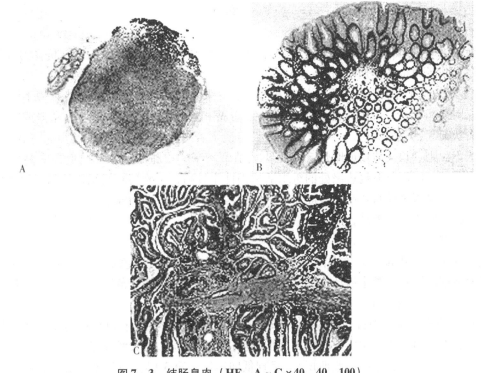

图7-3　结肠息肉（HE，A～C×40、40、100）

三、临床表现与诊断

（一）症状和体征

结肠息肉可无任何临床症状，50%以上患者是在体检中发现。大于1cm的息肉可表现为间断性出血，随着肿瘤体积的增大，症状逐渐明显，表现为不同程度的腹部不适和（或）腹痛、粪便性状或习惯改变，甚至出现消化道大出血、肠套叠和肠梗阻，体检可触及腹部包块。症状与肿瘤组织学类型、发生部位、数目和形态学特征相关，如绒毛状腺瘤易发生便血，较大的有蒂脂肪瘤可致消化道出血，大肠良性肿瘤还可引起肠套叠。幼年性息肉病的发病高峰在4~5岁，仅偶见于成年人。30岁以前结肠多发息肉应考虑为家族性，腺瘤性息肉多见于40岁以后，并随年龄增加而增多。黏膜下肿瘤多见于40岁以后。胃肠道多发性息肉病多有明显的家族史并伴有典型的肠外表现，如Peutz-Jeghers综合征的口周黏膜、指（趾）、皮肤色素沉着具有特征性，对确立诊断极有帮助。

（二）直肠指检和粪便潜血试验

1. 直肠指检　直肠指检为最简便的低位直肠和肛管疾病诊断方法，也最易被忽视。每一例被怀疑结肠息肉的患者，都应进行该项检查。

2. 潜血试验　潜血试验为最早被推广应用的结肠肿瘤筛检试验方法，但对诊断结肠息肉而言价值有限。

3. X线诊断　钡剂灌肠和双重对比钡剂灌肠造影检查在结肠息肉的诊断上敏感性较高，并发症发生率低，患者耐受性好、费用低，受到青睐。结肠充钡时，息肉表现为团形充盈缺损，光滑整齐。有蒂带息肉可稍活动，加压有利于病变显示。双重对比造影息肉显示更清楚，呈现边缘锐利的高密度影，常有一圈钡影环绕，如果表面有糜烂或溃疡则呈现不规则影。绒毛状腺瘤可见多个线条样钡纹影（图7-4）。黏膜下肿瘤表现为边缘光滑、黏膜正常的肠腔内圆形充盈缺损或透亮区，质地较软的脂肪瘤、脉管瘤可有"挤压"征。但直径小于1cm的小息肉比结肠镜检查更易漏诊，对可疑病变不能取组织活检明确诊断也是其不足。

（三）内镜诊断

内镜检查是结肠息肉的主要诊断手段，包括电子内镜、放大内镜、色素内镜、仿真内镜等，这些技术的应用提高了结肠微小病变的检出率。

1. 结肠镜检查　是结肠息肉确诊的首选方法。上皮来源的大肠良性肿瘤内镜直视下表现为黏膜局限性隆起的息肉样病变，与周围正常黏膜呈锐角或有蒂相连（图7-5A），表面光滑或粗糙，有颗粒感，甚至乳头状突起，呈深红色，可单发或多发。内镜下若病灶无蒂或有宽基的短蒂（图7-5B）、体积较大、形状不规则、顶端溃疡或糜烂、表面明显结节不平、质脆或硬、易出血，应高度怀疑息肉癌变。钳取腺瘤顶部、糜烂及溃疡边缘处的组织活检阳性率较高，全瘤切除组织连续切片检查更可靠。黏膜下的大肠良性肿瘤多呈丘状隆起，表面黏膜正常，常有桥形皱襞，肿瘤的质地与肿瘤的来源有关，活检时常可见黏膜在肿物表面滑动，而肿物不与黏膜一同被提起，提起的黏膜呈天幕状外观，深凿式活检才有可能获取足够的组织标本。

2. 染色内镜和放大内镜　染色内镜即在内镜下对病灶喷洒一些染色剂，如靛胭脂，配合放大内镜可发现常规内镜难以识别的微小病灶，提高诊断敏感性，准确估计病变范围（图7-6）。诊断肿瘤性息肉的敏感性为95.1%，特异性为86.8%，诊断准确性为91.9%。

3. 超声内镜检查　超声内镜（ultrasonic endoscope，EUS）主要用于肿瘤浸润深度和黏膜下肿瘤的诊断。正常情况下，EUS所显示的大肠壁5层结构包括：第1层，即大肠黏膜和腔内液体交界面的强回声层；第2层，即黏膜层（包括黏膜肌层），呈现低回声层；第3层，即黏膜下层与黏膜下固有层界面反射形成的强回声层；第4层，即固有肌层呈现的低回声层；第5层，即浆膜与其周围组织交界面呈现的强回声层。EUS可清晰地显示肿瘤浸润深度、来源、肿瘤内部回声和瘤体大小。EUS对大肠黏膜下肿瘤的诊断价值较大，优于一般内镜和X线影像学检查。

4. 仿真结肠镜检查 又称 CT 结肠造影检查，是利用特殊的计算机软件功能，将螺旋 CT、高场 MRI、三维 DSA 或超声成像采集的图像源数据在工作站进行图像处理后，对结肠表面具有相同像素的部分进行立体重建，再利用计算机模拟导航技术进行腔内观察，并赋予人工伪彩和光照效果，连续回放，获得类似结肠镜检查直视观察效果的三维动态影像。该技术可显示全结肠，可发现直径 > 0.5mm 的结肠息肉和肿瘤，其敏感性与病变的大小有关，直径越大，敏感性越高。有报道，诊断直径 > 0.5mm 的结肠息肉的敏感性为 66% ~ 100%，特异性为 63% ~ 90%；而检测直径 < 0.5mm 的结肠息肉的敏感性较低（11% ~ 45%）。

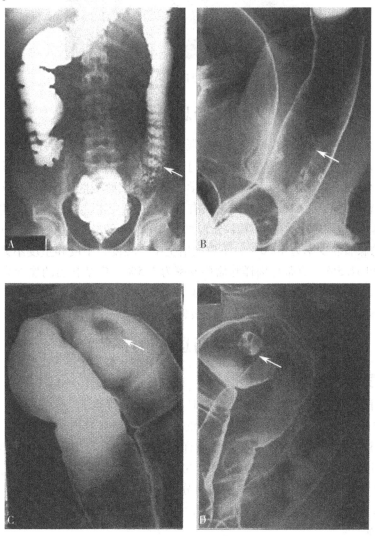

图 7-4 结肠息肉（气钡双重造影）

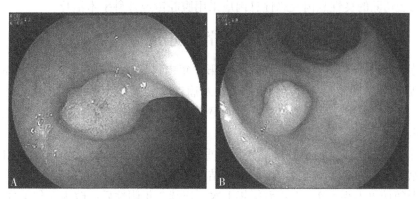

图 7-5 结肠息肉（内镜）

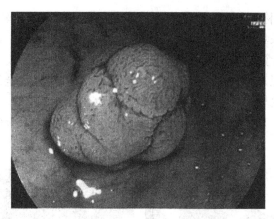

图 7-6　结肠息肉（染色内镜）

四、结肠息肉恶变

结肠腺瘤息肉与结肠癌关系密切，研究发现结肠息肉患者发生大肠癌的危险度是非息肉人群的 22 倍。大多数（50%～70%）的大肠癌是在腺瘤基础上发展而来，腺瘤是结肠癌的前驱现象。与结肠腺瘤恶变密切关联的三个主要特征是腺瘤大小、组织学类型和不典型增生程度。多倾向于不典型增生程度与恶性转化关系更为密切。直径 <1cm 的腺瘤中仅有 1.3% 的癌变率，假如其组织主要是由绒毛状成分组成或含有重度不典型增生成分，则癌变率分别增至 10% 和 27%。直径 1～2cm 的腺瘤癌变率为 9.5%，直径 >2cm 的腺瘤癌变率为 46.0%。不典型增生中，轻度、中度和重度不典型增生的癌变率分别为 5.7%、18.0% 和 34.5%。有蒂息肉样腺瘤癌变率为 4.5%，广基腺瘤的癌变率为 10.2%。扁平腺瘤的癌变率为 10%～25%。家族性幼年型息肉癌变率为 10%～20%；家族性腺瘤性息肉病癌变率为 100%。Peutz – Jeghers 综合征癌变率尚有争议，有报告称可达 10%。

五、结肠息肉治疗

（一）内镜治疗

内镜治疗结肠息肉具有方法简单、创伤小、省时、费用低等优点。

1. 内镜治疗的目的　①全瘤组织检查以明确诊断。②治疗结肠息肉的并发症。③切除腺瘤，预防大肠癌的发生。内镜治疗的适应证有：①有蒂腺瘤样息肉。②直径 <5mm 的无蒂腺瘤样息肉（EPMR 和 ESD 的应用已可切除直径 >10cm 和无蒂息肉）。③分布散在的多发性腺瘤样息肉。

2. 内镜治疗方法　圈套器电凝切除、热活检、分块切除、局部注射息肉切除、双极法切除、内镜下黏膜切除术（EMR）及内镜下黏膜剥离术（ESD）等。

（二）手术治疗

对于内镜下无法切除的良性息肉及恶性息肉应采用腹腔镜或外科手术治疗。

六、治疗后随访

腺瘤切除后易复发，切除后应定期随访。术后第 1 年内再发生息肉的危险性是正常同龄人群的 16 倍，直至 4～6 年后多数患者才与一般人群相似。复发瘤切除后，再次复发者仍占 1/3 左右，尤其是直径 >2cm 的腺瘤、绒毛状腺瘤、重度不典型增生或癌变腺瘤复发率更高。结直肠腺瘤性息肉的息肉切除后监测包括以下几点。

（1）腺瘤切除术后第 1 年应做结肠镜或气钡双重对比造影检查 1 次，发现病灶及时处理；如果没有发现病变，改为 3 年检查 1 次，连续 2 次阴性可结束随访。

（2）高危人群随访可半年 1 次，1 年后每年 1 次，连续 2 年阴性后，改为 3 年 1 次，再连续 2 次阴性后可结束随访。

（3）结肠大息肉切除后的随访。这类息肉切除后早期局部复发或腺瘤残余发生率高达25%，应间隔3~6周行内镜检查，以便发现残留的腺瘤组织，并加以切除，直至切除部位呈现光滑的瘢痕。一旦证实病变完全切除，其后应在3个月和6个月时内镜检查1次，如无复发或发现新的病变，以后可每年内镜检查1次。

（4）大肠黏膜下肿瘤内镜下切除后，应每年1次，随访3年，如未见复发则可结束随访。

（孔　刚）

第十节　溃疡性结肠炎

一、概述

溃疡性结肠炎是一种病因不明的慢性大肠黏膜炎症性疾病，主要累及直肠、乙状结肠黏膜与黏膜下层，伴有糜烂和浅表溃疡，亦可向上扩展至升结肠、横结肠、降结肠、甚至全结肠和末端回肠。过去曾有不同名称，如非特异性慢性溃疡性结肠炎、慢性非特异性结肠炎、特发性溃疡性结肠炎等，现世界卫生组织统一命名为特发性结肠炎。

（一）病因

病因至今尚未确立。长期以来认为传染性致病因子特别是细菌和病毒是本病的病因，但迄今尚未能明确证实。根据世界不同地区和种族的发病率资料，流行病学调查发现本病中存在着免疫因素，患者的淋巴细胞对组织培养的胎儿结肠细胞有破坏作用，患者血清中存在抗结肠抗体。敏感的婴儿进食牛奶以代替母乳，可能触发抗体反应，上述发现支持免疫因素的设想。但两者间的关系尚未完全明确。在某些病例也确实存在精神因素。在我国本病的发病率远比国外人为低，这一事实也不能排除种族和遗传倾向的存在。总之，有关病因及危险因子的研究仍在继续探索中，迄今尚无定论。

（二）病理

本病的病理变化是非特异性，主要累及直肠和结肠黏膜和黏膜下层，少数严重病例可侵及肌层和浆膜层，可导致中毒性结肠扩张，甚至肠壁穿破。偶见局部淋巴结有反应性增生。病变多起始于直肠，向近端扩展至全结肠，少数病例可累及回肠。

溃疡性结肠炎的早期和典型病变是急性大肠炎症，炎症侵及黏膜腺隐窝周围，黏膜弥漫性发红、渗血、呈颗粒状。严重者有片状溃疡。在剥脱区中有正常黏膜，高出表面呈假息肉样。巨检还可见到由于肌层收缩，袋形消失而致结肠缩短。镜检显示结肠黏膜有弥漫性炎症。血管增多，淋巴细胞、浆细胞和巨噬细胞浸润，球形细胞消失，纤维细胞相对缺如，隐窝脓肿常见，并有假息肉形成。电镜下黏膜表面和隐窝的上皮细胞微绒毛缩短和数目减少，内质网扩大，线粒体肿胀变圆，嵴突小，溶酶体增多。

随着病情进展，血液、蛋白质、水分和电解质从粪便中损失，导致体重减轻、消瘦、贫血和营养不良。炎症严重进展导致结肠扩张，肠壁坏死，甚至穿孔，可出现胰腺炎和全身中毒，临床上称作中毒性巨结肠症。

长期炎症变化可导致结肠狭窄和黏膜癌变。开始发于儿童期，病变累及全结肠者，10岁后每年的癌变发病率约为2%。这类腺癌常为多发、低分化、浸润型，并易转移。

二、诊断

（一）临床表现

主要临床表现是腹泻和便血。可发生在任何年龄，但多见于青年，起病大多缓慢，但可表现为慢性、急性、慢性急性发作和暴发型等。频发腹泻，每日可达10~20次，粪便为水样，混以血液、脓液和黏液，偶有大量出血，一次出血量可达2 000mL，连续出血量可达10 000mL。由于直肠受累，常伴有里急后重，甚至出现肛门失禁。约2/3患者有腹部绞痛，轻者为隐痛，常位于左下腹和脐下，腹痛时伴便急，排便后腹痛稍缓解，但很快又复发。可出现全身症状，如不同程度的发热、呕吐、体重减轻、失水等。并可出现与免疫有关的一些症状，如虹膜炎、悬雍垂炎、关节炎、脊柱炎、肝炎、脓皮病、结节性红斑等。这些症状在病变结肠切除后可完全缓解。

本病症状多变。轻者仅有大便变稀或次数增多，呈周期性发作，少数患者甚至出现便秘，奶制品可诱发腹泻。个别病例没有腹泻症状，唯一表现是全身性并发症，如关节炎、脓皮病。轻型病例的体征可以完全正常。病情严重者可出现高热、多汗、大量便血、腹胀腹痛、心动过速、全身严重中毒、血压波动或甚至出现休克。即临床上的所谓中毒性巨结肠症，其时腹部检查，可发现腹胀，左下腹或全腹压痛明显，并有反跳痛，肠鸣音极少甚至消失。全身毒血症状严重。在我国，典型的急性暴发型少见，病理范围主要限于左半结肠，累及右半结肠、全结肠者少见。肠外表现亦少见，即使存在症状亦多较轻。据报道可出现坏疽性脓皮病、胆管周围炎、硬化性胆管炎、慢性活动性肝炎和血栓性静脉炎等，但甚为少见。并发症比国外报道少。大多数患者对药物治疗有效，仅少数少于20%，需手术治疗。

溃疡性结肠炎可出现很多并发症，如肠穿孔、中毒性肠扩张、大量出血、假性息肉、纤维收缩引起的肠管狭窄，累及全结肠病程10年以上者可发生癌变。全身可出现与免疫有关的并发症如结膜炎、葡萄膜炎、结节性红斑、坏疽性脓皮症、皮炎、口腔溃疡、胆管周围炎、肝硬化、脂肪肝、静脉栓塞等。比较少见的并发症是肛裂、直肠周围脓肿、肛瘘、直肠阴道瘘和直肠狭窄。

（二）诊断

溃疡性结肠炎的诊断主要根据临床表现、乙状结肠镜或纤维结肠镜检查、病理活检及 X 线检查等。急性发作期或慢性反复发作有典型症状和体征者，诊断并不困难，结肠镜检查在急性期可见到直肠或结肠黏膜水肿、充血，棉球触之容易引起出血。后者对本病的诊断甚为重要。肠壁及肠腔内有脓性或带血的脓性渗出，严重者可见到黏膜出血点和溃疡。在慢性期直肠或结肠黏膜可呈颗粒状、炎症息肉样增生和肠腔狭窄。除临床症状外，可按内镜表现分为轻、中、重三型：轻型仅见黏膜充血，有出血点以及易出血倾向；中型者以上改变更为明显，且有脓性渗出和小溃疡形成。重型可见弥漫性出血，有较大溃疡。日本有关专家认为有持续或反复发作的黏液血便，并兼具以下四项中任何一项时，即可诊断为本病。

1. 内镜检查　①黏膜充血、粗糙或呈细颗粒状，脆弱，易出血，有黏液、血、脓性分泌的附着。②可见到多发性糜烂、溃疡或假息肉。

2. 活组织检查　黏膜炎性反应，并伴有糜烂、隐窝脓肿、腺体排列异常及上皮化生。

3. 钡灌肠 X 线检查　①黏膜表面粗糙或呈颗粒状。②多发性糜烂、溃疡。③假息肉形成。④结肠袋消失，肠管狭窄或缩短。

4. 切除标本或尸检　肉眼或切片检查可见到本病的特征性病理改变。

发生中毒性巨结肠时，出现高热、心动过速、腹痛、腹胀及全身严重中毒症状。腹部平片显示典型的充气和扩大的结肠，壁薄，临床诊断可以成立。

临床诊断中比较困难的是如何与肉芽肿性肠炎（克罗恩病）相鉴别。这两种病变都是非特异性炎症，均有较长时间反复发作史，主要症状为腹痛和腹泻。

三、治疗

本病的治疗基本属内科范畴，只有在内科疗法无效或出现严重并发症时，才考虑外科手术。

1. 内科治疗　应包括4个方面。

（1）卧床休息和全身支持治疗：包括体液和电解质平衡，尤其是钾的补充，低血钾者应予纠正。同时要注意蛋白质的补充，改善全身营养状况，必要时应给予全胃肠道外营养支持，有贫血者可予输血，胃肠道摄入时应尽量避免牛奶和乳制品。

（2）柳氮磺胺吡啶（azulfidine，SASP）：开始时给 0.25g，口服，每日 4 次，以后增至 1g，口服，每日 4 次，在奏效后改为 1g，每日 3 次，或 0.5g，每日 4 次。并可同时给甲硝唑 0.2g，每日 3 次，3 周后改甲硝唑肛栓 0.2g，每日 2 次纳肛，以后改 0.2g，每日 1 次纳肛，并持续应用 3~6 个月。

（3）皮质类固醇：常用量为泼尼松 5~10mg，每日 3 次，1~2 周后，剂量递减，每周减少 5mg，直至最后 5mg，每日 1 次，或 2.5mg，每日 2 次作为维持量。或用地塞米松 0.75~1.5mg，每日 3 次，同样递减至 0.75mg，Qd 或 0.375mg，Bid 作维持，但目前并不认为长期激素维持可防止复发。在急性发作期亦可用氢化可的松 100~300mg 或地塞米松 10~30mg 静脉滴注，以及每晚用氢化可的松 100mg 加于 60mL 生理盐水中做保留灌肠，在急性发作期应用激素治疗的价值是肯定的，但在慢性期是否应持续使用激素则尚有分歧，由于它有一定不良反应，故多数不主张长期使用。除皮质类固醇外，也可用 ACTH 20~40U 静脉点滴。

（4）免疫抑制剂：在溃疡性结肠炎中的价值尚属可疑。据 Rosenberg 等报道硫唑嘌呤（azathioprine）在疾病恶化时并无控制疾病的作用，而在慢性病例中它却有助于减少皮质类固醇的使用。除上述治疗措施外，对腹泻严重，出现夜间腹泻的病例可给予抗胆碱酯类药物或复方苯乙哌啶（止泻宁），但忌用鸦片类药物如可卡因和复方樟脑酊，因为有诱发急性结肠扩张之可能。

2. 外科治疗

（1）手术适应证：①非常严重的结肠炎，包括穿孔和中毒性巨结肠症，需要紧急手术。②严重结肠炎，经内科积极治疗 4~8d，体温仍在 38℃以上，24h 内腹泻超过 8 次，人血清蛋白低于 30g/L，腹部压痛严重，特别是 60 岁以上的患者，也应考虑紧急手术。③累及全结肠，病程超过 10 年以上，黏膜活检有间变或钡剂造影疑有癌变。④肠腔狭窄合并肠梗阻。⑤大量或反复严重出血。⑥直肠周围感染或瘘管。⑦严重结肠炎伴有关节炎、脓皮病及虹膜炎等肠外并发症。⑧慢性反复发作或病情进入慢性难治阶段，有贫血、营养不良等使患者无法支持长期消耗的负担，这在西方是很多患者采用结肠切除的指征。⑨儿童患者由于慢性病程影响生长发育。⑩内科药物治疗引起并发症，如柳氮磺胺吡啶并发腹泻和外周神经病变，长期应用糖皮质激素引起骨质疏松、糖尿病、精神病、肥胖或库欣综合征。药物治疗发生并发症需中止药物治疗而采用手术。

结肠切除是结肠炎有效和满意的治疗方法，但多数病例属轻变远端型和中度型，切除手术并非必要。全结肠和直肠切除可治愈结肠炎，但造成永久性回肠造瘘，且有肠梗阻、性功能紊乱等后遗症。保留直肠手术存在直肠癌变的危险。因此选择哪种手术，应根据患者年龄、病程、直肠病变以及患者的意愿予以综合考虑。

单纯回肠造口术多不再采用，因病变结肠仍在，大出血、癌变、穿孔和内瘘等并发症仍可发生，目前的手术原则是切除病变肠管（全结肠切除），是否保留直肠肛管尚存分歧意见。

（2）可供选择的术式

1）全结肠切除后 Brooke 回肠造瘘术：切除病变肠管，远端闭合，取末端回肠于腹壁造瘘，形成人工肛门。

2）Kock 式内囊袋手术：切除病变结肠，游离出一段带系膜的末端回肠，长约 45cm，将近侧 30cm 长肠管折叠，并在系膜对侧行浆肌层侧侧缝合。距缝合线 0.5cm 纵向切开肠壁，然后行全层缝合，使成一单腔肠袋，将远端 15cm 长肠管向近端套叠，成一人工活瓣，使长约 5cm，于其周围缝合固定瓣口，将内囊袋固定于壁腹膜上，其末端行腹壁造瘘。

3）直肠黏膜剥脱、回－肛肠肠吻合术：切除全部病变结肠，保留 5~8cm 一段直肠，在直肠黏膜与肌层之间，从上向下或自齿线向上将黏膜剥去，留下肌性管道，将游离的回肠（注意保留良好血运）在没有张力情况下，自扩张的肛门拉出，与直肠肛管交界处的直肠黏膜残缘，进行吻合。吻合旁放置引流管自会阴部戳创引出，然后进行腹壁回肠造瘘。术后 2~4d 拔去会阴部引流，术后 10d 行肛门扩张，并开始做肛门括约肌练习，每周 1 次。3~6 个月后，回－肛肠吻合完全愈合，再关闭腹壁回肠造瘘口。

4）直肠黏膜剥脱、回－肛肠内囊袋式吻合：全结肠切除、直肠黏膜剥脱后，做回肠袋肛管吻合术（IPAA）。回肠袋肛管吻合术大致可分为 3 类：即双腔回肠袋，包括"J"形、改良"J"形和侧方回肠袋，三腔回肠袋（"S"形回肠袋）和四腔回肠袋（"W"形回肠袋）。每一种回肠袋各有优缺点。

S 形回肠袋肛管吻合术取三段 10~12cm 回肠组成储存袋，输出管长度为 2~4cm。J 形储存袋肛管吻合术中的储存袋由两段 12~15cm 长末端回肠组成，然后将回肠袋的顶端拉下与肛管做端侧吻合。改良 J 形回肠袋肛管吻合术将原 J 形袋的后跟处截断，远端段拉下与肛管做一逆蠕动的回肠肛管端端吻合术，输出管长度同样不宜超过 4cm。这一手术兼具 J 形袋的优点，由端侧吻合变成端端吻合就纠正了 J 形袋的最大缺点。W 形回肠袋肛管吻合术则是将四段 12cm 长的末端回肠折叠、切开，形成一个大腔，拉下与肛管做端侧吻合。在操作上这一手术较为费时和困难，但由于形成的腔大，储存功能较好。据文献报道，比较 J 形、S 形和 W 形三种术式结果，以 W 形最佳，S 形最差。

直肠黏膜剥脱、回 - 肛肠吻合对患者更具吸引力，英国 Alyett 曾报道 300 例，仅 15 例患者需要再做腹壁回肠造瘘，10% ~15% 患者出现吻合口瘘。

溃疡性结肠炎需作结肠切除者除急诊手术外，多需进行术前准备。当需静脉营养补充，用输血纠正贫血，对应用激素治疗患者，术前加大激素量，静脉注射氢化可的松每 8h 100mg，术前 2d 用泻药和灌肠清洁肠道，采用全胃肠道灌洗法，即术前当晚口服电解质液 4L。限制饮食仅进流质。对肠道细菌生长可用药抑制，术前 2d 给新霉素 0.5g，每 4h 1 次；四环素、红霉素或甲硝唑 250mg，每 4h 1 次。术中静脉滴注头孢唑啉 0.5g，以后每 8h 重复给 2 次剂量。

（孔　刚）

第十一节　大肠良性息肉

良性息肉泛指目前认为不发生癌变或极少发生癌变的息肉，包括一些特殊形态的息肉（幼年性息肉，增生性息肉等）和良性肿瘤呈息肉样形态者，炎症性息肉也属于此类息肉。

一、幼年性息肉及幼年性息肉病

幼年性息肉（Infacy polyp）为儿童期多发的一种息肉。病理形态上以腺体扩大成囊及有丰富的间质为特征。因部分病例也发生于成人且病理形态上有囊样腺体出现，有人建议改称囊肿性腺瘤或潴留型息肉，以便纠正认为本病只发生于儿童期的不全面理解。息肉超过 100 枚以上称为息肉病即全胃肠道幼年性息肉病（generalized gastrointestinal polypsis）。

1. 病理

（1）大体形态：息肉大小为 0.2 ~4cm，平均 1cm 左右，1cm 以内者占 78%。一般儿童息肉较成人大。息肉外形为球形、卵圆形或分叶状，表面光滑，暗红或灰红色，部分附有灰黄或灰白色渗出物，少数表现呈细粒状如桑葚，有的可有溃疡。切面灰红或灰白色，有特征性小黏液囊肿出现，直径为 0.1 ~0.3cm，个别大息肉囊肿直径可达 1.5cm。息肉多数有蒂，儿童较多；广基底者较少，多见于成人。

（2）微观形态：息肉由类似正常大肠腺的增生腺管组成，腺管大小不一，其柱状上皮中有较多的杯状细胞，在息肉内可查到几个到十几个明显扩张的囊状腺管，这是幼年性息肉的特点之一。囊内含有黏液、细胞碎屑、中性白细胞或脓样物质。若囊内容物过多，可使管壁上皮压迫萎缩呈扁半状，甚至消失。内容物还可突破基底膜浸润间质，出现显著的间质反应。这种形态要和分化性黏液癌相鉴别。有人在大组病例研究中发现部分增生腺体上皮有不典型增生改变，对探讨幼年性息肉的本质很有意义。

幼年性息肉的另一特点是息肉内间质丰富。间质主要由纤维血管组织构成，有突出的浆细胞，嗜酸性粒细胞，淋巴细胞和中性粒细胞浸润，个别会有淋巴滤泡形成或异物巨细胞反应。由于间质较多，腺体相对较少，分布分散且不均匀。一般间质内无平滑肌囊出现，间质的这种特殊改变和管状腺瘤不同。

息肉表面上皮可部分或全部被炎性肉芽组织代替，表层附有炎性渗出物，偶有溃疡形成。上述改变都可能使腺管开口阻塞，分泌物潴留以致扩大成囊，为囊肿形成的机制之一。

（3）幼年性息肉的性质：幼年性息肉由于结构特殊，极少发生恶变，引起了许多学者的兴趣，对其性质也有不同的看法。

1）炎症性病变：由于结肠反复发生慢性炎症、黏膜上皮破坏、溃疡或瘢痕形成，造成黏膜腺的开口阻塞、分泌物潴留扩大成囊，炎症刺激又导致腺管增生、间质炎性浸润，最后形成息肉状结构。但患者很少有结肠炎病史，标本检查也难证实息肉周围肠壁有炎症改变，所以有人否认此说。

2）错构瘤样病变：Morson 认为此息肉是正常组织的异常组合，因腺体和正常大肠腺相似，又无不典型增生改变，应属错构瘤。

3）新生物性病变：有人发现管状腺瘤和幼年性息肉在形态上彼此有过渡形态可寻。幼年性息肉也出现不同程度的上皮非典型增生的变化，有发展为癌的倾向。国内曾报告一例幼年性息肉发生癌变（低分化黏液癌）。Ramaswom 和 Rozen 先后也报道过幼年性息肉病发生不典型增生和癌变的病例。因此幼年性息肉被认为是一种真性肿瘤，只是恶变率极低。有人推测幼年性息肉可能是一种退变的管状腺瘤，所以它常有自行脱落而愈的可能。

4）幼年性息肉病：在结、直肠内同时或先后发生 1 000 个以上的幼年性息肉，就形态观察比单发者更富于腺管，有的和分化好的管状腺瘤相似。息肉多在 1cm 左右，绝大多数发生于幼儿，平均年龄 6 岁，男性略多，主要分布于左半结肠，偶见于胃、小肠等部位。部分病例有家族史，有的可合并发生心脏畸形，肠道转位异常，脑积水等。Morson 称"错构瘤样综合征"。

2. 临床表现

（1）年龄：可见于 4 个月婴儿到 62 岁的老人，但 90% 病例为儿童，高峰年龄 3~5 岁，成年人病例平均年龄为 25 岁。男女两性均可发病，男性略多，男女比例为 6：4。

（2）部位：绝大多数病例发生于直肠和乙状结肠，以直肠为多，其他结肠偶有发生。

（3）数目：约 2/3 患者为单发，1/3（25%~30%）的患者可多发，一般为 2~3 个，或数十个之多。

（4）症状：幼年性息肉有两个突出的症状。①便血：多为带有黏液的血便，以儿童患者多见（93%）。有的可间歇性发作，达 6 年之久。成人绝大多数无此症状；②便后息肉脱出：多为长蒂息肉，反复多次息肉脱出，使蒂部组织拉长变细，以致断离而发生息肉脱落（自我切除），这种情况几乎只发生于儿童（10%）。

3. 治疗 幼年性息肉一般为良性，年长后多自行脱落，一般不需特殊治疗亦可内镜或手术切除。幼年性息肉病，可考虑行肠段切除，也可大肠次全切除。但尽量保留肛门、直肠，以免影响排便功能。

二、增生性息肉

增生性息肉又称化生性息肉（Metaplasticor - hyperplastic polyp），是一种具有特殊组织学形态的良性增生性病变。此病形态特征早有人描述过，但性质上并未和管状腺瘤区别开。1962 年 Morson 命名为增生息肉以区别于管状腺瘤，被大多数学者所接受。在直肠镜普查中其检出率在 0.2%~0.04%，约占大肠息肉的 10%。结肠癌切除标本中，增生性息肉发现率可达 90%（Lane）。

1. 病理

（1）大体形态：增生性息肉是一个突出于肠黏膜面的半球形结节，表面光滑，色淡红或淡褐色，除极少数（5%）有蒂外，均为广基底或基底略有内缩的突出物，犹如半个球状物黏附于肠黏膜面。切面可见肠黏膜局限性增生，黏膜下略有增生。息肉一般在 5mm，直径在 1cm 以上者不到 3%，已报告最大的增生性息肉为 24cm。

（2）微观形态：息肉由大小不一的腺管组成，纵切面腺管增生延长达正常腺体长度的 1.5 倍（正常结肠腺的平均长度为 451μm）。接近表面时腺管带扩张为喇叭状，息肉表面凹凸不平，腺体开口呈放射状排列，因而被有人描述为褶扇状。腺上皮向管腔内作不规则增生突向腺腔，或褶起形似乳头。因此纵切面腺管内面呈锯齿状，横切面似花瓣状，与分泌晚期子宫内膜腺体的横切面相似。

腺管由高柱状上皮构成，胞质丰富，呈嗜酸性，有显著的纹状缘，核短杆状或卵圆形，染色不一，位于基底部，可见小核仁。在腺体下部偶见分裂象。电镜观察，柱状上皮表面微绒毛增多加长，底部与基底膜的接触增宽。腺体上皮间杯状细胞数量减少，尤以腺体上部为明显。

若用网状纤维染色可发现腺体开口间的黏膜上皮下基底膜增厚，并向腺体上部延续。腺体间质仅见少量淋巴细胞、浆细胞或嗜酸性粒细胞浸润，血管无扩张。黏膜肌增厚，排列较乱，有的可见肌束伸向息肉腺体之间。黏膜下层一般无明显病变。

（3）增生性息肉的性质

1）肠上皮过度成熟的结果：Hayashi 在 1974 年通过电镜观察发现增生性息肉内上皮基底宽和基底膜接触面大，细胞伸长，相邻细胞嵌合加强，成熟细胞保持于腺体表浅部迟迟不脱落。放射性核素追踪观察息肉上皮更新的时间延长，新生细胞由腺体基底部向表浅部移动的时间延缓，以致大量的过熟的柱状细胞拥挤，并向腔内突出形成乳头状。所以有人建议改称"过熟性息肉"。

2）肠吸收上皮化生的结果：增生性息肉的柱状上皮在电镜或光镜下均和小肠的吸收上皮相似，故称为"化生性息肉"。

3）慢性炎症刺激的结果：以上学说都提示增生性息肉为一非肿瘤性良性增生性疾患，与炎症刺激有关，而和腺瘤无关。但近来发现增生性息肉有局灶性不典型增生，有向管状腺瘤转变的形态。Goldman 在 7 例绒毛状腺瘤中找到增生性息肉的病灶，他认为增生性息肉可能是绒毛状腺瘤或管状腺瘤发生的基础，是腺瘤甚至是癌形成的初始阶段。也可看到增生性息肉内有局灶性不典型增生，个别区域已形成绒毛状腺瘤结构。这类增生性息肉一般体积都已超过 5mm，可能是在增生性息肉基础上由于某些因素作用而发生腺瘤的。总之增生性息肉本身为一良性病变，但不能完全排除其向腺瘤过渡的可能性。Franzin 报告 1 例 45 岁男性横结肠增生性息肉，直径 2cm，息肉腺体有明显典型增生，息肉中央腺体已癌变（腺癌）。这种癌变究竟是增生性息肉转变为腺瘤后，在腺瘤基础上发生的还是增生性息肉腺体直接癌变，目前仍不清楚。

4）多发性增生性息肉：个别病例可同时或先后出现几个或十多个增生性息肉，散在分布于一小段肠管内。增生性息肉还可作为其他息肉病的成分之一。

2. 临床表现　增生性息肉多见于男性，男女比例为 3∶1。随年龄增大，发病逐渐增高。半数以上患者年龄大于 40 岁，3/4 患者年龄大于 50 岁。Arthur 报告 60 岁以上的老人，80% 能在结肠内查到此病，绝大多数无临床症状，多在结肠疾病检查或切除的结肠标本中偶尔发现，是一种主要发生于中老年人的良性无症状病变。

3. 鉴别诊断　增生性息肉外形和组织结构上与管状腺瘤或微小腺瘤相似，若不仔细分析会造成误诊。三者可从下述特点鉴别（表 7-4）。

表 7-4　增生性息肉和管状腺瘤及微小腺瘤的鉴别

	增生性息肉	管状腺瘤	微小腺瘤
大小	<0.5cm	>0.5cm	<0.5cm
腺管	大小一致	大小不一致	大小一致
	排列紧密	排列不均较平整	排列均匀
腺管内缘	呈锯齿状，不整	较平整	平整光滑
腺上皮	高柱状，浆嗜酸	柱状，浆偏碱	柱状，浆偏碱
不典型增生	无或 I°	II°～III°	无或 I°～II°
杯状细胞	减少	明显减少	基本正常或略少
基底膜	增厚	变薄	正常

约 20% 的增生性息肉有灶状的管状腺瘤成分，特别在息肉的底部，有 1/3 绒毛状腺瘤，也可发现有灶状增生性息肉成分。这些混合形态出现应诊断为管状腺瘤或绒毛状腺瘤，以利临床做出正确处理。

4. 治疗　该病因无临床症状，故临床意义不大，无须特殊治疗，仅予观察。

三、淋巴性息肉

淋巴性息肉（lymphopolyp）是大肠固有淋巴组织增生形成的息肉状病变又称良性淋巴瘤或良性肠淋巴组织增生等。原因不清，可能和肠壁慢性炎症有关。多见于青少年及婴幼儿。

1. 病理

（1）大体形态：淋巴性息肉多无蒂，为半圆形突破的肿物，若有蒂也较短粗。表面光滑，质地较软和周围黏膜色泽相近,有溃疡和糜烂时可呈灰褐色或暗红色。切面可见黏膜下有一界限较清楚的灰白或灰红色圆形小结节。

(2)微观形态:淋巴性息肉主要由黏膜层和黏膜下层的固有淋巴组织增生形成,淋巴组织内有一至多个活跃增生的淋巴滤泡,生发中心扩大,滤泡间隙除淋巴细胞、组织细胞、网状细胞外,往往有较多浆细胞出现。淋巴组织无淋巴窦,周围可有或无纤维结缔组织包膜。息肉表面被覆正常大肠黏膜组织,有的有糜烂、萎缩和出血。本病组织学改变较活跃时,应和滤泡性淋巴瘤鉴别。由于淋巴性息肉淋巴组织分化成熟,有清楚的生发中心,滤泡内外淋巴细胞形态不一,和淋巴瘤不应混淆。

(3)淋巴性息肉的性质:发生于大肠黏膜的淋巴性息肉和身体其他部位淋巴组织对刺激(包括炎症)的反应性增生无本质区别,只因它位于肠黏膜下故可呈息肉状外观。其他肠道慢性病变和慢性溃疡性结肠炎,阿米巴痢疾及慢性菌痢时,形成的息肉样病变中有个别也是淋巴性息肉,原发病治愈后,淋巴性息肉会自行消失。1973年池永达雄报告2例结肠淋巴滤泡弥漫性增生,增生性的淋巴组织大小为2~3mm,表面被覆正常黏膜,多位于大肠远端,经治疗数周后消失,也支持淋巴性息肉为一反应性增生的看法。

2. 临床表现 淋巴性息肉绝大多数在1cm以下,一般无症状。极个别直肠内淋巴性息肉可达4~5cm,可出现排便困难等,但无特殊性。淋巴性息肉可发生于大肠任何部位,但以乙状结肠和直肠多见,大肠远端也可以多发。

3. 治疗 本病原因不明,一般不影响健康,又无恶变倾向,只要明确诊断后无须特殊处理,密切观察,一般常在几个月至几年后可自行消失。少数症状明显,可在内镜下摘除较大的息肉,并送活检。

四、炎性息肉

炎性息肉(inflammatory polyp)是指因炎性增生形成的息肉样病变。肠壁同时也有炎症改变,特别是慢性溃疡性结肠炎、克罗恩病、肠结核等。炎性息肉一般常多发,有人称为假性息肉病。

炎性息肉多见于中青年人,最常发生于直肠和盲肠,其次为乙状结肠,极少累及小肠;单发者症状甚少,多发性炎性息肉可使患者原发病引起的症状明显加重,多数有腹泻、腹痛、便血,发生于盲肠时肠壁增厚,腹部可触及肿块。

1. 病理形态

(1)大体形态:炎性息肉很少超过1cm,病程愈长,病情愈严重,息肉数目也相应愈多。息肉外形各异,往往是在肥厚的粗网状黏膜组织表面出现半球状灰红色突起或细长指状突起。息肉可见于溃疡边缘和无溃疡的黏膜,有的还见于肠切除后的吻合口边缘。息肉表面色泽不一,呈暗红、灰红或灰黄色等。一般和周围组织边界不清,有蒂息肉较少不到20%。

(2)微观形态:炎性息肉在镜下形态不一,往往和原发病有关。

1)肉芽组织息肉:由肉芽组织增生构成,表面为炎性渗出物或坏死细胞覆盖,在肉芽组织内有散在的残留腺管结构。息肉组织血管扩张,有的颇似血管瘤。间质除炎性细胞外有较多的含铁血黄素沉着。此类息肉几乎全为广基底,患者有明显的便血史。

2)纤维性息肉:主要由增生的纤维组织或瘢痕组织构成。纤维组织内可见有灶状的炎性细胞浸润或囊状的平滑肌纤维增生,但残留的腺管极少。息肉表面为薄层肉芽组织或由单层柱状上皮被覆,呈灰白或暗红色,质较硬,都为广基底,与黏膜下层连接紧密;从形态分析,可能由肉芽组织息肉发展而来。

另一种特殊形态的炎性纤维性息肉,自1949年由Vanek描述以来至今文献上仅查及一百余例。在临床和病理上与一般纤维性息肉不同,呈一种孤立性损害,极少多发,发病年龄平均53岁。除结肠外最常累及胃(70%)和回肠。有的可达10cm,是位于黏膜下层的一种无包膜的增生性病变。组织学观察主要由以下成分构成:①增生的梭形或星形细胞分布于丰富的黏膜黏液性基质中(Alcion blue染色阳性),胞核卵圆或梭形,染色质细粒状,有小核仁,胞染嗜双色性。细胞无异型性,分裂象极少;②丰富的网状血管:主要由毛细血管构成,毛细血管网分布于细胞之间,个别管壁有玻璃样变;③炎性细胞浸润：最突出的炎性细胞为嗜酸性粒细胞，其次有淋巴细胞、浆细胞和肥大细胞等。淋巴细胞可做局灶性分布，但无生发中心出现。

电镜观察发现增生的细胞胞质有丰富的粗面内质网和伴有致密小体（Deuse body）形成的微粒束，特别在胞质突内较多，有的可见吞饮泡。细胞表面可有小片状基底膜，其形状符合肌纤维母细胞来源（Myofibroblast）。因此 Palacois 认为此息肉和纤维瘤病或结节性筋膜炎相似，但 Stout 等认为系血管来源，Morson 认为系炎症反应的结果。本病和嗜酸性肉芽肿的区别在于后者发病年龄小，周围血管中嗜酸性粒细胞增多，可以多发，病变弥漫。但 Suen 认为两者为同一疾病。临床上炎性纤维息肉往往和溃疡病、Crohn 病或癌合并出现，所以有人认为本病可能是一种特殊的炎性增生疾病。

3）腺瘤样炎性息肉：这种息肉早期实际上是局限性黏膜腺体增生，和正常黏膜腺体结构一样。间质有明显的炎细胞浸润，甚而有肉芽组织出现。后期增生的黏膜层和黏膜下层组织呈弓形隆起，如增高的黏膜皱襞，大体形态可呈梁状、指状、扁带状等。有的在梁状隆起的表面又有半球状息肉突起。腺瘤样炎性息肉和微小腺瘤的区别在于增生的腺上皮和正常黏膜腺上皮相似，无典型增生，间质炎症反应明显。

4）血吸虫卵性息肉：在其他炎性息肉的基础上，肌间质内出现血吸虫卵沉着和异物肉芽肿反应。由于虫卵沉着的量、部位及周围组织的反应程度不同，其结构也有差别。有的伴有钙化，有的伴有明显的纤维组织增生，有的还可出现不同程度的黏膜腺体不典型增生。血吸虫卵性息肉往往作簇状分布，体积较小，质地较硬，灰白或橘黄色。

2. 炎性息肉原发病变和大肠癌发生的关系　炎性息肉本身不会发生癌变，但引起炎性息肉的原发病变都和大肠癌的发生有一定关系。

（1）慢性溃疡性结肠炎：慢性溃疡性结肠炎由于其他原因做结肠切除的标本中癌发现率为 5.2% ~ 8.1%。据 Dukes 报告慢性溃疡性结肠炎有 11% 的患者并发大肠癌，癌经常出现在结肠炎比较严重的降结肠、乙状结肠和直肠等部位（90%），对照组大肠癌发病率为 0.02%。在结肠切除标本和尸体解剖研究中证实（shands，Bacon）溃疡性结肠炎合并癌时，标本内多发性炎性息肉（假性息肉病）发生率高达 52.8% ~ 70%。有假性息肉病的人癌发生率也高于无假性息肉病的人（17.2% ~ 27%，Bacon）。在溃疡性结肠炎基础上发展为大肠癌有两种可能。

1）Castleman 等认为慢性溃疡性结肠炎形成炎性息肉（10% ~ 32.5%），特别是腺瘤样炎性息肉（1/3），经过一定时期，个别息肉可能转变为真性肿瘤，如管状腺瘤或绒毛状腺瘤。所以结肠炎的癌变可能来自个别的癌前性息肉的癌变。

2）Dukes 等认为慢性溃疡性结肠炎发生癌变可能和炎性息肉的形成无关，而是在炎症、溃疡和修复过程中一些上皮细胞巢或小腺管被隔离或埋入黏膜下层，这些增生的上皮细胞在一定条件下，就可能发生癌变。这一学说解释了在其某些早期癌变的病例，癌完全位于黏膜层之下的现象。

慢性溃疡性结肠炎发生癌变的影响因素有：①病程：Dumbal 认为结肠炎病程越长癌变率越高，如 20 年病程癌变率为 12.5%；25 年病程者癌变率提高到 25%，长于 30 年的病程癌变率高达 40%。Dukes 分析 63 例患者，病程 10 年以内者癌变率为 3.8%，病程在 10 ~ 15 年的病例，癌变率上升为 45.5%。Loumonler 提出一个公式，结肠炎 10 年以下病程很少有癌变，10 年以上病程者，每增加病程 10 年癌变率提高 10% ~ 20%。国内报告慢性溃疡性结肠炎癌变率较低（0.7% ~ 1.7%）可能和观察的病程较短有关；②发病年龄：首次发病在青少年时期者癌变率比在成人首次发病者高。Kiefer 报告结肠炎癌变者，70% 首发年龄在 15 ~ 34 岁。Bacon 统计其首次发病年龄多在 10 ~ 20 多岁。Edward 发现慢性溃疡性结肠炎首次发病在 10 岁以下者，癌变的可能性为 1/8；10 ~ 30 岁发病者癌变可能性下降为 1/25；迟于 30 岁以后发病者（31 ~ 50 岁），仅有 1/38 的患者可能发生癌变。可见慢性溃疡性结肠炎发病越早癌变可能性越大，特别是初发病时症状严重者更可能如此；③结肠炎的严重性：慢性溃疡性结肠炎严重的患者特别是全结肠炎者，癌发生的可能性高于轻症患者。

溃疡性结肠炎癌变从组织学上分类有高分化性腺癌、低分化黏液癌、未分化癌、腺鳞癌、类癌、基底细胞样癌和鳞癌，个别报告还会合并发生淋巴肉瘤，其中 90% 以上为前三种组织学类型。

（2）血吸虫病：有人提出在血吸虫病流行区大肠癌高发的原因之一可能和血吸虫病的感染有关。理由之一是患大肠血吸虫病时，虫卵沉积处特别是炎症反应明显处常有上皮不典型增生（发生率有报告达77.46%，对照组仅为8%）。上皮不典型增生的发生率与虫卵沉着数量及炎症反应程度呈正相关。如邢氏在分析107例血吸虫患者活检材料后发现，少量虫卵沉着时不典型增生发生率为40.35%，重度不典型增生占3.51%；大量虫卵沉着者不典型增生发生率为69.23%，重度不典型增生占23.08%，两者有明显的统计学差异。理由之二是大肠血吸虫病患者中约有28%形成息肉状病变，息肉中66.66%为炎性息肉，6.7%为管状腺瘤，3.3%为绒毛状腺瘤。

以上事实提示血吸虫病和大肠癌的发生似有一定关系。血吸虫病是通过形成腺瘤而癌变还是直接导致上皮不典型增生进而癌变，至今无直接的实验材料。临床观察血吸虫病合并的大肠癌，癌组织分化较好，恶性度低，转移发生较晚，可能更符合前一种方式。

（3）克罗恩病：克罗恩病（Crohn）发生于结肠者又称肉芽肿性结肠炎、节段性结肠炎、局限性结肠炎等。由于基本病变和慢性溃疡性结肠炎相似，临床上也有鉴别的必要。为此日本（1975年）专门成立克罗恩病探讨委员会对两种病分别制定了临床病理诊断标准。克罗恩病多见于30~40岁成人，为消化管全层局限性病变，伴有溃疡，纤维化及淋巴细胞和浆细胞为主的炎细胞浸润，好发于回盲部、回肠和结肠。从表7-5可与溃疡性结肠炎相区别。

表7-5　Crohn病和慢性溃疡性结肠炎的鉴别

鉴别点	Crohn病	慢性溃疡性结肠炎
年龄	30~40岁多见	30岁以下多见
部位	右半结肠多见	左半结肠多见
	乙状结肠、直肠少见	乙状结肠、直肠受累达95%
病变分布	局限性，跳跃式	弥漫分布
炎症范围	波及全层肠壁	一般仅波及黏膜和黏膜下层
大体形态	黏膜面呈卵石样	无卵石样外观
	肠壁增厚明显	无或轻度肠壁增厚
	有深裂隙状溃疡，可形	广泛的领口状溃疡，无瘘管，
	成瘘管，炎性息肉少见	炎性息肉多见
微观形态	隐窝脓肿少或无	多见
	杯状细胞数正常	减少
	淋巴管扩张明显（黏膜下层）	少见
	结核样肉芽肿多见（50%~90%）	无
	纤维化明显	不明显

Crohn病形成炎性息肉比较少见，笔者分析14例Crohn病例标本，仅发现两例有息肉形成，位于裂沟旁，大小在1cm内，组织学都为腺瘤样炎性息肉。文献中Crohn病合并肠癌者仅80例报告，少数发生淋巴瘤或类癌。Weedon认为Crohn病的结直肠癌发生率比对照人群高20倍。因Crohn病常形成局限性肿块及肠腔狭窄在临床上和大肠癌有重要的鉴别意义。

（4）囊性结肠炎：一般按病变深浅分为浅表性囊性结肠炎（囊肿在黏膜肌层）和深在性囊性结肠炎（囊肿在黏膜肌层以下）。有人认为前者和烟碱缺乏或急性炎症有关，后者可能为一种慢性炎症的结果。由于炎症破坏了黏膜肌层和刺激腺体增生，并向深层生长，扩大成囊。有个别病例腺体增生可深达浆膜下。

临床上患者可有腹痛、腹泻、黏液便或黏液血便。大多数病变部位在直肠，少数波及整个结肠。多见于青壮年，平均年龄为31岁。

病理形态：黏膜面可见大小不一的囊肿突出呈息肉状，直径1~3cm。切面囊内含黏液，囊内壁光滑，整块肠壁增厚。镜检在黏膜或黏膜下层可见有腺体增生和囊肿形成。腺体形态正常，囊肿内被覆柱状、立方或扁平上皮。有的上皮消失，周围有异物巨细胞和炎细胞反应，形成"黏液池"。有的囊肿破裂，黏液外溢，浸润肠壁组织。和分化性黏液癌区别在于上皮无异型性，常有萎缩。

囊性结肠类还未见癌变报道的病例。有学者见到一例 64 岁男性，盲肠部黏膜出现多发性囊肿性息肉样病变，多达 30 余个，大小在 0.2～1cm。镜检浅层囊肿被覆正常形态的黏膜柱状上皮，有的为实性肉芽组织息肉，内有异物巨细胞形成，囊肿间肠腺有增生和扩张。但深部囊肿已达肌层或浆膜下，囊壁被覆上皮有不典型增生和癌变，形成分化性黏液癌。本例似乎提示囊性结肠炎有癌变的可能，特别是对于病程较长的老年人，更应考虑这种可能。

（5）其他：能发生炎性息肉的结肠慢性炎症还包括慢性菌痢、慢性阿米巴痢疾、肠结核以及慢性霉菌性结肠炎等：这些病变形成的炎性息肉较少。息肉形成一方面和上皮组织过度增生有关；另一方面与肠壁肌层纤维瘢痕收缩、黏膜下层水肿消退和炎性浸润细胞减少等造成的黏膜相对过剩有关。所以炎性息肉多发生于原发病的消退期或缓解期。本身形态多样，大小不一，镜下具有与正常黏膜大致一样或有稍厚的黏膜肌层。

（孔　刚）

第八章

阑尾炎及阑尾炎手术

第一节　急性阑尾炎

急性阑尾炎（acute appendicitis）是外科最常见的急腹症。任何年龄均可发病，以 10～40 岁年龄组发病为多。急性阑尾炎的症状变化多端，必须结合具体病例认真分析才能作出正确诊断。有人估计每 1 000 个人中，每年有 1 人患急性阑尾炎，中南大学湘雅第二医院临床资料统计，占普外科住院患者的 10.5%，占急腹症的 40.2%。

（一）病因

1. 阑尾腔梗阻　是急性阑尾炎最常见的病因，阑尾管腔梗阻最常见的原因是淋巴滤泡的明显增生，约占 50%。粪石也是阻塞的常见原因，多见于成年人。异物堵塞、炎性狭窄、阑尾扭曲、食物残渣、寄生虫、阑尾肿瘤和右半结肠肿瘤等则是较少见的病因。各种原因导致阑尾腔完全或不完全梗阻，阑尾腔内的压力增高，阑尾壁的血运障碍，以致继发细菌感染，导致阑尾炎。

2. 细菌感染　阑尾腔内存在致病菌，当黏膜有损害时，细菌由损害处侵入阑尾壁而发生阑尾炎；或机体其他部位感染时，细菌可经血液循环到达阑尾而引起阑尾炎。

3. 神经反射学说　阑尾炎与神经系统活动有密切关系，各种原因所导致的阑尾神经调节紊乱，因而引起阑尾壁肌肉和血管反射性痉挛，使阑尾腔梗阻和血运障碍，随之出现细菌感染。

阑尾炎的发病过程往往是很复杂的，难以单一病因解释。在发病过程中神经反射、管腔梗阻和细菌感染 3 种因素可相继出现，且相互影响。阑尾常常发生感染的内在解剖因素有：①阑尾细长游离，且系膜相对较短，阑尾易扭曲梗阻；②阑尾是与盲肠相通的盲管，且开口狭小；③阑尾血管为单一终末分支，无交通支，一旦发生血运障碍将直接影响阑尾生机；④阑尾居于盲肠下端，或盲肠与阑尾开口交界处黏膜皱襞，Gerlach 瓣缺如或功能不全，盲肠内容物将进入阑尾腔使之梗死；⑤阑尾壁内有丰富的淋巴滤泡，容易增生致阑尾腔梗阻；⑥阑尾的蠕动缓慢而弱。细菌感染是阑尾炎的必备条件，但正常阑尾腔内存在细菌并不致病，一定还要有全身或局部的其他致病因素的参与，机体抵抗力降低、阑尾血运障碍、解剖形态变化等，往往成为细菌致病的有利条件。阑尾炎多为需氧菌和厌氧菌的混合感染，最常见的菌种为脆弱类杆菌。

（二）病理

阑尾系一盲管，如近端梗阻，就形成一个盲襻，黏膜持续分泌黏液，且阑尾浆膜相对缺乏弹性，使腔内压力增高，当腔内压力超过毛细血管灌注压时，黏膜缺血致屏障受损，失去阻断细菌入侵能力，使炎症得以发展。压力升高首先使淋巴回流受阻，组织水肿，阑尾肿胀充血，黏膜由于缺血和细菌入侵可形成小脓肿和溃疡，并有出血点，黏膜和黏膜下层有较明显的中性粒细胞浸润，病理上称为单纯性阑尾炎。由于阑尾腔内压力增高，管腔扩张及炎症的发展，刺激内脏神经末梢产生定位不清的内脏痛，临床上表现为上腹部或脐周疼痛；如炎症刺激使阑尾蠕动增强，可产生痉挛性疼痛。由于阑尾与小肠受同一种神经支配，故临床上可出现食欲缺乏、恶心、呕吐等。

黏膜受炎症刺激，不断分泌黏液，使阑尾腔内压力继续升高，造成静脉回流障碍而动脉仍继续灌注时，阑尾显著充血，高度肿胀，组织水肿加重，小血管可因受压闭塞而血栓形成。黏膜面溃疡变大、增多，细菌侵犯扩展至阑尾组织深部，阑尾壁全层炎性细胞浸润，浆膜被纤维和脓性分泌物覆盖，阑尾腔内积脓，形成急性化脓性阑尾炎。腹腔内可有稀薄浑浊脓液，细菌培养可呈阳性。当发炎的阑尾浆膜和壁层腹膜接触，致壁层腹膜上的体神经受刺激，临床上就出现典型的转移性腹痛，右下腹疼痛较前加重。

炎症继续发展，阑尾腔内压力进一步升高，最终会波及动脉血运，也可因血管痉挛或血栓形成而使阑尾血液供应发生障碍，导致阑尾坏死。阑尾的对系膜侧中段，血液供应最差，是坏死的好发部位。坏死常呈灰绿或暗紫色，可局限于阑尾壁的一处或累及整个阑尾，成为坏死性阑尾炎。阑尾坏疽对机体的影响和阑尾穿孔一样，细菌可由坏死处进入腹腔，使腹腔污染。由于有活力的阑尾残段的细胞仍在继续分泌，腔内压力持续增加，最终导致阑尾穿孔，或称穿孔性阑尾炎。梗阻在阑尾尖端容易穿孔，梗阻在阑尾基底部不易穿孔，由于穿孔大多在梗阻的远端，故一般无粪便自穿孔处溢出。

阑尾穿孔后，积聚在腔内的脓液流入腹腔，有 1% ~2% 的患者可发展成弥漫性腹膜炎，尤其是婴幼儿和老年患者，成为阑尾炎的主要死亡原因。在成人中，如炎症进展不快，机体有自然的保护机制，穿孔后绝大多数可形成局限性腹膜炎，由附近的小肠襻、网膜和腹膜形成机械性屏障，阻止炎症扩散；或由大网膜包裹坏疽穿孔的阑尾，形成炎性包块，其间可有散在的小脓肿，或发展为阑尾周围脓肿。这种炎性肿块或脓肿可完全吸收消散；但炎症也可发展，肿块扩大或脓肿突然破溃，形成弥漫性腹膜炎。如机体抵抗力尚好，也可在腹腔内其他部位形成局限性脓肿，常见的部位是盆腔、膈下、髂窝或肠间隙。总之，阑尾穿孔后，并发症和病死率都明显增高。

上述炎症演变是可以避免的，一部分患者经非手术治疗，炎症可以好转，增生的淋巴组织可消退，软的粪石、异物有可能松动而解除梗阻，蜂窝织炎可在数日内消退。早期的阑尾炎在炎症消退后可不留解剖上的改变，或仅有轻微的粘连，手术时或可见到阑尾扭曲、位置不正常等。如曾有黏膜溃疡，炎症修复，管壁纤维化，管腔可狭窄，以后必复发；如管腔完全闭塞，而远端黏膜仍有分泌功能，所分泌的黏液不能排出，潴留于阑尾腔内，又没有足够的细菌引起炎症，遂形成阑尾黏液囊肿，阑尾壁变薄，囊肿逐渐扩大，直到黏液停止分泌，阑尾囊肿在阑尾切除术中约占 0.3%；如整个阑尾黏膜均受破坏，愈合后管腔全部闭塞，则阑尾变成硬索条状物。

极少数化脓性或坏疽性阑尾炎，感染可经血循环扩散，侵及门静脉系统，导致化脓性门静脉炎、肝内多发性小脓肿和败血症。

（三）临床病理分型

1. 急性单纯性阑尾炎 属轻型阑尾炎或病变早期。病变多只限于黏膜和黏膜下层。表现为阑尾壁轻度水肿，浆膜充血并失去光泽，表面有少许纤维素性渗出物。镜下可见阑尾壁各层水肿和中性粒细胞浸润，黏膜表面有小溃疡和出血点。临床症状和体征较轻。

2. 急性化脓型阑尾炎 亦称急性蜂窝织炎性阑尾炎，常由急性单纯性阑尾炎发展而来。阑尾明显水肿，浆膜高度充血，表面覆以脓性分泌物，阑尾腔内积脓。镜下，阑尾黏膜的溃疡面加大并深达肌层和浆膜层，管壁各层有小脓肿形成。阑尾周围腹腔内有稀薄脓液，并形成局限性腹膜炎。临床症状和体征较重。

3. 坏疽性及穿孔性阑尾炎 是一种重型阑尾炎，阑尾管壁坏死或部分坏死而呈紫黑色，阑尾腔内和右下腹腔内有恶臭脓液。阑尾腔内积脓，压力增高，阑尾动脉血栓形成，导致阑尾坏死、穿孔。穿孔部位多发于阑尾根部或近端。如穿孔前被大网膜包裹，便形成阑尾周围脓肿；否则穿入腹腔，则可引起急性弥漫性腹膜炎。

4. 阑尾周围脓肿 急性阑尾炎化脓坏疽或穿孔，病程进展较慢，大网膜可移至右下腹腔，将其包裹形成粘连，形成炎性包块或阑尾周围脓肿。

急性阑尾炎不同临床病理类型可随机体的防御功能强弱、治疗是否正确及时而出现以下 3 种不同的转归：①炎症消退：单纯性阑尾炎经及时药物治疗后炎症消退。大部分将由于黏膜溃疡而形成瘢痕，甚至阑尾腔变窄，管壁增厚，阑尾扭曲，而成为慢性阑尾炎。②炎症局限：化脓、坏疽或穿孔性阑尾炎被大网膜包裹粘连而形成阑尾周围脓肿。需用大量抗生素或中药治疗，脓液较多者还需穿刺引流或置管引流，治愈缓慢。③炎症扩散：阑尾炎症重，发展快，如治疗不及时，炎症扩散，可发展为急性弥漫性腹膜炎，细菌亦可经血液循环进入门静脉，引起化脓性门静脉炎和肝脓肿，严重感染可致脓毒血症或感染性休克等。

（四）临床表现

1. 症状　如下所述。

（1）腹痛：所有的阑尾炎患者均有腹痛，但疼痛的程度和位置变化不同。由于内脏神经的反射，典型的腹痛始于右上腹，逐渐转移至脐周，数小时后（6~8h）转移并局限在右下腹。此过程的长短取决于病变发展的程度和阑尾位置，一般最短不少于2h。70%~80%的患者具有此典型的转移性腹痛，少数患者无转移性腹痛，可始发右下腹痛，慢性阑尾炎急性发作时多见。由于阑尾位置的变异，腹痛始发部位和局限部位将因此而改变，如阑尾位于盲肠后、回肠后、盆腔内时，不会完全表现为右下腹痛，也不转移至右下腹，有的患者疼痛开始于耻骨上、腰部、右上腹或左下腹部等，但最终将出现持续性固定腹痛。腹痛性质与阑尾炎类型相关，单纯性阑尾炎表现为轻度隐痛；化脓性阑尾炎呈阵发性胀痛和剧痛；坏疽性阑尾炎呈持续性剧烈腹痛；穿孔性阑尾炎可因阑尾腔内压骤减，而腹痛暂时减轻，但出现腹膜炎后，腹痛又会持续加剧且范围扩大，全身症状加重。

（2）胃肠道症状：发病早期可有厌食，亦可为首发症状；50%患者有恶心、呕吐，以小儿和青年常见。呕吐为反射性，多在腹痛发作后发生，有的患者可能发生腹泻。盆腔位阑尾炎或盆腔积脓时，炎症刺激直肠和膀胱，可引起排便和里急后重等症状。弥漫性腹膜炎时可导致麻痹性肠梗阻。

（3）全身症状：早期有乏力、头部不适等。随着炎症加重，出现全身中毒症状，如出现寒战、高热和黄疸时，应考虑可能并发化脓性门静脉炎。

2. 体征　发病数小时后，患者因疼痛行走时常常将身体向前弯曲，卧床时多采用右髋屈曲位以减轻疼痛。早期体温正常或稍有升高，除小儿外，少有超过39℃者，如出现寒战、高热，常预示阑尾坏死穿孔已有阑尾脓肿、弥漫性腹膜炎或门静脉炎等其他并发症。

腹部体征主要取决于阑尾位置和是否穿孔，必须对全腹进行系统而全面的检查，以期发现最明显的压痛点，此点常在右下腹麦氏点。但由于阑尾位置的变异和炎症程度的不同，压痛点并非都在麦氏点，关键是有固定的压痛点，这是阑尾炎最重要的体征，也是诊断阑尾炎最主要的依据。压痛的程度和范围与病变的程度相关。早期轻压痛，当炎症累及浆膜时即有叩击痛；当炎症加重时，压痛的程度加重，范围也随之扩大；当阑尾坏疽穿孔时，疼痛和压痛的范围可波及全腹，但仍以阑尾所在位置压痛最明显。

当炎症累及壁层腹膜时，可出现反跳痛、腹肌紧张、肠鸣音减弱或消失等腹膜刺激征象。一般而言，腹膜刺激征的程度、范围与阑尾炎症程度相平行，多且于化脓性阑尾炎和坏死穿孔性阑尾炎发生。腹膜刺激征范围扩大，说明腹腔内渗出增多或阑尾穿孔已导致弥漫性腹膜炎。但肥胖患者、小儿、老人、孕妇或盲肠后位阑尾炎时，腹膜刺激现象可不明显。阑尾周围脓肿时，可在右下腹触及触痛性固定肿块。

结肠充气试验（Rovsing征）：患者仰卧位，用右手压迫左下腹，再用左手挤压近侧结肠，结肠内气体可传至盲肠和阑尾，引起右下腹疼痛者为阳性。

腰大肌试验（Psoas征）：患者左侧卧位，右下肢伸直过度后伸，引起右下腹疼痛者为阳性，表示腰大肌受到炎症刺激，阑尾多为盲肠后位。

闭孔内肌试验（Obturator）：是让患者仰卧，右髋、膝屈曲90°，将大腿内旋，引起右下腹疼痛者为阳性，表示阑尾靠近闭孔内肌。

应当重视直肠指诊，以减少误诊。其主要的目的是排除盆腔病变，其次是检查有无低位或盆腔内阑尾炎造成的直肠右前壁触痛，或阑尾周围脓肿时盆腔内触痛性肿块。

3. 实验室检查　白细胞计数升高到（10~20）×10⁹/L，可出现核左移。单纯性阑尾炎或老年患者，白细胞可无明显升高。尿常规检查一般无异常，当炎症刺激输尿管或膀胱时，尿中可出现少数红细胞，但应排除泌尿系统及其他原因所致。当诊断怀疑时，可做淀粉酶检测以排除胰腺炎；β-HCG测定以排除宫外孕破裂等。

4. 影像学检查 X线平片一般无阳性发现，偶见盲肠扩张和液气平面、钙化的粪石和异物影。B超可发现肿大的阑尾或脓肿以及右下腹腔积液，对诊断有一定的帮助，并可排除某些妇科疾病所致腹痛。腹腔镜可用于急性阑尾炎的诊断，并可进行腹腔镜阑尾切除术。

（五）诊断和鉴别诊断

典型急性阑尾炎诊断并不困难，①发病较急，多有转移性右下腹痛，也可在起病时，即为右下腹痛，伴恶心呕吐及不同程度发热；②右下腹局限性压痛、反跳痛及肌肉紧张；③血白细胞计数及中性粒细胞增高，尿常规及胸腹透视一般正常；④排除其他肠道疾病、妇科及内科疾病。但不典型阑尾炎、老年人或婴幼儿阑尾炎有时诊断相当困难，误诊并不少见。

1. 胃十二指肠溃疡穿孔 穿孔溢液可沿升结肠旁沟流至右下腹，很似急性阑尾炎的转移性腹痛，空腹穿孔且穿孔很快自行封闭时，上腹部症状较轻，而右下腹症状可很明显，极易误诊为急性阑尾炎。反之，阑尾穿孔引起急性弥漫性腹膜炎时也可能误诊为消化性溃疡穿孔。但胃十二指肠溃疡穿孔患者多有溃疡病史，溃疡穿孔时为突发上腹部剧烈疼痛，体检时上腹仍具疼痛和压痛，腹壁紧张度和肠鸣音减弱等腹膜刺激征象也较明显。溃疡病穿孔70%有气腹，而阑尾穿孔时气腹极为罕见。

2. 妇科疾病 误诊最多发生在育龄妇女，应与盆腔感染、卵巢滤泡破裂、卵巢囊肿蒂扭转、子宫内膜异位、异位妊娠破裂、黄体囊肿破裂等鉴别。

（1）盆腔感染性疾病：特别是右侧附件炎与阑尾炎的鉴别相当困难。附件炎腹痛初起即在下腹部，位置较低，常为双侧，伴有腰疼，压痛点较阑尾炎低且弥散。常有脓性白带而胃肠道症状少，后穹隆穿刺有脓液，子宫颈剧痛，涂片检查可见革兰阴性双球菌，盆腔B超有助于鉴别诊断。

（2）宫外孕破裂：可有右下腹痛，出血量少时，需与阑尾炎鉴别，如出血量大，急性失血的症状明显，诊断则无困难。宫外孕有停经和少量阴道出血史，腹痛常突然发作且较剧烈，有时肩部放射，下腹部有弥漫性压痛，患侧稍重，反跳痛和肌紧张不明显。妇科检查有子宫颈剧痛，可扪及附件肿块，子宫稍大，阴道后穹隆穿刺可抽出不凝固的血液。卵巢滤泡破裂和黄体囊肿破裂与宫外破裂的临床表现相似，但病情较轻。

（3）卵巢囊肿蒂扭转：腹痛突然发生，呈阵发性绞痛。由于下腹部压痛和肌紧张，囊肿不易触及。妇科检查或麻醉后检查，可扪及肿块，B超或CT可明确诊断。

3. 右输尿管结石 腹痛多在右下腹，为阵发性绞痛，并向会阴部放射，亦可有胃肠道症状，压痛和腹肌紧张程度与腹部剧痛的程度不一致，腹膜炎现象不明显。但右输尿管结石嵌顿并发腹膜后炎症时，可出现极类似于急性阑尾炎的临床表现，往往需作影像学检查才能明确诊断。输尿管结石尿检有多数红细胞，X线摄片在输尿管行程可见结石影。B超检查可见肾盂积水、输尿管扩张和结石影。

4. 急性胆囊炎 一般无困难，但肝下阑尾炎时，其临床表现都在右上腹，给诊断带来困难。反之，急性胆囊炎如胆囊位置较低或肥胖患者肿大胆囊底达右下腹，或合并盲肠充分扩张，右下腹可有压痛，易误诊为阑尾炎。此时，B超和X线平片检查有用助于鉴别诊断。

5. Crohn病（克罗恩病） 多发生在回肠末段，因右下腹疼痛、压痛、低热可误诊为阑尾炎。但其腹痛轻，进展慢，右下腹压痛范围较广，有反复发作的腹泻、腹胀、低热病史。术中可见回肠呈节段性红肿，病变肠段与正常肠段之间界限清楚，且肠系膜淋巴结肿大，即可明确诊断。

6. 肠系膜淋巴结炎 儿童急性阑尾炎常需与之鉴别。病儿常有上呼吸道感染史，高热而腹痛较轻，腹痛开始就在右下腹，范围较弥散。腹膜刺激征象较轻，但体温较高。腹部压痛部位偏内侧，并可随体位改变。

7. 梅克尔憩室炎 因部位和阑尾临近，临床症状类似而难以鉴别。憩室炎最显著的压痛点偏内侧，可并发小肠机械性肠梗阻，两者虽难鉴别，但都需手术治疗。如术中发现阑尾炎症表现与临床表现不符时，必须检查有无梅克尔憩室。

8. 内科性疾病 右下基底肺类和右侧膈胸膜炎可刺激第10、11和12肋间神经，出现反射性右下腹痛，但患者咳嗽或深呼吸时有胸痛，亦可有呼吸道症状，患者有明显症状，但腹部体征轻微且不局限。胸部体检和 X 线片可以避免误诊。急性胃肠炎的恶心、呕吐和腹泻明显，常发生在腹痛前或同时发生。而急性阑尾炎胃肠道症状常出现在腹痛之后。右侧急性肾盂肾炎常先有寒战、高热，疼痛起初在右肾区，腹痛常伴有腰痛，疼痛位置较高且范围较广，肋脊角叩痛阳性，如尿中发现脓细胞，或细菌培养阳性，即可明确诊断。

在临床实践中，非典型急性阑尾炎很难与其他有相似临床表现的疾病相鉴别。在鉴别诊断困难时，应请相关科室医师会诊，并做相应检查，以排除其他疾病，切勿盲目地急于手术。有学者认为，如果对急性阑尾炎的诊断有怀疑，但又需急诊手术时，最好不要选择麦氏切口，应选择剖腹探查切口。有学者认为：选择对应于麦氏点的右侧腹直肌外侧或经腹直肌小切口为宜，其显露并不亚于麦氏切口，如为其他疾病可上下延长切口以利手术。在术中，如阑尾的炎症程度与临床表现不符者，应该考虑妇科疾病及其他疾病所致，阑尾可能是继发性改变，术中应仔细探查，并请相关科室医师台上会诊，以保安全。

（六）治疗

原则上急性阑尾炎一经确诊，应尽早行阑尾切除术。因早期手术简单有效，又可减少术后并发症的发生。如阑尾坏疽穿孔后再手术，不但手术操作困难，且术后并发症增加。术前、术后使用有效抗生素以控制感染。手术应注意以下事项：①正确选择手术切口，有学者认为，不要过于强调小切口，应便于手术野的暴露与探查，直观下行阑尾手术；②重视手术切口的保护和处理，以防止术后切口的感染，一旦发生术后切口感染，愈合的时间很长；③充分显露，在直视下切除阑尾；④确保阑尾完整切除，以防再发阑尾残株炎；⑤吸净脓液，必要时冲洗腹腔，并放置有效腹腔引流，以防术后腹腔脓肿的发生；⑥术中阑尾炎性改变不能解释临床症状时，应考虑阑尾为继发炎性改变，应仔细探查，寻找原发疾病并做相应处理，若忽视了这一点，后果可能十分严重；⑦注意罕见的畸形阑尾炎，如盲肠壁内阑尾；⑧注意回盲部的改变，以防漏诊，特别是中老年人结肠癌并发阑尾炎，有学者在临床上已多次遇到，有的已发生严重后果，才转来本院；⑨重视阑尾残端的处理，以防术后粪瘘；⑩切实结扎阑尾系膜，以防术后出血。

非手术治疗仅适应于：①急性单纯性阑尾炎；②急性阑尾炎的诊断尚未确定，且无剖腹探查指征；③有手术禁忌证者；④已形成炎性肿块，且无扩张趋势者。非手术治疗主要是选择有效抗生素和补液治疗，并须严密观察病情变化，防止非手术治疗期间阑尾坏疽穿孔或脓肿破裂。

（七）急性阑尾炎的并发症及其处理

1. 腹腔脓肿　是阑尾炎未经及时治疗的后果。以阑尾周围脓肿最常见，也可见于盆腔、膈下或肠间隙等处。临床表现有触痛性肿块、腹胀、肠鸣音减弱、全身中毒症状等。B 超和 CT 检查有助于诊断并可定位。脓腔较小者，可选择非手术治疗，主要选择有效抗生素和中药治疗。多数患者需行引流术，此时有学者认为，千万不能同时切除阑尾，可能发生肠瘘，亦可在 B 超或 CT 引导下穿刺抽脓、冲洗或置管引流，必要时手术切开引流，但应避免副损伤。治愈 3 个月后择期行阑尾切除术，以免阑尾炎复发。

2. 内、外瘘　阑尾周围脓肿如未及时引流，脓肿可向小肠或大肠内穿破，或阑尾根部坏疽穿孔，再向膀胱、阴道或腹壁穿破，形成内瘘或外瘘。消化道造影或外瘘置管造影有助于诊断和治疗。

3. 化脓性门静脉炎　该并发症虽然少见，但预后严重。由阑尾静脉内感染性血栓脱落至门静脉所引起，尚可导致全身性感染和细菌肝脓肿。临床表现为寒战、高热、轻度黄疸、肝大、剑突下压痛等，应密切观察及早诊断，及时处理。

（孔　刚）

第二节　慢性阑尾炎

大多数慢性阑尾炎（chronic appendicitis）由急性阑尾炎转变而来，少数亦可开始即呈慢性过程。其主要病变为阑尾壁不同程度的纤维化及慢性炎性细胞浸润。多数慢性阑尾炎患者阑尾腔内有粪石，或者阑尾粘连，淋巴滤泡过度增生，使管腔变窄。慢性阑尾炎由急性阑尾转变而来者，其阑尾壁增厚、发白、硬韧，呈纤维结缔组织增生改变，系膜缩短或因周围粘连而使阑尾扭曲，阑尾腔不规则、部分狭窄或完全闭塞，其远端可扩张，阑尾各层可能形成瘢痕。这些病变妨碍了阑尾的排空，阑尾腔内压力增高，压迫阑尾壁内神经而产生疼痛症状，在病理切片中发现了阑尾黏膜下和浆肌层充满淋巴细胞和嗜酸粒细胞，有时还可见到异物巨细胞。

没有急性阑尾炎发病史的慢性阑尾炎，其病理生理仍不清楚，可能由于阑尾腔内粪石等异物，淋巴增生，阑尾细长、扭曲，管腔或开口部狭窄造成梗阻，分泌物潴留刺激黏膜导致慢性炎症。因此有人认为右下腹痛而诊断为慢性阑尾炎，必须有阑尾壁的纤维化，黏膜慢性溃疡，淋巴细胞和嗜酸粒细胞浸润，瘢痕形成，阑尾管腔部分或完全梗阻。

既往有急性阑尾炎发作病史，持续性或复发右下腹痛，右下腹局限性固定压痛，诊断为慢性阑尾炎多不困难，既往无急性阑尾炎发作病史，主要症状为右下腹痛或伴胃肠功能障碍，诊断有时很困难，尚需排除其他一切可引起右下腹痛的疾病。诊断慢性阑尾炎最重要的体征是右下腹局限性固定压痛。

X线钡灌肠检查有助于诊断，且可排除结肠某些疾病。其表现有阑尾腔狭窄和不规则，阑尾不显影或充盈不规则，阑尾粪石，阑尾过长、扭曲，钡剂排出迟缓（72h后有钡剂残留）。但是阑尾不显影并不能肯定阑尾腔梗阻，因为正常阑尾亦可不显影。纤维肠镜检查无助于慢性阑尾炎的诊断，但可排除结肠及回肠末段其他疾病。

确定慢性阑尾炎之诊断应具有3个标准：①症状与体征存在超过2周；②手术与病理切片确定阑尾有慢性炎症；③阑尾切除后症状消失。因此确定慢性阑尾的诊断需慎重，尤其是既往无急性发作史者，其诊断有疑问时，需进行一些必要的检查，以排除其他疾病。慢性阑尾炎的治疗很简单，只需行阑尾切除术，但仍有发生并发症的可能。故不可贸然手术，以免延误患者的诊断和治疗。如果术中发现阑尾无明显病理改变，应仔细探查回肠末段、小肠系膜、盲肠、升结肠及右侧附件等。

（孔　刚）

第三节　特殊类型阑尾炎

（一）小儿急性阑尾炎（acute children appendicitis）

急性阑尾炎是儿童最常见急腹症之一，其临床表现与成人有许多不同之处。年龄越小，发病率越低，但诊断越困难，阑尾穿孔和腹膜炎的发生率越高，危险性越大。

两岁以内小儿的急性阑尾炎很少见，一岁以内发病者罕见，可能由于阑尾呈漏斗状，阑尾开口比阑尾腔大，不易发生淋巴滤泡增生或粪石嵌顿所致阑尾腔梗阻。由于小儿病史提供困难，腹部检查不合作，早期临床表现无特殊性，所以早期诊断困难，阑尾穿孔率高。年龄越小，其阑尾穿孔率越高，1岁以内穿孔率近100%，2岁以下手术时，也有70%～80%穿孔，直至6岁以前，其阑尾炎穿孔率仍可达50%。且由于小儿大网膜发育不全，不能起到足够的保护作用，故炎症极易蔓延发展成弥漫性腹膜炎。

小儿急性阑尾炎的临床表现与典型症状相比有许多差异，大多数首发症状是脐周或中腹部疼痛，也可有转移性右下腹痛。恶心、呕吐、腹泻等胃肠道症状出现早且显著，甚至发生于腹痛之前，极易误诊为急性胃肠炎。发热、脉快也较成人出现早，但婴儿发热和白细胞升高可能不明显。婴儿无法自述腹痛，其主要症状仅有烦躁不安、厌食、脱水、精神差以及恶心、呕吐、腹泻等，主要体征有右下腹固定压痛和腹胀，因为小儿腹壁肌层薄弱，即使并发腹膜炎其腹肌紧张仍可不明显。但6岁以上小儿急性阑尾炎除胃肠道症状出现早而明显外，其临床症状和体征基本与成人类似。

反复腹部检查很重要，一定要确定右下腹固定压痛和肌紧张的位置、范围和程度，作为诊断依据。由于小儿结肠不固定，故阑尾炎的压痛范围较大，并可偏向内侧。直肠指诊对可疑病例的诊断有帮助，但动作应轻柔，以取得小儿的合作。指诊时可发现直肠右侧壁有敏感的触痛，盆腔阑尾时甚至可扪及条索状肿胀的阑尾。在怀疑诊断时，B超和腹部X线检查是有必要的，虽然对急性阑尾炎的诊断意义不大，但或可帮助排除其他疾病。

小儿急性阑尾炎的治疗原则与成人大致相同，应尽早行阑尾切除术，并应防治水、电解质紊乱和加强抗感染治疗。但发病3d以上，感染开始局限，或已有肿块或脓肿形成，这时手术有可能损伤肠管污染腹腔或使感染扩散，应保守治疗。如脓肿压力大，为防止脓肿破裂感染扩散形成弥漫性腹膜炎，可切开引流。

（二）老年人急性阑尾炎（acute senility appendicitis）

因老年人的阑尾黏膜下淋巴组织退化，造成梗阻的机会减少，故其急性阑尾炎的发病率较低。但随着社会老龄人口增多，平均寿命延长，老年人急性阑尾炎的发病率也相应升高，为2%～4%，为全部急性阑尾炎的3%～4%，据中南大学湘雅第二医院临床资料统计约占5.8%。

与小儿急性阑尾炎相似，老年人阑尾穿孔、腹膜炎的发生率也较高，约30%的老年人阑尾炎在手术时已穿孔。老年人反应迟钝，腹壁松弛，腹肌萎缩，发病时症状不典型，全身反应差，临床表现与阑尾病理变化不相符，容易造成误诊。老年人阑尾壁变薄，血管硬化，供血相对减少，故老年人阑尾炎不但穿孔率高，且其病死率亦较年轻人高几倍。因老年人常并发其他系统疾病，如心血管疾患、肺部疾患、糖尿病等，生理储备功能下降，耐受能力较差之故。

由于老年人阑尾炎临床表现不典型，机体反应能力较差，体温可能不高，白细胞计数一般无明显改变，腹膜刺激征亦不明显。偶有因右下腹无痛性肿块住院，而误诊为盲肠癌者。有学者也在临床上遇到不少结肠癌并发急性阑尾炎者，尤以老年患者多见，均以急性阑尾炎而收入院。结肠癌以急性阑尾炎为最早表现者约占6.6%，而右半结肠癌更多。追问病史可能有大便性状改变等右半结肠癌的临床表现，体格检查有时能在右腹触及肿块，多数是触及肿瘤本身，有时是触及因结肠癌致结肠梗阻后，扩张充盈的盲肠。急诊B超和腹平片可能发现腹腔内肿块和低位肠梗阻，如临床表现较轻，经保守治疗后病情缓解，应进一步行钡灌肠或纤维结肠镜检查以除外结肠癌。有学者曾遇到在外院因急性阑尾炎行阑尾切除术后，右下腹仍疼痛不适，甚至有低位不全肠梗阻或右下腹肿块而入院者，经纤维结肠镜检查证实为结肠癌。总之，老年人急性阑尾炎可能是结肠癌临床表现的一个信号，对此必须予以重视。有学者的经验认为，老年人急性阑尾炎时应该仔细询问发病前患者有无消化道症状和大便性状改变等；细心的体格检查，有时能发现低位肠梗阻的表现，甚至于右下腹触及痛性肿块，在考虑结肠癌并发急性阑尾炎的同时，应该排除阑尾周围脓肿，对可疑病例进行必要的辅助检查是必需的。行阑尾切除手术时，仔细探查右半结肠，如发现盲肠充盈扩张，应仔细探查其远侧结肠；若发现肿块应施行右半结肠切除术。阑尾切除术后，仍有临床表现者，在排除腹腔脓肿和粘连性肠梗阻等并发症的同时，要考虑结肠癌的可能性。

老年人急性阑尾炎治疗原则与一般阑尾炎相同。术前应注意患者全身状况，有无其他系统疾病，特别是心血管系统的疾病，及时正确的手术是降低老年人急性阑尾炎死亡率的最好方法。术后应密切观察病情变化，防治肺部感染和心血管系统疾病等。

（三）妊娠期急性阑尾炎（acute appendicitis in pregnancy）

妊娠期急性阑尾炎的发病率和非妊娠的同龄妇女的无差别，发病率约为1：2 000，不因妊娠而增加。但因妊娠本身所引起的各种变化和子宫逐渐增大所致阑尾位置的改变，常造成诊断和治疗上的困难，危重者对孕妇及胎儿还可造成生命危险，死亡率为2%左右。

随着妊娠子宫逐渐增大，阑尾位置随之向上推移，大约在妊娠3个月阑尾根部在髂嵴下两横指，妊娠5个月相当于髂嵴水平，8个月上升达髂嵴上两横指，分娩后10d返回原位。在阑尾位置上升过程中，阑尾也逆时针方向旋转，阑尾受压并被胀大的子宫覆盖。以上变化使得阑尾炎的症状和体征也随之发生改变。妊娠前6个月阑尾炎发病者比后3个月多，但后3个月的穿孔率、病死率比前6个月高许多倍。

在妊娠前6个月，急性阑尾炎的临床表现与非妊娠者并无明显不同。如能在穿孔前进行手术治疗，通常不会影响妊娠，但围术期应加用黄体酮预防流产，且术后应予以镇痛。虽然轻症者亦可采用非手术治疗，但在诊断明确时最好采用手术治疗，以免妊娠后期复发，使风险增大。

在妊娠后3个月，由于子宫增大，阑尾位置改变，其临床表现不典型，腹部压痛位置偏高，或在后腰部。由于子宫增大和大网膜、小肠活动受限，且盆腔充血，子宫收缩，炎症发展较快，阑尾易发生坏死穿孔，炎症不易局限，很快出现急性弥漫性腹膜炎，不仅危及胎儿生命，亦危及孕妇的安全，故在诊断确定后应尽早手术治疗。临产期的急性阑尾炎如并发阑尾穿孔或全身感染症状严重时，可考虑剖宫产并同时行阑尾切除，但必须根据病情和产科医师共同权衡利弊，审慎决定。

妊娠使得阑尾炎的诊断更加困难。在妊娠初期，恶心、呕吐和腹部不适等急性阑尾炎的早期症状可能被忽视，而误认为是妊娠反应；临产期急性阑尾炎常伴有子宫收缩，可能误诊为胎盘早期剥离；产后的急性阑尾炎，可能误诊为产后感染。故为了防止误诊，不但要了解妊娠期急性阑尾炎的特点，还要认真仔细地询问病史和体格检查，以及进行必要的辅助检查如B超等。妊娠期急性阑尾炎的成功治疗在于早期诊断和及时手术治疗，手术并不增加早产率和死亡率。

妊娠期急性阑尾炎手术切口的选择，应根据子宫大小和压痛部位来确定；手术操作应轻柔，力求简单，以减少对子宫的刺激；尽量吸净或拭干脓液，不行广泛腹腔冲洗；术中最好不放置腹腔引流管，但病情需要时应另戳孔置管引流，术后力争早日拔除。

（四）异位阑尾炎

异位阑尾炎是指阑尾在腹腔的位置变异而发生的阑尾炎，临床上较少见，但由于与一般急性阑尾炎表现有所不同，诊断常较困难。

异位阑尾炎亦常有转移性腹痛，但由于阑尾位置的变异，最后固定在异位阑尾的体表投影处，且有固定压痛，甚至反跳痛和腹肌紧张。正由于阑尾位置的变异，常误诊为异位阑尾所在部位脏器的炎症病变，多数需要术中明确诊断。仔细的病史询问，固定的压痛和反跳痛，根据阑尾炎病理发展过程的临床规律，必要的B超、X线和实验室检查等辅助检查，在排除异位阑尾所在部位脏器的炎症病变时，可作出异位阑尾炎的临床诊断，必要时进行剖腹探查亦不失为上策。异位阑尾炎的治疗原则与一般阑尾炎相同，但手术切口的选择是根据异位阑尾所在部位决定。异位阑尾炎一般有以下几种。

1. 肝下阑尾炎 又称高位阑尾炎，胚胎时因中肠旋转不全，盲肠未下降到右下腹，仍停留在右上腹肝下方。有时盲肠部分下降，阑尾尖端指向上，急性阑尾炎时，患者常感右上腹痛，或上腹部有压痛和腹肌紧张，或者盲肠已降至右髂窝内，但其系膜及升结肠系膜未与腹后壁固定，导致盲肠过度游离，阑尾可能与上腹部器官粘连，形成高位阑尾炎。诊断有时比较困难，并易与急性胆囊炎、十二指肠溃疡急性穿孔相混淆，异位阑尾炎的转移性腹痛在右上腹或右侧脐旁，即阑尾的实际部位。体征有右上腹或脐上的侧腹部压痛、反跳痛、腹肌紧张等，腹部X线平片可见盲肠积气在肝下，B超检查可见阑尾呈低回声的管状结构，可作为辅助诊断。有学者在临床上多次遇到这种情况，其中1例手术中发现阑尾细长、充血、尖端坏死，长15cm左右，尖端指向肝下，行阑尾切除术，有学者认为，这种阑尾一般细长，术前确诊较困难，手术最好采用经右侧腹直肌切口探查，切除阑尾最好采用逆行法。不要将阑尾拉断，以免残留在腹腔内。

2. 腹膜外位阑尾 指阑尾位于壁层腹膜外，多见于后腹膜外，阑尾固定在腹后壁上，因腹膜外位阑尾缺乏浆膜，故炎症发展迅速，易在腹膜后间隙扩散和形成脓肿。由于位置较深，且后腹膜对痛觉不敏感，故缺乏明显和典型的阑尾炎症状。体格检查时右下腹有深压痛，腰大肌试验阳性，Thomas征可能阳性。腹膜后阑尾并非少见，阑尾炎若未能找到阑尾时，应在回盲部打开后腹膜寻找阑尾，一般并不困难，术后要放置引流条。

3. 盆腔阑尾 指阑尾根部的位置在髂前上棘水平线以下的盆腔内，常易与妇科、泌尿科炎症性疾病混淆。

4. 壁内阑尾 指位于回盲肠壁的浆肌内。术中找不到阑尾时，应触摸盲肠浆肌层下是否有硬性条索状物，必要时可切开盲肠浆肌层探查。但应注意勿损伤回盲部结肠的黏膜，切开的浆肌层应予间断缝合，以防止肠瘘。有学者在40年的临床工作中，仅遇到1例，术中未能找到阑尾时，应想到有壁内阑尾之可能性，要详细探查，不要漏诊。

5. 左侧急性阑尾炎 多因先天性内脏转位，或中肠旋转不良，或游离盲肠移动性过大所致。腹痛起于中腹部，后转移至左腹，腹部压痛及肌紧张均位于左下腹。若体检时发现先天性内脏转位，对左侧急性阑尾炎之诊断有很大帮助。

（五）寄生虫性阑尾炎

寄生虫性阑尾炎是人体寄生虫病的局部表现，是阑尾腔内潴留虫体或虫卵而引起的阑尾梗阻、损害及炎症等改变。此病较少见，多发生在寄生虫流行地区。

阑尾寄生虫可以不出现任何临床表现，并发阑尾炎时，除具有一般阑尾炎的临床表现外，还可有寄生虫其他临床表现，如血吸虫性阑尾炎有血吸虫感染史，出现发热、荨麻疹、腹痛、腹泻、肝脾肿大和腹腔积液等症状；阑尾蛔虫、鞭虫病多见于青少年，粪便镜检时查到虫卵是诊断的重要依据，若蛔虫窜动而钻入阑尾，则转移性右下腹痛较一般阑尾炎重，并呈阵发性绞痛；阑尾绦虫病可有粪便中发现白色"面条样"虫节病史，或皮下囊肿结节等。

寄生虫性阑尾炎往往术前很难确诊，多需术后病理诊断证实。对临床上已明确有肠道寄生虫病出现阑尾炎的症状和体征者，应高度怀疑，虽然肠道寄生虫患者也可并发非寄生虫性阑尾炎。

无症状性阑尾寄生虫病不需外科治疗，只有发生阑尾炎时才需外科治疗。一旦确诊，应尽早手术。术后应进行驱虫治疗，但蛔虫性阑尾炎术后2周内不宜进行驱虫治疗。

（六）阑尾残株炎

阑尾残株炎多指阑尾切除术后数日、数月或数年，阑尾残株再次发生炎症变化，临床上酷似急性阑尾炎的表现，有报道迟至33年以后才发病者。最短为术后5d。国外报道阑尾残株炎的发病率为0.47%。男多于女，其比例为2∶1，多见于青壮年。由于这类患者曾做过阑尾切除术，临床医师往往不考虑本病，以致延误诊断。有学者遇见2例，术前已考虑阑尾残株炎之可能性，但仍以剖腹探查切口进腹，分离粘连之后，切除阑尾残株，术后恢复顺利。

阑尾残株炎的原因常与第一次阑尾切除术处理失当有关。常见有如下原因：①阑尾根部盲肠处常有浆膜覆盖而不游离，术中不仔细，仅切除游离段阑尾；②阑尾局部炎症水肿严重，解剖不清，或炎症使阑尾根部常有脓苔覆盖给寻找阑尾根部带来困难；③阑尾根部套入盲肠；④由于炎症反复发作，阑尾与盲肠壁紧密粘连，或部分埋入盲肠壁，或因为炎症后形成膜状粘连覆盖于阑尾根部的表面，以致不易分清阑尾根部与盲肠相交处；⑤回盲皱襞的位置异常，部分阑尾根部为其遮盖；⑥荷包缝合不当，可产生荷包内脓肿；⑦对阑尾畸形认识不足。

阑尾残株炎，多数患者在阑尾切除后若干时间出现症状。临床症状和首次发作的阑尾炎症状相同，右下腹痛、恶心、呕吐及体温升高等，右下腹可出现压痛及反跳痛、腹肌紧张，结肠充气试验、直肠指诊等可为阳性。有的患者可仅有右下腹痛或伴有低热，有的则以右下腹肿块伴压痛为唯一主诉。术后1周内阑尾残株炎引起的荷包脓肿破裂，可在左下腹疼痛表现最明显，可能因局部炎症反应及纤维粘连，使脓腔破裂后不易向右扩散而易向对侧扩散所致。加之，右下腹手术切口的影响掩盖了右下腹体征，致使左下腹症状体征更为突出。由于脓液刺激盆腔及膀胱，可有阴茎及膀胱区疼痛并感排尿困难。

根据发生时急性阑尾炎的症状、体征，如对阑尾残株炎有所认识，一般诊断不十分困难，谨防因患者曾行阑尾切除而排除急性阑尾炎之可能性，但是一定要与急性阑尾炎容易混淆的一些其他疾病相鉴别。

阑尾残株炎的发生与第一次急性阑尾炎手术切除阑尾欠妥有关，术者必须认真对待阑尾切除手术，熟悉阑尾的解剖特点与阑尾的各种变异情况，要将阑尾正确地解剖，尤其是阑尾的根部。切除阑尾后，留下的阑尾残株长度一般不超过0.5cm为宜，应妥善的荷包包埋。阑尾残株炎一旦明确诊断后，应行阑尾残株全切除。

（孔　刚）

第四节 阑尾疾病的术式

一、阑尾切除术

（一）适应证与禁忌证

1. 适应证 如下所述。

（1）急性阑尾炎：诊断明确后，原则上均应早期手术。虽然部分单纯性阑尾炎经非手术治疗后炎症可以消退，但约3/4患者可能再复发；而且，急性阑尾炎发展为化脓性或坏疽后再手术，手术难度和术后并发症明显增多。因此若无明显禁忌证，急性阑尾炎均应早期手术。

（2）慢性阑尾炎。

（3）阑尾周围脓肿：经切开引流术或经非手术治疗3个月仍有症状者，可行阑尾切除术。

（4）阑尾良性肿瘤：如阑尾黏液囊肿仅限于阑尾时；当阑尾黏液囊肿延伸到阑尾外部时应扩大手术治疗。

（5）阑尾蛔虫症。

（6）阑尾结石。

（7）直径小于2cm且无转移的阑尾类癌。

（8）阑尾扭转或套叠。

2. 禁忌证 如下所述。

（1）急性阑尾炎发病已超过72h，或已有包块形成，阑尾的局部炎症性水肿已很明显，此时不适合手术治疗。

（2）阑尾周围脓肿，经治疗而无症状者，不必强行做阑尾切除术。

（二）麻醉

局部麻醉、硬膜外麻醉或腰麻。小儿用全身麻醉。

（三）切口的选择

1. 麦氏切口（McBumey切口） 亦称"格状"切口（gridiron）。1894年由美国Charles McBurney提出，是阑尾切除术最常用的切口。其特点为进入腹腔时不需切断任何肌肉，仅简单地劈开纤维即可。

麦氏切口优点如下：

（1）不切断肌肉，切口有自发关闭的倾向，使用缝合物较少，术后切口疝的机会少。

（2）不损伤重要的血管和神经。

（3）切口通常与阑尾投影点一致。

（4）必要时可向中线延伸，有助于盆腔阑尾的切除。

除以上优点外，麦氏切口也有一些缺点：

（1）手术视野受限，对盲肠后位阑尾显露差。

（2）不能很好地探查腹腔。

（3）可疑阑尾炎诊断的病例或有腹膜炎的病例，用麦氏切口是不明智的，应采用脐下正中切口或旁正中切口。

（4）皮肤切口与腹壁皮纹方向交叉，愈合瘢痕不够理想。

2. 右下腹横切口（Fowler－Weir, Davis－Rockey切口） 创于20世纪初，但直到20世纪80年代始较多采用此切口。切口位于脐平面下1~3cm，切口中点在锁骨中线与右腹股沟中点的连线上。相当于髂前上棘至腹直肌外缘，顺皮纹方向的横切口。腹外斜肌可按腱纹分开或横切开；腹内斜肌及腹横肌予以分开，切开部分腹直肌前鞘，把腹直肌牵向内侧而无须切断，撑开切口，即露出盲肠及结肠前纵带。优点是显露阑尾较好，尤其是盲肠后位阑尾或肥胖者；皮肤切口瘢痕美观。

3. 右下腹正中旁切口，或腹直肌切口（Murphy 切口） 可上下延长切口，适用于诊断不明剖腹探查的患者，阑尾炎伴有弥漫性腹膜炎的患者，但显露阑尾不佳，切口感染后易形成切口疝。Murphy 切口，法国称为 Jalaguier 切口，其他国家称为 Battle - Jalaguier - Kammerer 切口，是平行于腹直肌外侧缘向内 2cm 纵切口，长 6cm，其中点在脐与右髂前上棘连线上。

在阑尾切除术中除上述常用切口外，还有其他切口，但是没有一种切口适用于所有阑尾切除，每一种切口都有其优点和缺点。阑尾手术应根据以下几点来选择切口：①术前和麻醉后仔细体格检查，了解阑尾的准确部位；根据其解剖部位来选择切口；②诊断是否明确；③是否伴有其他疾病，如大肠癌并发急性阑尾炎；④是否并发弥漫性腹膜炎。

（四）阑尾肿瘤的术式选择

1. 阑尾黏液囊肿 是一种潴留性囊肿，仅凭肉眼不能和阑尾黏液性肿瘤相区别，故术中应避免破裂引起黏液外溢。手术切除是唯一的治疗方法。当黏液囊肿仅限于阑尾时，行阑尾切除即可；当黏液囊肿延伸到阑尾外时，应扩大手术治疗。

2. 阑尾黏液性肿瘤 分为阑尾黏液性囊腺瘤和黏液性囊腺癌，前者为良性，后者为恶性。阑尾黏液性囊腺癌不发生淋巴和血行转移，但有时伴有胆囊黏液性囊腺癌。阑尾黏液性肿瘤一般行阑尾全切除术即可，术中应防止囊肿破裂，以免引起腹膜种植转移，形成腹膜假性黏液瘤。如已形成假性黏液瘤，应尽量彻底切除或反复多次手术处理。

3. 阑尾类癌 约 3/4 发生于阑尾远端，少数发生在阑尾根部。癌细胞主要在黏膜和黏膜下层，偶可侵入肌层或浆膜下层。少数患者有淋巴结或肝脏转移。如肿块小而无转移，行单纯阑尾切除即可，预后良好。也可行回盲部切除术。但有下列情况之一者应行右半结肠切除术。①类癌直径≥2cm；②存在局部淋巴结转移；③阑尾基底部的盲肠壁已被侵犯。但亦有医师对阑尾浆膜或系膜被浸润，或类癌直径＞1cm 者施行右半结肠切除术。

4. 阑尾腺癌 分为类癌型、囊肿型和结肠型。早期原位癌，切除阑尾即可。浸润型阑尾癌宜行右半结肠切除术。

5. 其他 阑尾肉芽肿难以与盲肠癌鉴别，故多施行右半结肠切除术或回盲部切除。即使术中能作出正确诊断，但要不损伤回肠和盲肠而单独切除阑尾几乎是不可能的。阑尾肉瘤很少见，多为淋巴肉瘤，如能切除，则行右半结肠切除术。不能切除的阑尾恶性肿瘤，治疗方法与盲肠恶性肿瘤相同。如果引起回盲部梗阻，则行回肠、横结肠侧侧吻合术，以解除肠梗阻。

（五）顺行、逆行阑尾切除术

1. 顺行阑尾切除术 以最常见的麦氏切口为例进行阐述。

（1）切口：右下腹麦氏切口，长 5～6cm，切口具体长度也应根据患者的体形及阑尾的位置、腹膜炎的程度来确定。如体瘦的盲肠前位阑尾患者，无弥漫性腹膜炎，可选用小切口。

（2）开腹：切开皮肤和皮下组织，按纤维方向剪开腹外斜肌腱膜。沿腹内斜肌纤维方向剪开肌膜，然后术者和助手各持一把止血钳，交叉插入腹内斜肌和腹横肌肉，边撑边分开肌纤维，直到腹膜。用两把拉钩将肌肉向两旁拉开，以充分显露腹膜。术者及助手反复交替用无齿镊或血管钳提起腹膜，避免将肠壁连同腹膜一并提起。手指捏摸，肯定被提起的腹膜下没有肠壁后，在两把镊子间切开腹膜。若有脓液溢出，应及时吸净，以防止其对切口的感染。用生理盐水纱布垫以保护切口。腹膜的伸缩性大，故腹膜切口应略小于腹壁切口。

（3）游离阑尾：用拉钩牵开切口，充分显露手术野，将小肠或大网膜推向内上侧，在右髂窝部寻找盲肠。盲肠的特点是有结肠袋、脂肪垂和结肠带。应与回肠和移位于右侧的乙状结肠相鉴别。顺结肠带寻找阑尾，分离阑尾与周围的黏膜，但应避免损伤周围肠管。用环钳或手指将阑尾尖端拨至切口处，以阑尾钳或组织钳夹住阑尾系膜。必要时在阑尾系膜上用 1% 普鲁卡因封闭以避免由于牵拉阑尾所引起的消化道症状。

（4）处理系膜：将盲肠提至切口外，周围以生理盐水纱布保护，在腹腔外进行阑尾切除。若切口较小或盲肠较固定，则只将阑尾提至切口外。在阑尾根部系膜的无血管区，用弯止血钳戳一小孔。用两把弯止血钳通过小孔夹住系膜及阑尾血管，两钳间切断，分别用丝线结扎，近端系膜结扎两道（或结扎一道，缝扎一道）。若阑尾系膜短而肥厚，或炎性水肿明显，宜采用分次钳夹、切断法，并贯穿缝合结扎系膜。在切断结扎阑尾系膜时，应避免阑尾动脉回缩至系膜根部，以免术后发生肠系膜内及腹膜后巨大血肿。

（5）切除阑尾：在距阑尾根部 0.5cm 的盲肠壁上用丝线行浆肌层荷包缝合。提起阑尾，用直止血钳在阑尾根部压榨一下，然后用 1 号肠线或不吸收线在压榨部位结扎阑尾根部，用直止血钳在结扎线远侧 0.5cm 处夹住阑尾。在止血钳和结扎线间切断阑尾，移除阑尾。残端以苯酚、酒精、盐水涂擦，或电灼残端黏膜。用蚊式止血钳夹住残端或残端结扎线，将残端塞入荷包内，荷包缝线收紧打结，使阑尾残端完全包埋。若阑尾残端包埋不满意，可再行浆肌层间断缝合，也可将阑尾系膜或脂肪垂缝合覆盖，以加固残端的埋入。

仔细检查阑尾系膜有无出血。用吸引器和盐水纱布吸净右下腹积液。最后将盲肠放回原位。必要时放置腹腔引流，另戳孔引出。

（6）切口处理：用 0 号可吸收线或 4 号丝线连续缝合腹膜，关闭腹腔。以盐水等冲洗伤口，减少切口感染的可能性。以干纱布沾干切口，用 1 号丝线间断缝合腹内斜肌肌膜，4 号丝线间断缝合腹外斜肌腱膜，再用细丝间断缝合皮下组织和皮肤。

2. 逆行阑尾切除术　盲肠后位阑尾、阑尾系膜过短或阑尾因炎症粘连不易提至切口处者，应选用逆行阑尾切除术。

（1）同顺行阑尾切除术（1）～（2）。

（2）先将盲肠提起，显露阑尾根部，用弯止血钳在阑尾根部穿过阑尾系膜，用可吸收线或不吸收线结扎阑尾根部。在结扎线远侧 0.5cm 处用直止血钳夹住阑尾，在结扎线与止血钳间切断阑尾。阑尾残端处理与前述相同。然后逐步分段用弯止血钳钳夹切断阑尾系膜。用丝线贯穿缝合结扎系膜，直至移除阑尾。在阑尾根部的盲肠壁上行荷包缝合，将阑尾残端埋入。

（六）特殊阑尾切除术

1. 妊娠期阑尾切除术　妊娠期急性阑尾炎发病多在妊娠前 6 个月内。有如下特点：①随着妊娠子宫逐渐增大，阑尾位置也因子宫的推挤而逐渐上移。②因子宫增大及大网膜游动受限，阑尾化脓穿孔后炎症不易局限，容易并发腹腔多发脓肿，以及毒血症、败血症等。③妊娠早期急性阑尾炎的临床表现易误认为是妊娠反应或先兆流产，应警惕。④妊娠中后期因子宫胀大，随阑尾的位移其压痛点也发生变化，可出现在右腰部。⑤妊娠中后期急性阑尾炎时，因炎症刺激可出现子宫阵缩。

麻醉以气管内全身麻醉比较安全，术中应防止妊妇缺氧和低血压。右臀部抬高 30°～45° 或左侧卧位有利于阑尾的寻找和显露。根据子宫大小，以腹部压痛明显处为中心做切口，亦可采用右侧腹部探查切口。手术操作应轻柔；尽量减少对子宫的刺激；吸净脓液，一般不做广泛腹腔冲洗，最好不放置腹腔引流管。如已为急性弥漫性腹膜炎，脓液很多，则另当别论。

2. 腹膜后、盲肠壁内阑尾切除术　位于盲肠后的腹膜后阑尾并不少见。探查时腹膜腔内未发现阑尾，应考虑腹膜后阑尾或盲肠壁内阑尾。术中应仔细扪摸盲肠壁，检查有无条索状增厚，如确定为盲肠壁内阑尾，则切开盲肠浆膜行阑尾切除术；如为腹膜后阑尾可将盲肠外侧腹膜剪开，游离并翻转盲肠，以显露阑尾，再行阑尾切除。

3. 黏膜下阑尾切除术　盲肠后侧阑尾与周围粘连严重，难以与输尿管、髂血管、输卵管及肠管等分辨时，采用黏膜下阑尾切除术。先找到阑尾根部，距盲肠 0.4cm 处用直钳轻轻钳夹后结扎阑尾，在距结扎线 0.5cm 处横行切开阑尾浆肌层直到阑尾黏膜，分离一圈后切断阑尾黏膜，残端常规处理并行荷包缝合，包埋阑尾残端。而后拉紧切断之黏膜远端，在浆肌层下环形分离，将阑尾黏膜全部剥除，也可切开阑尾对系膜缘部分浆肌膜，而利于分离。若黏膜剥除不全，可用小刮匙清除，浆肌层创面渗血，可压迫止血。

4. 阑尾全切除术　阑尾残株炎、急性阑尾炎根部坏疽或穿孔者、早期阑尾癌或类癌，可采用阑尾全切除术。分离阑尾系膜后将阑尾提起，在阑尾基底部夹两把止血钳，近侧止血钳也可夹在阑尾根部的盲肠壁上，切除阑尾及部分盲肠壁，在止血钳下方做连续缝合缝闭切口，外加 Lumber 缝合；或两层间断缝合，外加阑尾系膜固定覆盖。

二、阑尾脓肿引流术

阑尾脓肿的位置因阑尾的位置不同而异，脓肿也可位于右髂窝、盆腔及肝下间隙等。阑尾脓肿开始用抗生素治疗多可治愈。但如果疼痛逐渐加重，或脓肿增大，中毒症状加重，包块触及液波感，或感染迅速向周围扩散时，应立即切开引流。

（一）手术步骤

（1）在右下腹肿块隆起明显处或压痛最明显部位做切口，切口常位于髂嵴之内上方。一般长 3～5cm，视腹壁厚度而定。如脓肿位于盆腔则按盆腔脓肿处理；对腹膜后阑尾脓肿可采用腹膜外入路引流，取右腰部切口，置管引流脓肿。

（2）切开皮肤、皮下组织，按肌纹分开肌层显露腹膜；穿刺抽出脓液后沿穿刺针孔用弯止血钳或手指分开脓肿壁，排出并吸净脓液，再扩大切口，取出坏死组织和粪石；并用手指在脓腔内轻轻分离间隔，探查脓腔范围。若脓腔内阑尾易于显露，可同时切除阑尾；否则在脓肿治愈后 2～3 个月，待炎症消退后再行阑尾切除。

（3）用温生理盐水等反复冲洗脓腔并吸净；脓腔内放置硅胶管引流，可从切口或另做外侧戳孔引出。切口内的肌层用可吸收线行适当缝合。也可行腹壁一层间断缝合。总之，缝合切口时不要使引流管受压或扭曲。

除手术切开脓肿引流外，尚可在 B 超或 X 线引导下行脓肿置管引流，或经腹腔镜脓肿冲洗并置管引流，疗效较好。

（二）注意事项

（1）切开腹膜后如有大网膜覆盖脓肿，可将其分离、结扎、切断、显露脓肿壁。如为肠管时，则应避开肠管显露脓肿，切勿直接分离炎症水肿的肠壁，以防肠管撕裂。

（2）切开脓肿前，一定要穿刺确诊，以免误伤内脏。术中及时吸净脓液，防止腹膜腔被污染。

（3）若腹壁或切口发生感染，应及时拆去缝线，撑开切口，以利引流。

（三）术后处理

（1）继续联合使用抗生素。

（2）可适当使用抗生素冲洗脓腔。

（3）保持引流管通畅。

（4）引流管在术后第 3 日开始逐渐向外拔出，至 5～7d 可完全拔除；但如仍有脓液引出则暂不能拔除。

三、阑尾切除术中应注意的问题

（一）腹腔引流

1984 年 Berry 对急性阑尾炎患者放置引流与否的前瞻性研究，表明引流并不能减少术后并发症的发生率。因此，即使阑尾穿孔行阑尾切除术，一般无须放置腹腔引流，但必须仔细吸净腹腔渗出液及脓性分泌物。但有学者认为有下列情况者应考虑置腹腔引流：①有脓肿形成者；②腹腔内有脓苔、坏死组织等未能完全清除者；③阑尾残端处理不满意，有可能发生粪瘘者；④腹腔内组织器官炎症较严重，估计术后渗出较多者。引流物可以用烟卷和引流管，应根据术中具体情况使用，置于右髂窝或盆腔内，于切口下方腹壁戳孔引出。从切口内引出，易引起切口感染。术后应保持引流通畅，根据脓液的多少，手术后 24～72h 逐渐拔除。

（二）复杂阑尾残端的处理

（1）阑尾根部坏疽穿孔者：采用全阑尾切除术，双层缝合盲肠切口。

（2）阑尾根部明显水肿质脆者：采用"8"字贯穿缝扎阑尾根部，将阑尾系膜覆盖于阑尾残端以阑尾根部缝扎线结扎固定，或钳夹切断后单纯荷包缝合埋入盲肠内即可。

（3）阑尾根部粗大者：采用无残端阑尾切除法。在阑尾根部环形切开阑尾浆肌层直达黏膜，在基底部结扎切除阑尾黏膜，浆肌层间断缝合包埋残端。

（4）盲肠壁水肿严重，难以荷包包埋缝合者：残端结扎后，盲肠壁"8"字或间断浆肌层缝扎包埋残端；或采用二针 Lembert 行"Z"型缝合包埋阑尾残端；或单纯结扎加阑尾系膜或肠脂垂覆盖加固。

（三）切口的处理

如阑尾病变轻、腹腔渗出不多、切口未被污染者，冲洗切口后分层缝合即可；如阑尾炎症严重，甚至坏疽穿孔者，切口可能被污染，缝合腹膜后，用过氧化氢、生理盐水、庆大霉素液等充分冲洗伤口，深部放置引流条后，分层缝合；如切口污染严重，缝合腹膜后，余部分敞开，用庆大霉素液、甲硝唑纱布换药，待 3~5d，切口组织新鲜后行延期缝合。

（四）阑尾畸形和阑尾位置异常

阑尾重复畸形而不伴有盲肠重复畸形者，是一种少见的奇特的解剖现象。重复阑尾可为纤维素包绕在一起。两个阑尾腔部分或全部相通，或者分别起自盲肠。阑尾切除术中应意识到阑尾重复畸形的可能性。另一阑尾畸形是先天性阑尾缺如，亦很少见。但手术中不要把盲肠壁内阑尾误诊为先天性阑尾缺如。

盲肠壁内阑尾炎的症状、体征与一般阑尾炎相似。术中可见肠系膜淋巴结肿大，盲肠壁充血水肿，仔细触摸盲肠壁上可触到硬索条，且一定距离后突然消失，切开盲肠浆膜即可显露阑尾。盲肠后腹膜外阑尾并不少见，经切开盲肠外侧腹膜钝性分离盲肠即可显露阑尾，常需逆行切除阑尾。其他异位阑尾有肝下阑尾及左侧腹部阑尾，应引起术者重视。

（五）误诊

手术中如遇到阑尾无明显炎症改变，与术前诊断不一致，要根据术中具体情况行腹腔探查：①如腹腔内有气体、黏液或食物残渣，或有胆汁性渗出液，应探查胃、十二指肠或胆囊，以除外胃、十二指肠溃疡急性穿孔或急性胆囊炎。②女性患者如腹腔内有血性渗出液，应探查输卵管或卵巢以除外输卵管或卵巢破裂；如盆腔有较多脓液，应考虑附件炎或性病。③如阑尾正常，腹膜也无改变，应考虑克罗思病、梅克尔憩室炎、肠系膜淋巴结炎以及肿瘤等，需探查距回盲部 100cm 内的回肠以及结肠。

（孔　刚）

参考文献

[1] 姜洪池. 普通外科疾病临床诊疗思维. 北京：人民卫生出版社，2012.

[2] 林擎天. 普通外科临床解剖学. 上海：上海交通大学出版社，2015.

[3] 李南林，凌瑞. 普通外科诊疗检查技术. 北京：科学出版社，2016.

[4] 王水，丁永斌. 外科手术基本技术彩色图解. 南京：江苏科学技术出版社，2013.

[5] 杨雁灵. 普通外科基础手术精讲. 北京：科学出版社，2017.

[6] 陈孝平，易继林. 临床医师诊疗丛书：普通外科疾病诊疗指南（第3版）. 北京：科学出版社，2014.

[7] 杨春明. 实用普通外科手术学. 北京：人民卫生出版社，2014.

[8] 刘新文. 临床普通外科诊疗指南. 西安：西安交通大学出版社，2015.

[9] 王宇. 普通外科学高级教程. 北京：人民军医出版社，2015.

[10] 唐博，吴凤金，杨秋军，高翠霞，张秀琳. 实用临床医学外科学. 北京：知识产权出版社，2013.

[11] 王天宝，尉秀清，崔言刚，等. 实用胃肠恶性肿瘤诊疗学. 北京：人民军医出版社，2012.

[12] 张延龄，吴肇汉. 实用外科学（第3版）. 北京：人民卫生出版社，2012.

[13] 苗毅. 普通外科手术并发症预防与处理（第4版）. 北京：科学出版社，2016.

[14] 金中奎. 胃肠外科围术期处理. 北京：人民军医出版社，2015.

[15] 梁力建. 胆道外科手术学－普通外科多媒体系列. 北京：人民军医出版社，2013.

[16] 林擎天，黄建平. 消化外科临床解剖与常用手术技巧. 上海：上海交通大学出版社，2013.

[17] 李春雨. 肛肠外科学. 北京：科学出版社，2016.

[18] 李敬东，王崇树. 实用临床普通外科学. 北京：科学出版社，2014.

[19] 赵玉沛. 普通外科学. 北京：人民卫生出版社，2014.

[20] 徐国成，韩秋生，罗英伟. 普通外科手术要点图解. 北京：中国医药科技出版社，2013.

[21] 赵玉沛，陈孝平. 外科学. 北京：人民卫生出版社，2015.

[22] 王新刚. 现代临床普通外科手术学. 西安：西安交通大学出版社，2014.